杨廉方

临证传薪录

主编 杨英姿 刘明怀

中国中医药出版社 北京

U0346035

图书在版编目（CIP）数据

杨廉方临证传薪录／杨英姿，刘明怀主编．—北京：中国中医药出版社，2017.5

ISBN 978 - 7 - 5132 - 4101 - 4

Ⅰ. ①杨… Ⅱ. ①杨… ②刘… Ⅲ. ①中医临床‐经验‐中国‐现代 Ⅳ. ①R249.7

中国版本图书馆 CIP 数据核字（2017）第 060738 号

中国中医药出版社出版

北京市朝阳区北三环东路 28 号易亨大厦 16 层
邮政编码 100013
传真 010 64405750
赵县文教彩印厂印刷
各地新华书店经销

开本 850×1168 1/32 印张 13 字数 281 千字
2017 年 5 月第 1 版 2017 年 5 月第 1 次印刷
书号 ISBN 978 - 7 - 5132 - 4101 - 4

定价 39.00 元
网址 www. cptcm. com

社长热线 010 64405720
购书热线 010 64065415 010 64065413
微信服务号 zgzyycbs

书店网址 csln. net/qksd/
官方微博 http：//e. weibo. com/cptcm

淘宝天猫网址 http：//zgzyycbs. tmall. com

岐黄薪尽

世代相传

贺《槐康方咳论传歌录》出版

二〇一七年三月王泽民于峨眉

王辉武教授题字

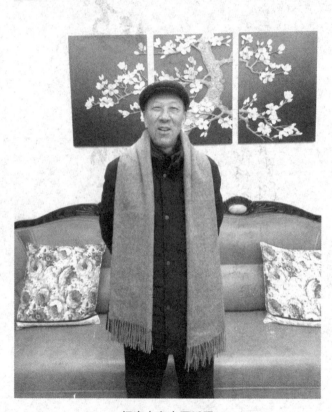

杨廉方老中医近照

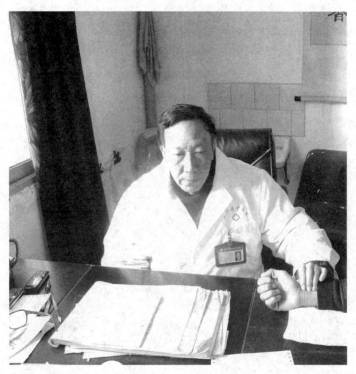

杨廉方老中医在诊病

杨廉方简介

　　杨廉方（1944—），男，汉族，重庆市垫江县人，中共党员，重庆市垫江县中医院中医内科主任医师，享受国务院政府颁发的特殊津贴专家，2000年被评为重庆市名中医；2012年任第五批全国老中医药专家学术经验继承工作指导老师；2014年任全国名老中医药专家传承工作室导师，至今已从事中医医疗工作50余年。杨廉方同志1962年10月参加卫生工作；1979年经"四川省1979年选拔中医药人员考试"，考核录取为中医师后分配在垫江县中医院工作至今；1981年9月至1982年8月在成都中医药大学理论进修一年；1987年12月晋升为主治中医师；1995年3月晋升为副主任中医师；2003年10月晋升为主任中医师。他从事中医临床工作50余年，长期奋斗在医疗卫生事业第一线。他中医基础扎实，精通中医四大经典，能理论联系实际解决工作中的疑难问题，得到患者的信赖及政府的多次表彰。1979年被涪陵地区行署评选为涪陵地区"中草药普查先进个人"；1984年被涪陵地委、行署评为涪陵地区"中医药先进工作者"；1986年获垫江县人民政府授予科技成果四等奖一项，同年被评为垫江县"科技积极分子"，受县政府表彰；1987年被涪陵地委、行署评为涪陵地区"优秀知识分子"；1995年被县委、县政府评选为垫江县"精神文明建设先进工作者"；2001

年6月被评选为垫江县卫生系统"优秀党员工作者";2000年3月被重庆市人事局、卫生局、中医管理局评为"重庆市名中医";2001年获国务院政府颁发的特殊津贴待遇;2004年7月被评为卫生系统"优秀党员";2006年被聘为重庆市卫生高级专业职称评委;2007年9月被评为垫江县第一届"垫江县拔尖人才";2012年7月被国家中医药管理局认定为"第五批全国老中医药专家学术经验继承工作指导老师";2013年10月被确定为垫江县中医学会"名誉会长";2014年任全国名老中医药专家传承工作室导师。杨老积极总结临证经验,先后发表论文数十篇。

杨老出生于中医世家,从事中医临床及教学五十余年,一生致力于中医临床工作。他熟读医籍,精通医典,理论扎实,勘病精审,治法有度,将毕生所学不断应用于临床实践中,为提高临床疗效而殚精竭虑。杨老集治伤寒与治温病的精粹,深谙各流派的学术思想,遵古而不泥古。他师东垣脾胃之论,究条辨温病之法,治病疗疾,重视调畅气机。他认为,人身气血,贵在通调,血脉流通则病不得生,如不能使其通畅自如,郁瘀之证因之而起;同时,临证中杨老注重脏腑功能失调与气机失和相结合。基于此认识,他拟用经方四逆散,据方中四药调畅气机之性能,对肝郁气滞,肝脾失调引起的胃痛、痞满、胁痛、胆石症、肠痈、癫痫、水肿、腰痛、不寐、湿阻、痛经、闭经、前列腺炎、梅核气等多种疾病而见气机不畅者,每用此方加减屡获捷效。除此之外,据自身临床认识,拟定新方,如治疗胃痛的安胃煎,治疗失眠的安神煎,治疗月经不调的四逆二至六味汤、四逆寿胎汤,治疗妇科黄带的四逆四妙汤,治疗胆石症的四逆四金汤等。针对外感病证,杨老又借鉴条辨之法,灵活选用桑菊饮、复脉汤等方剂,施用于临床,疗效显著。

刘 序

杨廉方（1944—），全国知名老中医。系重庆市垫江县中医院中医内科主任中医师，享受国务院政府颁发的特殊津贴专家，第五批全国老中医药专家学术经验继承工作指导老师，全国名老中医药专家传承工作室导师，从事中医医疗工作五十余年。我与杨老共事二十余年，他既是我的老领导，也是我的临床指导老师。他熟读医籍，精通医典，理论扎实，辨证精审，治法有度，将毕生所学不断应用于临床实践中，为提高临床疗效而殚精竭虑，深受民众爱戴。

当今，中医药在经济社会发展中的地位和作用愈加重要，已成为独特的卫生资源、潜力巨大的经济资源、具有原创优势的科技资源、优秀的文化资源和重要的生态资源。切实把中医药服务好、发展好、利用好，努力实现中医药健康养生文化的创造性转化、创新性发展，使之与现代健康理念相融相通，服务于人民健康，服务于健康中国建设，是中医药界乃至全国人民义不容辞的责任。因此我们组织全国名老中医药专家传承工作室成员，将杨老五十多年的学术思想、临证经验、特色病案等编撰成册，形成《杨廉方临证传薪录》一书。

本书分医家小传、医论传道、专病论治、效方解读、诊余漫话等，内容重点突出医论传道、专病论治。书中所搜集、整理的材料，或为杨老临证验案，或为杨老平日临证心得整理，或为杨老学习记录整理，临证运用，屡获佳效，可读性与实用性强，临床参考价值较高。适用于中医临床、教学、科研及中医爱好者参考阅读，是中医药经验传承的重要核心价值及宝贵财富。

孔子曰："吾尝终日不食，终夜不寝，以思，无益，不如学也。"俗谚曰："求人不如求己，求师不如求书。"《杨廉方临证传薪录》一书将是您的良师益友，置诸座右，恒而学之，它将使您步步走向成功。即使博雅之士、大方之家，插架翻检，知而后读，亦为治医之一助。此书一定会对中医事业产生深远的影响，故乐而为序。

教授 主任中医师

重庆市名中医

刘明怀

重庆市垫江县中医药学会会长

重庆市垫江县中医院院长

2017 年 4 月

医家小传

（代前言）

垫江县位于重庆中部，其历史悠久，人杰地灵，文化昌达，是"书画之乡"和"铜管乐之乡"，素有"牡丹故里"和"千年古县"的美称。1944 年 9 月，杨廉方出生于垫江县一个中医世家中，从小耳濡目染，听闻众多医学名家的事迹，感受到无数患者身染疾病的痛苦，从而萌生出一个愿望：一定要继承父辈的医业，成为一名优秀的医生，运用中医学，为更多的病人解决痛苦，为祖国的医学事业尽自己的一份绵薄之力。

从初中开始，他在寒暑假就随父亲杨臣煊老中医学习了著名的《伤寒论》《黄帝内经》《温病条辨》《濒湖脉学》等中医经典。

立志是成功的大门，杨廉方怀着济世惠众之志，刻苦学习医学知识。每当凌晨和夜静的时候，他书桌上的灯总是准时拨亮。他说："这时学习，一是因为头脑清爽、效率最高；二是没有白天喧杂的干扰。"就这样，他不论寒暑阴晴，每天早晚坚持学习四五个小时，从未间断过。他不仅仅是读书，而且还对所读之书认真思考，深入领会，一丝不苟，取其精华，去其糟粕，丝毫不马虎。

经过几年的寒窗灯火，在1962年10月高中毕业后，他经垫江县卫生局考核合格，分配到垫江县桂溪镇卫生院工作，跟随老中医付绍书一起从事中医临床工作。

他在工作期间，不耻下问，广泛收集民间有效疗法，随闻随记；交往医界同仁，总是虚怀若谷，善以他人之长补己之短，从不存门户之见。他经常说："学问学问，不但要勤学，而且要好问。只学不问，无以启思；只问不学，无以明理。要有'每事问'的精神，才能在学识上有所进益。"

杨廉方经过多年坚持不懈的努力学习，1979年，经"四川省中医药人员选拔委员会"考试，考核合格，录取为中医师，后调往垫江县中医院工作。当时中医院的条件还很艰苦，可他坚持了下来，这一坚持就是几十年，一直工作至今。

1979年6月他光荣地加入了中国共产党。

1981年9月，他以优异的成绩考入成都中医药大学进行理论进修。在进修期间，他以超越常人的毅力刻苦学习。可以用四个字来概括——"勤""恒""严""用"。"勤"就是勤奋学习，不耻下问。俗话说，三人行必有我师焉，以人之长补己之短。"恒"就是坚持不懈。他认为，中医理论深奥，没有坚韧不拔、锲而不舍的毅力和活到老、学到老的恒心，是不易掌握和领会的。"严"就是严谨，他认为学习态度严谨与否，不仅是科学态度问题，而且是重要的方法问题。好读书，必求甚解，见重点则做好笔记，加深记忆；有疑问，则反复查证，务求明辨。"用"就是学以致用，学用结合。如果只学不用，读书虽多，亦不过是埋在废纸堆中，纵然发为议论，多是章字之学，做古人的注脚而已。正因为具备了这种精神，所以他的各科成绩在同级中都是最优秀的，毕业时，校方和导师都希望他留在成都工作，可他放弃了这个机会，毅然回到了垫江。这期间发生了一个故事——

当得知杨廉方决意要回垫江时，他的导师把杨廉方请到自己的家里，做最后一次挽留。他真诚地对杨廉方说："我劝你留下，不仅仅是出于师生的友情，更是出于对你未来事业的考虑。在成都有先进的设备和良好的条件，你将会有更好的发展平台。"导师期待的目光，使杨廉方回想起在学校期间导师对自己的帮助和支持，一种感激之情油然而生。但他深深地向导师鞠了一躬说："我离开妻子、孩子很长时间了，我十分想念他们。"杨廉方知道，用这个理由来向导师说明急于回家乡的心情，对方不好拒绝，可是他导师却说："如果你能留下，我就把你的妻子和孩子接来。我可以安排你妻子在成都工作。"面对导师的诚意，杨廉方只好说出自己的真实思想："我是为垫江的医学事业而到成都学习的，我的根在垫江，我的事业也在垫江。我们的医疗条件暂时是比较落后的，但正因为落后，才需要我们去改变，去创造啊！"导师被他一片真挚的爱家乡之情所感动。他感叹地说："你是非常出色的人才，当初如果我不接收你，那将是我一生最大的遗憾。你回到垫江后，遇到什么困难，尽管来信，我将全力帮助。"由此可以看出杨廉方热爱家乡、追求事业的精神是多么的伟大，多么的执着！

从此，他扎根在垫江县中医院，一直致力于临床和教学工作。

1982—1985 年兼任垫江卫生干部学校、中医基础理论、中医温病学、中医古典医著等学科理论教员。

1987 年 7 月晋升为主治医师。

1995 年晋升为副主任中医师。

1988—1991 年任垫江县中医院院长。

1988—2001 年任垫江县中医院党支部书记。

他经过多年坚持不懈的努力，刻苦的学习，于 2003 年 10 月晋升为主任中医师。

杨廉方毕生有三爱：爱病人、爱事业、爱学生。

他非常重视人才培育，在教学中他思维敏捷，逻辑严密，善于以深厚的专业理论知识、丰富的实践案例，通过深入浅出的讲解，启发和诱导学生的思维和创造能力。杨廉方说，靠前人的基础，靠周围人的帮助，最后靠年轻人的努力，这是历史进步的规律。他常跟自己的学生说："第一，你们要是不想超过我，那就叫没出息；第二，要想超过我也要费点力气，这几十年，我天天不休息，天天在看书；第三，学海无涯，强调尊师重道，戒骄戒躁。"在临证工作中，他平易近人，教授学生深入浅出，通俗易懂，易于接受，深受学生爱戴。他先后为乡镇卫生院培养骨干人才 200 余人，后又带教成都中医药大学、湖南中医药大学、黑龙江中医药大学部分本科及研究生，可谓仁心育桃李，硕果满天下。为了更好地发扬中医中药学，杨廉方多年来孜孜不倦地致力于中医中药的研究。杨廉方中医基础理论扎实，精通中医经典，能理论联系实际解决工作中的疑难问题，指导全县及中医院中医业务，培养中医人才，特别是在中医内、妇、儿科及肝胆、疑难病症方面颇有建树。他认为人身气血贵在通调，血脉流通则病不得生，如不能使其通畅自如，郁瘀之证因之而起。在治疗上，善用经方"四逆散"。据方中四药调畅气机之性能，对肝郁气滞、肝脾失调引起的胁痛、胆石症、肠痈、癫痫、水肿、腰痛、不寐、湿阻等多种疾病而致的气机不畅，用此方加减，屡获捷效。又认为女子以血为本，以气为用，故在妇科上仍用四逆散调畅气机。如青年期合"寿胎丸"调肝肾，中年期合"异功散"调肝脾，老年期合"六味地黄丸""异功散"调脾肾等治疗月经病、带下、乳癖、崩漏、阴挺等多种妇科病，也多获良效。对幼儿则认为肝常有余，常克脾土，心火为热，常刑肺金，以致肺脾两脏病证较多，治疗中仍用"四逆散"合"五味异功散"调肝健脾，以生金抑木。如有外邪则加宣肺药，有食滞则加消导药，据症灵活运用后每获显效。历年来年门诊量均达1.3万人次以上，最高达2.5万次。其高超医术深受业界好评。

杨廉方有高人贤士古朴之风，医术精湛更志存高远，学识渊博却淡泊通达，为人谦虚低调，柳淡风清，从不在人前显露自己的成绩。远避尘嚣，绝交世俗，潜心专注于医疗病患、培育后学、研读资料、撰写论著，他把精力都贡献给了中医事业。

杨廉方对患者也是尽心尽责，想患者之所想，急患者之所急，常站在患者的角度为患者着想，受到广大患者的爱戴和尊重，先后收到患者感谢信、锦旗数十件。

坚实的理论功底，精湛的诊疗技术，优异的教学成效，丰硕的科研成果，高尚的行医品德，可敬的师表风范，这一切，都源自于他对医学事业的一片赤诚之心。他的工作业绩，受到了广泛的赞誉和褒奖。

2001年获国务院政府颁发的特殊津贴待遇。

2000年3月被重庆市人事局、卫生局（中医管理局）评为"重庆市名中医"。

2012年7月被国家中医药管理局确定为"第五批全国老中医药专家学术经验继承工作指导老师"。

2014年被国家中医药管理局遴选为全国名老中医药传承工作室指导专家。

此外，他还多次被评为重庆市先进工作者、优秀党员等。其先进事迹被多家县内外报刊媒体以显著篇幅进行专题报道。面对这一切，他很平静地说："平凡的岗位上，做平凡的工作；平凡的生活中，做平凡的人。无愧于社会，无愧于人民，是我一生中的最大愿望。"这就是杨廉方老中医，一个为人民做出了突出贡献的学者的心声。

"淡泊世俗因攻读，撰写文章为买书；风尘仆仆缘何事，昂首高峰向晚攀！"这副对联，是对杨廉方事业成功的诠释和高尚人格的写照，将激励着我们每一个中医中药研究的后来者，为国家中医中药防治事业的发展而披荆斩棘、传承薪火、勇攀高峰。

第五批全国老中医药专家学术经验继承人、副主任医师　杨英姿
2017年4月

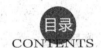

目录
CONTENTS

医论传道

专病论治

效方解读

诊余漫话

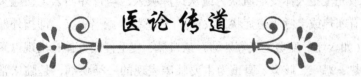

医论传道

外感病论治经验

关于外感病，在李经纬、余瀛鳌、蔡景峰等编写的《中医大辞典》中并没有"外感病"之名，只有"外感"条项，其内容是："病因分类之一。指感受六淫、疫疠之气等外邪。病邪或先侵犯人体皮毛肌肤，或从口鼻吸入，均自外而入，初起多有寒热或上呼吸道症状，故称。"外感病，顾名思义，即指外邪（如六淫、疫疠之气等外邪）从口鼻、皮毛侵袭人体，出现以发热、恶寒、咳嗽、身重为主要临床表现的一类疾病，是临床常见病、多发病，也是诸多慢性疾病急性加重的先兆。在中医史上，"中风""伤寒"和"温病"都曾被用作外感病的代表。

关于外感病的病位，杨老认为主要在肺卫。肺为五脏之华盖，主气，司呼吸，开窍于鼻，外合皮毛；肺的这种特殊的生理特点，决定了外邪侵袭人体以后，多先伤及肺脏，引起肺的生理功能失调和相应的病理变化，而出现相应的临床症状。临床中，杨老强调，辨证论治是中医认识和治疗疾病的前提，是保证疗效的重要基础。现将杨廉方老中医诊疗外感病经验分述如下。

一、抓主症，分层次诊疗感冒

感冒，感是感受，冒是触冒。感受触冒外邪，就称为感冒。外邪包括风、寒、暑、湿、燥、火六淫，但是以风邪为主。《素问·生气通天论》载"风者，百病之始也"，指出风邪是外感病的先导。《中医内科学》教材指出："感冒是感受触冒风邪，邪犯卫表而导致的常见外感疾病，临床以鼻塞、流涕、喷嚏、咳嗽、头痛、恶寒、发热、全身不适、脉浮为特征"。《黄帝内经》（以下简称《内经》）里面没有"感冒"这个名称，但有"感""感于""伤于""两感"的记载，均属于"感冒"这一系列的病。

《伤寒论》论外感病的初起，太阳病中有两个证，即中风与伤寒。书中记载"太阳病，发热，汗出，恶风，脉缓者，名为中风"及"太阳病，或已发热，或未发热，必恶寒，体痛，呕逆，脉阴阳俱紧者，名为伤寒"。这里"中风""伤寒"，都是太阳病的表证初起病证，属于外感病证。

温病学家所论述的"温病"，均讲的是外感热病，也没讲过"感冒"，根据其主症也可以划入感冒的范畴。明代张景岳在《景岳全书》中首先提出："人有感冒外邪者，当不时即治"，明确提出"感冒"这个病名，指出感受触冒外邪的疾病，就称为"感冒"。当然也有另外一种说法，感冒的病名出自北宋的《仁斋直指方》一书，这里就不用深入考究了。现代医学认为，感冒有两种：第一种，是普通的感冒；第二种，是流行感冒。所有的感冒都有轻重不同的传染性，但是，一旦造成大的流行，它就不是一般的感冒了，中医称为"疫病"。普通的感冒好治，流行的感冒变化最快，热变最速，变证多端，诊治较难。杨老中医结合自身临床体会，借鉴长沙熊继柏贤士经验，指出治疗感冒需要抓住主症感冒的四大主症：①恶寒发热，在发热的同时有恶寒，在恶寒的同时有发热，两者并见；②鼻塞，流涕，打喷嚏；③头痛或身痛；④浮脉。临证中，又将感冒细分四大辨证纲要。

（一）风寒感冒

除了感冒的主症以外，恶寒要比发热重，口不渴，无汗，即使有汗，也是少汗，舌苔薄白，脉浮紧或浮缓。此时拟定辛温发汗解表的治法，选用主方麻黄汤、桂枝汤、荆防败毒散治疗。如果患者是老年人，或者是比较虚弱的人，可以选用人参败毒散（太子参 30g，独活 18g，羌活 18g，川芎 10g，柴胡 18g，枳壳 12g，桔梗 15g，前胡 15g，茯苓 18g，甘草 6g 等）。

（二）风热感冒

常见症状有发热重恶寒轻，口渴，汗出，有时候还喉咙痛，舌苔薄黄，舌边尖红，脉浮数。治疗宜辛凉透表，选用主方桑菊饮或银翘散。一般鼻塞，咽痛，咳嗽，上呼吸道症状明显的，则用桑菊饮（桑叶 18g，菊花 18g，桔梗 15g，杏仁 15g，连翘 18g，射干 15g，山豆根 12g，辛夷 10g，天花粉 18g，甘草 6g 等）；如全身恶寒发热比较明显，周身不适，头痛比较明显的，则用银翘散（金银花 18g，连翘 18g，葛根 18g，羌活 18g，荆芥 15g，牛蒡子 10g，淡竹叶 10g，天花粉 18g，桔梗 15g，甘草 6g 等）。

（三）季节性感冒

杨老根据季节气候的变化及患者的症状特点，分析出季节性感冒主要有以下三种情况。

1. 夹暑感冒　多从夏至开始至处暑所得的外感病，症见在暑天出现恶寒发热，头痛身痛，无汗，心中烦，小便黄，或者有出汗。治疗宜发汗解表，涤暑除湿，选用新加香薷饮、桂苓甘露散、藿朴夏苓汤（香薷 10g，厚朴 12g，金银花 18g，连翘 18g，石膏 30g，茯苓 18g，猪苓 15g，泽泻 10g，白术 18g，桂枝 3g，滑石 30g，甘草 6g 等）。

2. 夹湿感冒 多于长夏发病，除感冒的主症以外，头重身重，胸闷脘痞不饥，泛恶，不渴，舌苔白腻。以表证最为突出，即一身酸痛沉重，头重痛，舌苔白腻，恶寒明显的，治疗宜祛暑解表，选用羌活胜湿汤（羌活 18g，独活 15g，蔓荆子 18g，藁本 10g，防风 15g，滑石 30g，藿香 10g，甘草 6g 等）；除了头痛恶寒，身重疼痛以外，有典型的胸闷不饥，治疗宜宣畅气机，选用三仁汤（杏仁 15g，薏苡仁 30g，冬瓜子 30g，白豆蔻 8g，厚朴 12g，法半夏 8g，淡竹叶 10g，通草 10g，滑石 30g，甘草 6g 等）。

3. 夹燥感冒 多于秋季发病，除感冒的主症恶寒发热，鼻塞流涕，喷嚏头痛，脉浮以外，还有口鼻咽喉干燥，或咽喉干而疼痛，甚至鼻腔有出血，咳嗽少痰，舌红少苔而且舌面干燥等明显特点。具体又有温燥、凉燥的区别。临床上夹燥感冒常以燥夹热邪，外感温燥为主。治疗宜清宣温燥，可选用桑杏汤（北沙参 30g，桑叶 18g，薄荷 10g，杏仁 15g，浙贝母 15g，栀子 10g，桔梗 15g，荆芥 15g，甘草 6g 等）。燥夹寒邪，即外感凉燥者，治疗宜轻宣凉燥，选用杏苏散（杏仁 15g，紫苏叶 10g，法半夏 8g，陈皮 12g，茯苓 18g，前胡 15g，枳壳 12g，桔梗 15g，甘草 6g 等）。

（四）气虚感冒

气虚感冒除了感冒的主症以外，还有三大主症。第一，最容易反复感冒；第二，疲乏，自汗；第三，脉虚弱。治疗上宜益气扶正解表，方用玉屏风散或者是参苏饮。杨老尤其善于运用参苏饮。参苏饮来源于《太平惠民和剂局方》，由人参、紫苏叶、陈皮、半夏、茯苓、干葛根、枳壳、桔梗、前胡、木香、生姜、炙甘草、大枣组成。主治虚人外感风寒，内有痰湿证。杨老认为，该方具有散补并行，散不伤正，补不恋邪；气津并调，行气消痰，行津畅气的配伍特点。并认为该方集解表、祛痰、调气、补虚于一体，具有益气解表，宣肺止咳化痰之功。具体而言，方中紫苏叶、干葛根，发散风寒，解肌透邪；前胡、半夏、桔梗止咳化痰，宣降肺气；陈皮、枳壳理气宽胸；人参益气，扶正祛邪；茯苓健脾，渗湿消痰；木香行气，醒脾畅中；生姜温肺止咳；甘草补气安中，调和诸药，该方恰好切中病机，故疗效较为满意。此外，杨老认为，无论是感冒、咳嗽，还是哮病、喘证、肺胀等，只要符合气虚外感这一病机，均可以运用。常用药物：太子参30g，紫苏叶10g，陈皮12g，半夏8g，茯苓18g，葛根18g，枳壳12g，桔梗15g，前胡15g，木香6g，炙甘草6g。

气虚感冒如果严重，出现明显的恶寒，手足冷，舌淡，舌苔薄白，口不渴，是由气虚感冒进一步发展为阳虚感冒。此时治疗宜助阳解表，方用再造散、桂枝新加汤治疗，常用药物：太子参30g，黄芪30g，桂枝9g，白芍18g，附片6g，细辛3g，羌活18g，防风15g，川芎10g，甘草6g等。阴阳互损，或者是素体阴虚患者，治疗宜滋阴解表，方用加减葳蕤汤治疗，常用药物：玉竹15g，薄荷12g，白薇10g，桔梗15g，柴胡18g，葛根18g，天花粉18g，甘草10g等。

杨老在临证时指出，处方用药治疗感冒必须结合时令气候。如春天是肝胆之气主司的时候，故春天的感冒，常选用小柴胡汤，并指出小剂量柴胡无效，一般用量以18g为宜。春天治风热感冒，常用银翘桑菊饮，或者选用桑菊饮合小柴胡汤治疗。夏天夹暑感冒，于常规用药中选用冬瓜子、薏苡仁以清暑渗湿；如果患者出现舌苔黄或者黄滑或者黄腻，口苦尿赤等热象，选用黄芩15g，鱼腥草30g，金荞麦30g。秋天，为燥气所主，常于主方中加入北沙参30g，百合18g等。冬天的感冒，多为风寒所致，常用柴胡桂枝汤；如风寒化热，也要加辛温发散的药，如荆芥15g，防风15g，借助其发散作用。

针对小儿感冒，杨老重视以下几点。第一，也是最重要的一点，即是小儿感冒传变最快，变证多端，治小孩病要立取速效，如若不然，则有传变的危险，出现惊风等变证。故而选方用药宜轻柔，常取一两剂服用，再行调整，常选用桑菊饮为主方治疗；第二，小孩感冒最容易夹食，如患儿出现腹胀、呕吐，在感冒的处方上一定要加上消导药，如山楂、神曲、麦芽、莱菔子；如兼夹大便不通，则加杏仁、火麻仁、厚朴之属；第三，小孩服药有特殊的方法，要少量多餐。

二、疗咳嗽，重视四季分治

咳嗽是临床常见病之一，是肺系疾病的主要症状，也是人体清除呼吸道内的分泌物或异物的保护性呼吸反射动作。但是长期、剧烈、反复的咳嗽对人们的生活、工作均有不同程度的影响。其病位主要在肺，《景岳全书·咳嗽》："咳嗽一证，窃见诸家立论太繁，皆不得其要，多致后人临证莫知所从，所以治难得效。以余观之，则咳嗽之要，止惟二证。何为二证？一曰外感，一曰内伤，而尽之矣。"张氏将咳嗽分为外感、内伤两类，临床又以外感咳嗽最为常见。肺为娇脏，主气司呼吸，其位最高，其气宜清不宜浊，主宣发肃降，外合皮毛，内为五脏华盖，不耐寒热，当外感六淫之邪从口鼻或皮毛而入时，肺脏首当其冲。风邪常为其先导。《内经》所言"风者，百病之长也""风者，百病之始也"。风邪或夹寒、夹热、夹燥，侵袭肺系，使肺气被郁，肺失宣降，致上逆作声、咯吐痰液，表现为风寒、风热、风燥相合为病咳嗽。其中尤以风邪夹寒者居多，张景岳曾说："六气皆令人咳，风寒为主。"然临证时，外感咳嗽还常兼夹其他病邪，如兼夹里热、痰浊、宿滞等，故而治疗时须细审兼夹，治当兼治，以驱邪达表宣肺为主，兼夹为从。

春夏秋冬四季均有咳嗽发生，但时令不同，病因病机不同，咳嗽的治疗也不尽相同。杨老谦虚借鉴鲁氏经验，赞赏其提出的春季多感风温而咳嗽，夏季易患风热而咳嗽，秋季多伤燥邪而咳嗽，冬季易感风寒而咳嗽的论点。现介绍如下。

（一）春季多感风温而咳嗽

风温之名首见于《伤寒论》："太阳病，发热而渴，不恶寒者，为温病，若发汗已，身灼热者，名曰风温。"风温咳嗽多是温热之邪合风邪侵袭人体肺卫引起，风为阳邪，风性主动、轻扬开泄、善行数变。温也是阳邪，其可灼热伤津，风温之邪相合伤肺，肺失清肃，故而咳嗽。其临床表现有传染性较强，发病急、咳嗽、发热、咽喉不适、恶风，舌红、苔黄。伴有一定程度的头晕头痛、口干、出汗等症状。《内经》中提出了"风淫于内，治以辛凉"，《温病条辨》提出"凡病温者，始于上焦，在手太阴。"所以风温咳嗽当以辛凉宣肺解表法为主，方选银翘散化裁治疗。

（二）夏季易患风热而咳嗽

夏季阳盛，风热之邪，易袭人体。风热袭肺，肺失清肃，肺气不宣，上逆而咳。风热咳嗽如若不及时治疗，常见变证，即兼其他邪气而病，导致咳嗽迁延不愈。风热咳嗽的临床表现为咳嗽，或伴有发热，并有头痛、鼻塞流涕、咽喉肿痛、口渴、尿少、便干等，舌红、苔黄或黄腻、脉浮数。《素问》有云："风淫于内，治以辛凉，佐以苦甘。"取味苦性凉的中药，上焦风热得以疏散，同时药走肺络以清肺热止咳。所以风热咳嗽当以疏风解热、宣肺止咳为主，方常选用桑菊饮。如患者素有痰湿，风热袭肺失治误治，演变为痰热咳嗽，常选用小陷胸汤或清金化痰汤治疗。

夏季气候炎热，时令主火，在脏属心。有剧烈咳嗽伴有胸痛者，可加宽胸理气、清心降火药物，如栀子、川楝子、黄连等。发生在夏季的剧烈咳嗽，伴有热象明显者，加黄芩、浙贝母、知母等。痰液浓稠色黄者，加桑白皮、浙贝母、瓜蒌等。风热夹暑湿者，在原方的基础上配新加香薷饮。

同时，临证中需要注意，如果是邪气盛而正气未衰者，不应太早使用滋腻、镇咳、收涩之类的药物。若过早使用，则易闭门留寇，从而使疾病发生传变。

（三）秋季多伤燥邪而咳嗽

根据五行学说燥为秋之主气，对应的脏腑为肺。《内经》记载"清气大来，燥之胜也""岁金太过，燥气流行""岁木不及，燥乃大行"，说明燥的形成与时令密切相关。燥咳依据时令分为凉燥和温燥。"凉者，寒之浅也"，凉燥多因风寒之邪与燥邪相合，好发于秋季。凉燥袭肺，肺卫失和，肺气失宣，故而成咳。凉燥症状与风寒咳嗽很像，但是凉燥的特征症状是干咳或咳而少痰，唇干咽燥、舌干、脉浮，治疗当以温润止咳为主、辛温解表为辅，临床选用杏苏散为主方治疗。温燥多发生在秋末冬初，此时天气虽然寒冷，但空气干燥，肺喜润恶燥，肺司呼吸，燥热袭肺，失其清润而引发咳嗽。症状多见咳嗽痰黏而少，声嘶咽痒而不适，面赤喜冷饮，小便黄、大便干燥，唇干，舌红、苔黄燥，治当清凉甘润、宣肺润燥，常选用桑杏汤为主方治疗。如痰中带血者可加青黛、白茅根等；如津伤太重者则适量加沙参、麦冬等滋阴药物；热重者可加石膏等生津之药。

（四）冬季易感风寒而咳嗽

外感六淫，皆从口鼻或皮毛而入，风为六淫之首，或夹寒，或夹热，或夹燥，在初始起病时尤以风邪夹寒居多。张景岳言："六气皆令人咳，风寒为主。"风寒袭肺，肺卫失宣，肺气壅遏而发为咳嗽。临床表现为头身酸痛、无汗、恶寒发热、咳嗽，伴痰液清稀色白，舌淡、苔白、脉浮紧，治当解表散寒、宣肺肃降，方选三拗汤加止嗽散治疗。若风寒咳嗽的表邪解除，则表证缓解或消失，症状仍以咳嗽为主，且痰多色白或咳吐不利、咽痒不适等，舌脉表现为舌淡色青、苔白腻、脉弦紧或濡缓。有医家认为此时肺之寒气未完全去除，虽表邪症状不重，但在治疗咳痰时应着重清除肺寒痰湿。此时虽有咳嗽反复发作，但不应过早敛肺止咳，勿用壅补之方，否则易引起肺气不宣、痰湿不去。咳嗽反复发作，应仍以宣肺祛痰为主，采取祛痰方药和宣肺方药加减配伍。冬季气候寒冷，咳嗽最易发作，此时时令主冬，在脏为肾，而肾主纳气、主水，所以临床可见一些患者咳嗽气逆的同时伴有腰背疼痛，此时应加用乌药、附子、桑寄生等滋补肾气、温阳散寒，而使气机通畅则咳止。

总之，治疗咳嗽，需要根据各个季节发病的特殊性，针对性治疗，才能最大程度地缓解咳嗽症状，促进人们的健康。

三、用中药，重药对配伍

杨老临证治疗咳嗽时，常用对药组方，现列举如下。

（一）宣肃肺气类

肺为清肃之脏，以宣通为常，壅滞为病。临床中，治疗咳嗽常常选用宣肃肺气类对药以增加疗效。

1. 麻黄配杏仁 麻黄其味辛苦性温，色黄中空，长于升散，为肺经专药，能发散风寒、宣肺解表、平喘利水。《本草纲目》载："麻黄乃肺经专药，故治肺病多用之。"杏仁其味苦性温，色白入肺，润肺下气、止咳平喘、润肠通便。《本草便读》载："凡仁皆降，故（杏仁）功专降气，气降则痰消嗽止。"麻黄性刚烈，杏仁性柔润，麻黄配杏仁，一宣一降，宣降有职，刚柔相济，共奏散寒解表、止咳平喘之功。且配伍既防麻黄辛散太过，又助杏仁止咳之功，两者合用，肺气通调，止咳平喘之力益彰。两药相配伍治疗风寒外束、肺失宣肃的咳喘实证。常用剂量炙麻黄 5~10g，杏仁 10~15g。

但是关于麻黄炮制应当注意，外感初期，皮毛受邪，内传肺脏，出现咳嗽，当以生麻黄宣肺解表；如咳嗽已久，则麻黄当蜜炙，麻黄经蜜炙后性温偏润，其辛散发汗作用缓和，而宣肺止咳平喘之力增强。

2. 前胡配白前 前胡其味辛苦，性微寒，归肺经。前胡能升能降，升则可宣肺气，开腠理，散风热，泄肺热；降则能平喘，止咳嗽，宽胸膈，消痞满，祛痰浊。《本草汇言》有云："前胡，散风寒，净表邪，清肺气，消痰咳之药也。如伤风之证，咳嗽痰喘，声重气盛，此邪在肺经也。"白前味辛甘，性微温，归肺经。本品甘缓辛散，温而不燥，性味平和，能宣肺降气，下浊消痰，止咳平喘，为肺家要药。《本草正义》有云："白前专主肺家，为治咳嗽降气之要药。"李时珍亦称"白前，长于降气，肺气壅实而有痰者宜之"。凡肺气壅实，咳嗽痰多，胸满喘急，无论寒证热证，虚证实证，新感旧恙，均可用之。前胡与白前，两药均长于下气消痰止咳，有时据证相须为用，其效更佳。两药相配伍治疗肺气上逆所致咳嗽实证。常用剂量前胡15g，白前15g。

3. 苦杏仁配桔梗 杏仁辛、苦，微温，归肺、大肠经，辛散苦降，以降为主，长于宣通肺气，润燥下气，滑肠通便。有《本草拾遗》载"（杏仁）以利咽喉，去喉痹、痰唾咳嗽"；桔梗辛、苦，平，归肺经，既升且降，以升为主，功可宣通肺气，肺为水之上源，升清降浊，清源利水，疏通肠胃。有《珍珠囊药性赋》载"（桔梗）其用有四：止咽痛，兼除鼻塞；利膈气，仍治肺痈；一为诸药之舟楫；一为肺部之引经"。二药伍用，一升一降，升降调和，祛痰止咳之效甚佳。临床用于咳嗽，痰多，喘憋，或见二便不利等。常用剂量为杏仁15g，桔梗15g。

（二）理肺润肠类

1. 杏仁配苏子 杏仁辛散苦降，长于降肺气以平喘止咳；苏子辛、温，归肺、大肠经，质重沉降，降气化痰，止咳定喘，润肠通便。《药品化义》载"苏子主降，味辛气香主散，降而且散，故专利郁痰。咳逆则气升，喘急则肺胀，以此下气定喘"。二者皆入肺经，属相须配伍，协同为用，能增强降气消痰，止咳平喘之功；又因肺与大肠相表里，肺气失降易致大肠腑气不通，而见大便秘结或干燥，该药对既能理肺降气，又能润肠通便，故对肺之气逆咳喘兼大便不通者，用之上下并治，最为适宜。临床用于：①外感风寒，痰涎壅肺，肺气上逆之咳嗽气逆，胸膈满闷或伴有大便不通者；②肠燥便秘之因其他因素者，可酌情配伍。常用剂量杏仁15g，苏子10~15g。

2. 杏仁配厚朴 杏仁苦温而多脂，入肺经而善降气行痰，止咳平喘；厚朴辛苦温，辛散苦泄，下气降逆，燥湿除满。《名医别录》载："主温中，益气，消痰下气。"二药伍用，共达降气定喘，兼有下气通便的功效。临床用于湿邪阻遏上中二焦，气机不利，水湿聚而成痰，上贮于肺之咳嗽，痰多，喘逆，脘闷、便秘等症。常用剂量杏仁15g，厚朴15~30g。

（三）疏肝理脾调畅气机类

1. 枳壳配瓜蒌 枳壳味辛苦性温，辛散苦降，下气开胸，调肠胃气滞，理气而不燥，更无伤阴之弊。瓜蒌味甘微苦性寒，能荡涤胸中的郁热，散肺经痰结，清上焦之火，且能润肠通便，二药伍用，升降协调，肺与大肠气机通畅，具有行气消胀之功。常用剂量枳壳12g，瓜蒌18g。

2. 枳壳配桔梗 桔梗，辛、苦，性平，有小毒。桔梗具有宣肺，祛痰，利咽，排脓的功效。《本草求真》载桔梗"为诸药舟楫，载之上浮，能引苦泄峻下之剂，至于至高之分成功，俾清气自得上升，则浊气自得下降"。枳壳味辛苦性温，能行气开胸，宽中除胀，理气而不燥。二者一辛一苦，阴阳平调，辛开苦降，通达运转全身的气机。常用于咳嗽伴胸闷胸胀等。常用剂量枳壳12g，桔梗15g。

（四）运脾祛痰类

1. 法半夏配陈皮 半夏辛、温，有毒，归脾、胃、肺经，具有燥湿化痰，健脾止呕；陈皮辛、苦、温，归脾、肺经，具有理气健脾，燥湿化痰之功。两药均入肺、脾经，既能化痰止咳，又能健脾和胃。其配伍见于《太平惠民和剂局方》二陈汤。《医宗必读·痰饮》云："脾为生痰之源，肺为贮痰之器。"常用于外感风寒，症见咳嗽痰多、痰白清稀、舌苔白腻夹湿者。常用剂量法半夏 8g，陈皮 10～12g。

2. 白术配茯苓　白术味甘性温，归脾、胃经，具有健脾燥湿、益气利水、止汗、安胎的功效。茯苓甘淡而平，归心、脾、肾经，具有利水渗湿、健脾益气的功效，《世补斋医书》载"茯苓一味，为治痰主药，痰之本，水也，茯苓可以行水"。二药伍用，一健一渗，健脾除湿功效显著。常用于咳嗽，痰多色白等症。常用剂量白术 18g，茯苓 18～30g。

（五）辛温宣肺类

1. 苍耳子配辛夷　苍耳子辛苦温润，上行脑巅，散风通窍，行气活血；辛夷芳香辛散，解表散风，宣通鼻窍，是治疗鼻渊之要药。两者配伍出自《证治准绳》中苍耳子散，治疗急、慢性鼻炎均有良效。常用于风寒咳嗽，伴鼻塞流涕较甚者。常用剂量苍耳子 9g，辛夷 12g。

2. 荆芥配防风　荆芥芳香而散，发汗解表；防风为祛风圣药，还能祛风止痛，两者合用，相辅相成，并走于上，散风寒、祛风湿。两者为荆防散内最重要的两味药，现代药理研究表明两者的药理作用具有相似性，均能解热、镇痛、抗炎、抗菌、抗病毒、抗过敏等，相伍而用具有协同抗炎作用。荆芥和防风是常用的辛温解表对药，凡四时感冒症见恶寒发热者，均可配伍使用。常用剂量荆芥 15g，防风 15g。

3. 细辛配干姜　细辛味辛温，有散寒通窍、温肺化饮、祛痰止咳的作用；干姜味辛热，有温肺散寒、温中和胃、回阳的作用。细辛配伍干姜，相须而用，以细辛温化水饮，外散风

寒，干姜温脾肺之寒，使脾能散精，上归于肺，通调水道，下
输膀胱，则水液在体内运行正常而不致停蓄为患，二者协同发
挥温肺祛痰之功效。现代药理研究证实，细辛能舒张支气管平
滑肌，有较强的祛痰止咳平喘作用，还能强心、扩张血管，干
姜可调节机体的免疫功能。常用于咳嗽气喘、痰多色白者。常
用剂量细辛 3g，干姜 8g。

（六）辛凉润肺类

1. 菊花配桑叶 菊花性寒，辛凉解表，宣肺止咳；桑叶
质轻气寒，轻清发散，既能疏散在表之风热，又能轻泄肺热、
滋肺燥、止咳嗽。两药为常用的疏风解表，宣肺止咳对药，见
于清代吴鞠通《温病条辨》桑菊饮。常用于肺卫失宣所致的
咳嗽，身热等。常用剂量菊花 18g，桑叶 18g。

2. 金银花配连翘 金银花能清气分之热，又可解血分之
毒；连翘散风热、泻心火、消肿毒，二药均为轻清上扬之品，
能升浮宣散，主要清解气分风热之邪，用于外感风热或温病初
起，还能治疗疮痈肿毒等症。两药配伍出自于《温病条辨》
中的银翘散。金银花、连翘是杨老常用的治疗风热诸症的对
药。常用剂量金银花 18g，连翘 18g。

（七）润肺止咳类

1. 百部配百合 百部润肺下气止咳，对于新旧咳嗽均有
良好的疗效。百合养阴润肺，清心安神，主治阴虚久咳、痰中
带血，两药合用养阴润肺止咳功效大增。常用于阴虚咳嗽，常
用剂量百部 18g，百合 18g。

2. 紫菀配款冬花 紫菀苦辛而甘，质地柔润，走气入血，
温散而不伤阴，柔润而不滋腻，温而不热，祛痰作用明显，长
于润肺化痰止咳。无论寒痰、热痰，均可随证配伍。款冬花辛

温，但温而不燥，偏于入血分，止咳作用较强，善于宣肺气而止咳，且味苦主降，气香主散，一物而两用，专治咳逆上气，如顽咳久嗽尤不可缺。两药合用，化痰止咳平喘效果甚佳。临床上无论寒热虚实之咳嗽皆可使用。《内经》云："燥者润之。"肺属秋金，其性本燥，燥邪最易伤肺，故用于燥邪所致咳嗽更佳。常用剂量紫菀18g，款冬花18g。

3. 百部配紫菀 百部味甘苦，性微温，入肺经，善于润肺止咳，对寒热咳嗽，新旧咳嗽均宜使用，尤其善于治疗肺痨咳嗽、小儿顿咳等症。紫菀味苦甘，微温，入肺经，能润肺下气，化痰止咳，用于治疗咳嗽气逆、咳痰不爽，以及肺虚久咳等，常用于久病咳嗽。常用剂量百部18g，紫菀18g。

（八）其他

1. 生甘草配桔梗 甘草生用，凉而泻火，清热解毒，消痈肿而利咽喉；桔梗辛开苦泄，宣肺散结，利咽止痛，为肺脏之舟楫，且可升提气血防邪内陷。二药合用在《伤寒论》中出现在少阴病篇："少阴病，二三日，咽痛者，可与甘草汤；不差，与桔梗汤。"但是无论外感或是内伤咳嗽，均可配伍应用，皆可取其利咽止咳之功。常用剂量生甘草6～10g，桔梗15g。

2. 浙贝母配川贝母 川贝母味苦、甘，性微寒，功能清热化痰、润肺止咳、散结消肿；浙贝母味苦性寒，功能清热化痰、开郁散结。两者虽都能止咳化痰，但临床应用各有所长。川贝母偏于润肺，润肺止咳力强，常用于内伤久咳、燥痰、热痰之证；浙贝母偏于清肺，清热散结力大，适用于有表证的风热咳嗽。临床所见咳嗽多为寒热纠结、虚实错杂，且随时间推移病情有所变化，将二者合用，既可润肺止咳，又可清热化痰，无论风热犯肺之初咳，或肺虚痰结之久咳，皆可运用。常用剂量川贝母15g，浙贝母15g。

3. 桑白皮配地骨皮 桑白皮味甘、性寒，入肺中气分，功能泻肺平喘、利水消肿，主喘息；地骨皮有退热除蒸之效，味甘、性寒，走血分，清肺中伏火，功能凉血除蒸、清肺降火。桑白皮清肺中气分之邪，地骨皮清肺中血分之邪，两药相配，一气一血，气血并清，清肺热、泻肺火、降肺气、祛痰嗽、平喘逆。常用于肺热咳嗽，常用剂量桑白皮18g，地骨皮15g。

4. 知母配贝母 知母既能清泻肺胃之实热，又能滋阴降火、生津润燥；贝母因产地不同可分为川贝母和浙贝母，川贝母偏于润肺，润肺止咳力强，常用于久咳、燥痰；浙贝母偏于清肺，清热散结力大，适用于风热咳嗽。二者伍用，并走上焦，清肺滋阴、降气润燥、化痰止咳，合用出自《太平惠民和剂局方》，名曰二母散。两药配伍有清肺降气，润燥滋阴，止咳化痰之功。常用于治疗阴虚咳嗽发热，常用剂量为知母10g，贝母15g。

5. 当归配熟地黄 当归其味甘、辛，性温，功能补血活血、调经止痛、润肠通便，又主咳逆上气，补虚而养血；熟地黄其味甘，性微温，功能补血滋阴、益精填髓，又可益肾纳气，补血且疗虚损。两药相配，滋阴补血、益肾平喘之功益彰。用于虚损性咳嗽。常用剂量当归15g，熟地黄15g。

6. 全瓜蒌、黄连配半夏 黄连苦寒，清热燥湿、泻火解毒；半夏辛温，燥湿化痰、降逆止呕、消痞散结，二药合用，辛开苦降，善治痰热内阻；全瓜蒌味甘、微苦，性寒，功能清热散结、润肺化痰、滑肠通便。三药合用，共奏荡热涤痰、宽胸散结之功，常用于肺热咳嗽兼有胸闷等患者。常用剂量全瓜蒌18g，黄连10g，半夏8g。

四、典型案例

谭某，男，34岁。2014年8月17日初诊。

咳嗽10余天。10余天前患者不慎受凉，初起恶寒，无发热，咳嗽少痰，咽干咽痛，稍有鼻塞，纳食一般，夜间休息一般，大便偏干，小便正常。舌边尖红，舌苔薄黄，脉浮数。中医诊断：感冒—风热犯肺证；西医诊断：上呼吸道感染。治法：疏风清热，宣肺止咳；主方：桑菊饮。处方：桑叶18g，杭菊花15g，桔梗15g，杏仁15g，金银花18g，连翘18g，天花粉18g，苍耳子10g，辛夷10g，甘草10g。5剂，水煎服。告愈。

按语：患者外感六淫，风热之邪从口鼻或皮毛而入，则肺气不清，失于宣肃，迫气上逆而作咳。《河间六书·咳嗽论》曰："寒、暑、湿、燥、风、火六气，皆令人咳嗽。"四时主气不同，感受外邪则有所不同。所以处方中用桑叶、菊花、桔梗、生甘草以宣肺清热，利咽化痰；金银花、连翘以疏风清热解毒；天花粉清热生津；杏仁降气止咳，兼有润肠通便；苍耳子、辛夷宣通鼻窍。全方疏散风热，清肺化痰，表里同治，升降结合，祛邪利肺而咳嗽自止。

梅核气论治经验

梅核气大抵属于西医学的慢性咽炎、咽部神经官能症、鼻咽炎，或属于现代医学的功能性食管疾病、胃食管反流病等。以咽部异物感（如梅核梗阻），咯之不出，吞之不下，但不妨碍饮食为主要特征。患者常伴有情志抑郁、胸胁胀满、烦躁不安、多梦等。该病的发生与情绪变化密切，是临床常见病、多发病，也是疑难病，症状往往时轻时重、反复发作。

关于梅核气，《金匮要略·妇人杂病脉证并治》中早有论述："妇人咽中如有炙脔，半夏厚朴汤主之。"唐代孙思邈在其《备急千金要方》中描述："胸满，心下坚，咽中贴贴如有炙脔，吐之不出，吞之不下。"明代孙一奎《赤水玄珠》："生生子曰：梅核气者，喉中介介如梗状，又曰：痰结块在喉间，吐之不出，咽之不下者是也。"首次提出"梅核气"的病名。本病根据临床病理变化，以肺气不舒，肝脾失调，胃失和降，痰凝气滞，久病及肾立论。

一、病机主责肺肝脾肾，痰气互结为其基础

杨老根据多年的临床体会，提出梅核气的病理基础是痰气互结。在本病的形成过程中，他赞赏李振华老中医的学术观点，即本病虽病变反映于咽喉，但特别强调肺、肝、脾、胃、

肾与梅核气发生的关系。肺主一身之气，职司宣降，如宣降失常，痰涎结于咽，可致本病；咽喉是经脉循行交会之处，又是呼吸饮食之门户；肝之经脉循喉咙入鼻咽，肝之经气上于咽喉；咽为胃系之所属，与胃相通，是水谷之通道；脾胃互为表里，脾经络于胃，上挟咽喉；喉为肺系所属，与肺相通，是气体出入之要道；肾为藏精之脏，其经脉入肺中，循喉咙。从功能联系看，肝主疏泄，主一身之气，行津布液，以气机条达为顺，气滞则湿聚痰生；脾主运化，喜燥宜升，为生痰之源；胃主受纳，和降为顺；肺主宣降，为贮痰之器。若肝脾失调，脾失健运，痰湿内生，肝郁气滞，无形之气和有形之痰互结，影响肺之宣发，胃之和降，并随肺胃之气上逆，结于肺之门户，凝结不散，而久聚成核。

本病男女均可发病，但是一般多见于女性。究其原因，女性尤其是中年妇女，为生计奔波，加上生活中的种种不顺，时常引起情绪波动，精神抑郁导致肝失疏泄，从而进一步引起肝脾（胃）不和，脾胃升降失司，痰气郁结于咽喉。本病初起为痰气交阻，久则郁而化火，相火引动，经久不愈，常常形成肾虚火旺之证；或因久用香燥理气之品而伤阴耗液，形成阴虚夹湿之证；或病程日久，气机不畅，影响血运，形成气滞血瘀之证。

二、治则强调一调、二禁、三慎养，治法肝脾肾瘀各有侧重

杨老认为治疗本病应重视"一调、二禁、三慎养"，即是说临证之时，一是告诫患者调情志，临证时调畅气机；二是禁食辛辣醇厚之品；三是坚持治疗，切勿见效停药。治疗本病

时，需标本兼顾，健运脾胃，复其升降之职以治本；化痰理气，顺畅气机以治标。常选用半夏厚朴汤为基础方治疗。杨老在此基础上，又根据患者表现证型的不同，在调治上肝、脾、肾又各有侧重，临证常从以下方面入手。

（一）肝郁为主者重视调肝

因本病与肝的疏泄密切相关。如出现肝郁肺虚证而表现为咽中如有物阻，咯之不出，吞之不下，平素性情急躁，因情绪异常诱发或加重，咽喉部出现咽干而痒，甚至咽痛者，常选用半夏厚朴汤合芍药甘草汤合玄麦甘桔汤。常用药物：法半夏8g，厚朴12g，茯苓18g，紫苏梗12g，玄参15g，麦冬18g，桔梗15g，白芍18g，甘草6g等。

咽中如有物阻，咯之不出，吞之不下，平素性情急躁，情绪易于激动，时常两胁肋部胀满或隐痛不舒、口苦，或出现胸闷善叹息，舌质淡，苔白腻，脉弦者，当疏肝理气，化痰散结，常选用半夏厚朴汤合四逆散或逍遥散加佛手、延胡索、川楝子等。常用药物：柴胡18g，白芍18g，当归15g，白术18g，茯苓15g，法半夏8g，枳壳12g，厚朴12g，紫苏梗12g，延胡索15g，川楝子12g，甘草6g等。

如果出现咽中如有物阻，咯之不出，吞之不下，心中胸热、烦躁，夜间休息或入睡困难，或眠而易醒，大便偏干，小便黄赤，舌质红，苔黄腻，脉滑数者，当清热化痰散结，常选用半夏厚朴汤合小陷胸汤合温胆汤。常用药物：陈皮12g，法半夏8g，茯苓18g，厚朴12g，紫苏梗12g，枳壳12g，竹茹10g，酸枣仁15g，夜交藤30g，黄连8g，瓜蒌实18g等。

（二）脾虚者强调健脾

脾为痰湿之源，脾虚痰生聚而不化，结聚咽喉，缠绵难愈。此时应该以健脾益气治其本，利咽散结疗其标。此类患者症见咽中如有物阻，咯之不出，吞之不下，乏力，纳食差，活动后易汗出，或白色痰涎较多，夜间易口流清水，或夜休差，二便正常，舌质淡，苔白或腻，脉缓者，当理气健脾，化痰散结，常选用香砂平胃六君子汤合半夏厚朴汤。常用药物：木香8g，砂仁6g，太子参30g，白术18g，茯苓15g，苍术12g，陈皮12g，法半夏8g，厚朴12g，紫苏梗12g，桔梗15g，甘草10g等。

（三）肾虚者当益肾降火

肾为水火之宅，一身阴阳之总根，肾阴不足，致肺胃阴虚，咽喉为诸阴之会，咽失阴液滋润；加之肾虚相火妄动，肺受热烁，阴液耗伤，气失肃降，咽喉不获滋润。大抵症见咽中如有物阻，咯之不出，吞之不下，咽干咽痒或燥痛，语声不利，或声音嘶哑，五心烦热，或盗汗，夜休差，纳食一般，二便正常，舌红少苔，脉细数。当滋补肾阴，清泄相火，化痰散结，常选用知柏地黄汤、桔梗甘草汤合半夏厚朴汤加五味子、桂枝或肉桂。常用药物：知母10g，黄柏10g，生地黄18g，山茱萸15g，怀山药18g，茯苓10g，泽泻10g，丹皮10g，法半夏8g，厚朴12g，紫苏梗12g，桔梗15g，五味子6g，桂枝6g或肉桂3g，红花3g，甘草6g等。

（四）病久多瘀当活血化瘀通络

梅核气病程日久，其症状更是复杂。患者除咽中如有物阻，咯之不出，吞之不下的主症外，或兼有面色晦暗，或有舌下脉络迂曲，或有月事不调等。患者一般食欲尚可，夜休一般，二便正常。久病入络，瘀血结滞于咽喉，故活血化瘀以治本，行滞理气以散结。理气与活血并用，瘀血行则郁解而病除。方选会厌逐瘀汤合半夏厚朴汤。常用药物：桃仁12g，红花 12g，生地黄 18g，当归 15g，玄参 15g，枳壳 12g，柴胡 18g，赤芍 12g，陈皮 12g，法半夏 8g，厚朴 12g，紫苏梗 12g，桔梗 15g，甘草 6g 等。

三、医贵圆通，重视随症化裁

杨老强调，中医的精华在于辨证论治，治病疗疾要圆通活法，切不可墨守成规，一成不变。如出现咽干，加麦冬 18g，玉竹 12g，北沙参 12g 等；咽喉不利者，加牛蒡子 12g，桔梗 15g；咽喉部疼痛影响吞咽者，加金银花 20g，连翘 15g 或加山豆根 15g，马勃 15g；苔腻者加藿香 10g，佩兰 10g，石菖蒲 15g，苍术 12g；便溏者加白术 18g，山药 18g，薏苡仁 30g 等；胸闷者加郁金 15g，枳壳 12g 等；寐差者加首乌藤 30g，酸枣仁 15g 等；头晕、面赤、烦躁因气郁化火致者，加夏枯草 30g，白芍 18g 等；身倦乏力，短气懒言者，加党参 10g；腹胀纳差，胸脘满闷者，加砂仁 8g，枳壳 12g；口干口苦，烦躁易怒者，加栀子 10g，知母 12g，天花粉 12g；痰多者，加胆南星 8g，浙贝母 12g；咳嗽者，加桑叶 18g，菊花 15g，桑白皮 15g；若胁痛甚者，加延胡索 15g，川楝子 12g；若腹胀者，加枳实 12g，厚朴 12g；咽部疾患经久不愈而舌暗，有瘀斑者，加丹参 10g，红花 10g，茜草 12g 等。此外，杨老特别强调本病与患者情绪波动有密切关系，故即使无明显精神症状，方中也可常规加入柴胡 18g，白芍 18g，枳壳 12g 等，以宽胸理气，协助脾胃的升降，利于疾病的康复。

四、典型案例

刘某，男，47 岁，农民。2014 年 8 月 17 日初诊。

主诉：咽喉部异物感 2 月余。患者自诉两个月前无明显诱因出现咽喉不利，如有黏痰附着于喉间，咯之不出，吞之不下，面色晦暗，口臭，口苦，夜休多梦，晨起咽喉部干痒，食欲尚可，夜休一般，大便偏干，小便黄。舌质淡，苔薄黄，脉沉弦。经超声、喉镜检查未见明显异常。

诊断：梅核气（肝郁化热，痰瘀互结）。

治法：疏肝清热，化痰散结。

主方：温胆汤、半夏厚朴汤、玄麦甘桔汤合方。

法半夏 8g，厚朴 12g，茯苓 15g，紫苏梗 10g，玄参 12g，麦冬 12g，竹茹 10g，桔梗 10g，枳壳 12g，野菊花 6g，杏仁 12g，木蝴蝶 12g，薄荷 6g，浙贝母 10g，甘草 6g。7 剂，每日 1 剂，水煎 600mL，分三次口服。嘱舒畅情志，戒除烟酒及辛辣醇厚之品。

2014 年 8 月 25 日二诊：咽部症状缓解，睡眠改善，舌脉同前。上方去野菊花、浙贝母，续服 7 剂。

处方：法半夏 8g，厚朴 12g，茯苓 15g，紫苏梗 10g，玄参 12g，麦冬 12g，竹茹 10g，桔梗 10g，枳壳 12g，杏仁 12g，木蝴蝶 12g，薄荷 6g，甘草 6g。7 剂，每日 1 剂，水煎 600mL，分三次口服。

2014 年 9 月 5 日三诊：诉症状基本消失，继进 6 剂，以巩固疗效。

处方：法半夏 8g，厚朴 12g，茯苓 15g，紫苏梗 10g，玄参 12g，麦冬 12g，竹茹 10g，桔梗 10g，枳壳 12g，杏仁 12g，木蝴蝶 12g，薄荷 6g，甘草 6g。6 剂，每日 1 剂，水煎 600mL，分三次口服。

2 个月后随访，未再复发，告愈。

支气管哮喘（哮病）论治经验

支气管哮喘在中医中属于"喘鸣""喘呼""喘喝""上气""哮病"等范畴。清代医家李用粹在《证治汇补·哮病》中指出："哮即痰喘之久而常发者，因内有壅塞之气，外有非时之感，膈有胶固之痰，三者相合，闭拒气道，搏击有声，发为哮病"，体现了哮病的发作与外感邪气、气机壅滞、宿痰伏肺三者密切相关，这也是为何支气管哮喘反复发作、迁延不愈的病机所在。痰伏于肺是哮喘发病的潜在"夙根"；非时之邪是哮病发作的诱因，非时之邪除六淫外还包括花粉、尘螨、油漆等致敏物质，中医这些均属于"邪气"；"内有壅塞之气"，主要指病理状态即内环境的紊乱，是发病的根本。据此从祛邪、健脾、调气三个方面综合调理。

一、邪气触发是主因，祛邪以除诱发之因

支气管哮喘是一种发作性的疾病，朱震亨在《丹溪心法》中提出哮喘分期治疗，在发作期"以攻邪气为急"。但杨老根据自身临床实践，对"邪气"的认识有不同的见解，认为外感"邪气"是哮喘的发病原因。现代医学认为，上呼吸道感染能够诱发支气管哮喘的发生，除此之外，花粉、尘螨、异味

等也可以作为特殊的外邪，作用于比较敏感的机体，容易发病。正如《内经》曰："风雨寒热，不得虚，邪不得独伤人。"及"正气存内，邪不可干""邪之所凑，其气必虚"。因此对支气管哮喘祛邪不能只认为祛除六淫外邪，还要调理内环境。肺开窍于口鼻，中医学和现代医学都认为支气管哮喘和过敏性鼻炎有密切的关系，临床上患者常诉喘息，声音重浊，鼻塞、流涕、打喷嚏。此时根据舌脉具体选择小青龙汤（麻黄 8g，桂枝 10g，白芍 18g，半夏 9g，干姜 8g，细辛 3g，五味子 9g，桑白皮 18g，甘草 6g）或者定喘汤（桑白皮 18g，黄芩 15g，麻黄 8g，杏仁 15g，紫苏叶 10g，法半夏 9g，白果 9g，桔梗 15g，甘草 6g），但是无论选择何方，常合用过敏煎（防风 15g，银柴胡 18g，五味子 9g，乌梅 18g）治疗。

二、痰饮伏肺是根本，健脾以绝生痰之源

临床观察，支气管哮喘急性发作期，内生之痰是导致症状加重的主要原因之一，随着痰液的排除，症状往往趋于缓解，所以杨老认为祛痰和化痰是治疗支气管哮喘的重要环节。从痰的产生机制来看，水液不归正化，聚湿生痰，成为引起哮喘发病的"夙根"，痰伏于肺，气机被郁，则瘀血内停，痰浊、瘀血之邪阻滞肺络，致肺管狭窄，使无形之气不能宣降，痰瘀互结，气道狭窄，导致气、血、津液运行不畅，使病情迁延难愈。正如《类证治裁·郁证》曰："七情内起之郁，始而伤气，继必及血……"在祛痰方面，常用二陈汤或三子养亲汤，祛痰能促进痰液的排除；在化痰方面，杨老常用六君子汤（太子参 30g，法半夏 9g，陈皮 12g，白术 18g，茯苓 18g，桑白皮 18g，桔梗 15g，甘草 6g），化痰

且杜绝生痰之源。

三、气机壅滞是病原，调气以启壅塞之闭

"内有壅塞之气"是支气管哮喘发生的根本原因。支气管哮喘的核心症状是憋气、气喘，所以调理气机占有举足轻重的地位。调气方面杨老多用桔梗、枳壳；或者合用桂枝加厚朴杏子汤（桂枝 10g，白芍 18g，杏仁 15g，厚朴 15g，桔梗 15g，甘草 6g）。患者易汗出、恶寒、易感冒，基于此种症状，杨老多合用玉屏风散（黄芪 30g，白术 18g，防风 15g），临床上取得不错的效果。女性患者情志不畅，同时月经不调，多用小柴胡汤来调理气机，患者症状消退明显。支气管哮喘由吸入过敏性致敏原如花粉、螨虫、灰尘、烟雾、冷热空气、异味等诱发。其发病迅速，来去如风，有风邪善行而数变的特点。肝属木，"风动木摇，木叩钟鸣"，外风引动内风，则表现为气道挛急，喉中哮鸣，可应用柴胡、香附、郁金、苏子、枳壳、白芍等疏肝理气之品以恢复肝之调达，肝气舒畅，疏肝理气之法可降低哮喘缓解期气道高反应性。在临床上患者有夜间憋醒的症状，则重用钩藤 30g，清热平肝，同时加上僵蚕、地龙息风止痉。肝主疏泄，钩藤能疏肝理气，调理气机。在支气管哮喘的恢复期也重视调气。在脏腑方面，肺为"气之主"，脾为"气血生化之源"，肾为"气之根"，调理肺脾肾，重在调理气机，抑制气道的挛急，使气道通畅，而达到防病治病的目的。

支气管哮喘是临床常见病、多发病，是由于脏腑功能失调或虚弱，复因外邪、情志、瘀血等触发内伏之宿痰，导致痰气相搏，气道痉挛引起的发作性痰鸣气喘疾患。古代中医有哮病

和喘病两类，现代中医把哮和喘并为哮喘。在支气管哮喘的治疗方面，杨老结合自身体会，提出邪气触发是主因，祛邪以除诱发之因；痰饮伏肺是根本，健脾以绝生痰之源；气机壅滞是病原，调气以启壅塞之闭的治疗思路。

慢阻肺（肺胀）论治经验

慢性阻塞性肺疾病（以下简称慢阻肺）是一种以持续气流受限为特征的，可以预防和治疗的疾病。其气流受限多呈进行性发展，与气道和肺组织对烟草、烟雾等有害气体或有害颗粒的慢性炎性反应增强有关。慢阻肺与吸烟史、职业史、有害物质接触史等有关，其特征性症状是慢性进行性加重的呼吸困难、咳嗽和咳痰。慢阻肺分为急性加重期和稳定期。虽然慢阻肺的治疗取得一定的进步，但是慢阻肺患病率和死亡率仍较高，是目前世界第四大致死疾病。故而好的治疗思路显得尤为重要。现将其论治观点陈述如下。

一、病因病机

关于病因病机，《灵枢·经脉》曰："肺手太阴之脉……是动则病肺胀满，膨膨而喘咳。"《灵枢·胀论》篇云："肺胀者，虚满而喘咳。"说明《内经》中已明确了肺胀的病因病机及证候表现。隋·巢元方《诸病源候论·咳逆短气候》中有"肺虚为微寒所伤则咳嗽，嗽则气还于肺间则肺胀，肺胀则气逆，而肺本虚，气为不足，复为邪所乘，壅否不能宣畅，故咳逆，短乏气也"的论述，此亦点明了肺胀的发病机理。杨老认为本病的病机关键是"本虚标实"。

（一）慢阻肺（肺胀）以"肺脾肾虚"为本

杨老认为本病的本质是肺脾肾虚。肺外合皮毛，主司呼吸，外感六淫从口鼻而入，首先伤肺，致使肺气郁闭，肺失宣降，气机逆乱，出现咳嗽及气喘；肺虚则清气难以从口鼻而入，而体内浊气又难以排出，集于胸中，出现喘憋胸闷等症。肺金为脾土之子，肺气虚致"子盗母气"，脾脏亦受损，脾虚则无以运化，津液聚而为痰，痰饮又加重气机阻滞，使咳嗽气喘难以消除，痰阻胸间出现胸闷；脾虚则后天不足，水谷不能化生精微，而肺虚不能输布精微，致使各脏腑器官失于濡养，继而各脏腑器官功能受损。久病及肾，本病晚期可出现肾虚，肾主纳气，故肾虚者气不足以吸，临床表现为呼吸表浅，吸气费力；肾主水液，肾虚可出现水肿、腰膝酸软等。疾病末期，累及心等其他脏腑，可有心阳虚衰，症见胸闷、心慌、心悸，甚至心阳暴脱而出现脉微细、冷汗淋漓，严重者危及生命。然而在本病的发展过程中，肺脾肾三脏虚损却无明显分界，可混合出现，如肺脾两虚、肺肾两虚或肺脾肾三脏同时虚损。疾病早期以肺气阴两虚多见，中晚期肺脾气阴两虚多见，或肺脾肾三脏均虚损，末期可有心阴阳两虚及其他脏器虚损。

（二）慢阻肺（肺胀）以"气滞、痰饮、血瘀、肺热"为标

杨老认为本病以"气滞、痰饮、血瘀、肺热"为标。外邪从口鼻或皮毛而入，伤及肺脏，或久病耗伤肺气，肺失宣降，气机升降失常。清·李中梓在《证治汇补·痰证》中提到"脾为生痰之源，肺为贮痰之器"。脾肺受损，痰浊内生，且难去除，使气机阻滞；肺脾肾气虚，无力推动血行，出现血瘀；肺脾肾阴虚生内热，或血瘀日久化热，或气滞郁久化热，

出现肺热；热煎阴液，使痰液黏稠，更难咯出，亦使阴更虚。总之"气滞、痰饮、血瘀、肺热"之间会加重彼此，形成恶性循环。杨老认为临床上常可出现瘀热互结、痰热郁肺、痰湿蕴肺等证。

（三）外感六淫为慢阻肺（肺胀）的常见诱因

杨老认为外感六淫会诱发本病或加重患者的病情，其中以风邪为主，因风为百病之长，风善行数变。肺外合皮毛，开窍于鼻，而外感六淫多从口鼻或皮毛而入，故伤及肺脏，肺气更虚，宣降失常则咳喘不已，久则形成痰、瘀、热，伤及脾肾。

二、治法及分型

本病为本虚标实，治疗上当首辨虚实。急性加重期多为实证，或实中夹虚，当以泻实为主，有祛邪宣肺、降气化痰、温阳利水，甚或开窍息风之法；稳定期多为虚证，或虚中夹实，当以补虚为主，有补肺纳肾、养阴润肺、补益肺脾之分。正气欲脱时，当回阳救逆，扶正固脱。

（一）补气健脾，以绝痰源

本病中晚期多有脾脏虚损，脾虚则无力运化，津液聚而为痰，故而脾为生痰之源。临床上杨老善用"健脾燥湿化痰"之品达到杜绝痰源的目的。如茯苓配白术，茯苓淡渗利湿，先上行后下降以滋水源；白术味甘善于补益脾气，性温长于燥湿健脾，补而不过，燥而不烈；一渗一健，两药合用，健脾化湿之力强。再如冬瓜子与薏苡仁，冬瓜子味甘性凉，善于清肺化痰，利湿排脓；薏苡仁味甘性凉，淡渗利湿健脾，甘能补益，渗中有健，两药相合，健脾化湿之力明显。在方药选择方面，常选用香砂六君子汤化裁。

（二）宣降相合，以除痰器

肺主宣发与肃降，宣发可将津液布散于肌腠皮毛，肃降可使水道通调，使上源之水下行。若肺失宣降，上焦津液不能通降与布散，便停聚于肺，而化为痰饮。因此慢阻肺的治疗除了要"健脾以绝痰源"之外，还需"宣降并行"。如前胡、桔梗相配，前者苦辛微寒，归肺经，功于降气化痰，亦能疏散风热；后者味苦辛性平，长于宣肺祛痰，兼能利咽排脓，两药合用，一降一宣，不仅化痰之力强，更能使肺恢复宣发肃降，使肺中之痰得除，断绝痰所藏之地。苏子配杏仁，前者味辛性温，不仅能止咳平喘，更能降气化痰；后者味苦辛性微温，能宣肺散邪，两药相配，一降一宣，宣降之效显著。

（三）理气活血，清肺化痰

《丹溪心法》云："善治痰者，不治痰而治气。气顺则一身之津液亦随气而顺矣。"指出治痰当先理气，气行则血行，气滞则血瘀，气虚亦血瘀，故治血瘀当先理气补气。此外，外感热邪或肺阴虚之里热，煎熬津液，致血瘀痰凝，故治疗痰瘀之时亦当清肺。如陈皮配枳壳，陈皮理气化痰、健脾燥湿和中；枳壳行气力强，能破气除肺中之积痰，两药相合，理气化痰之力强，尤适合伴胸闷、恶心欲呕的气滞痰阻之证。丹参、川芎与延胡索相伍，丹参长于活血祛瘀，作用平和，可去瘀生新，活血而不伤正气，且性偏寒，尤其适用于瘀热互结之证；延胡索辛散温通，能行气活血；川芎为"血中之气药"，三药合用，行气活血之力强。瓜蒌配浙贝母，瓜蒌甘寒而润，长于清肺化痰，尚能润燥，尤其适用于肺热咳喘，即便单用效果亦佳，此外亦能宽胸散结；浙贝母清泄力较强，功于清肺热化痰饮，尤其用于痰热郁肺所致肺系疾病，二者合用，清肺化痰之效力强。然此类理气活血、清肺化痰之药力道多强，易伤及正气阴液，因而不宜过猛，临床应用当随机应变。

（四）补肺脾肾，预防复发

中、晚期患者多有肺脾肾虚，肺虚不能抵抗外邪，脾虚不能运化，肾虚气不足以吸。因津液输布赖以"脾气之散精、肺之宣发肃降、肾之蒸腾气化"，故肺脾肾三脏虚损，不仅患者难以抵抗病邪，更易使津液聚而为痰。因而提出不论是急性加重期还是稳定期，都需要"补肺脾肾、预防复发"，尤其是疾病稳定期更需要补益，从而有力抵抗病邪，达到预防本病发作之目的。具体选用太子参、黄芪、山药、冬虫夏草、淫羊藿、肉苁蓉等药。

（五）回阳救逆，扶阳固脱

终末期患者病情较为严重，可有心阳衰微，甚至阴阳离决。因此杨老认为疾病终末期当"回阳固脱"，挽救生命。常用四逆汤、参附汤等方，选用附子、干姜、人参等药。附子味辛甘性大热，秉性纯阳，药力颇强，既可助心阳以通脉，补肾阳以益火，挽救散失之元阳，又能散阴寒，利于阳气恢复，无愧为"回阳救逆第一药"，温热之性尚能散寒止痛。干姜辛热，入心肾肺经，能回阳通脉，治疗心肾阳虚、阴寒内盛之亡阳厥逆、脉微欲绝，常与附子相须为用，既助附子回阳救逆，又能降低其毒性。人参味甘微温，归肺脾肾心经，能大补元气，适用于大汗、久病等所致元气虚脱、气短神疲、脉微欲绝的危重证候，为"拯危救脱之要药"。

冠心病（胸痹）论治经验

冠状动脉粥样硬化性心脏病简称冠心病，是动脉粥样硬化导致器官病变的最常见类型。临床主要表现为胸闷、胸痛、心慌，并伴头晕、气促、出汗、寒战、恶心及昏厥等症状，严重者甚至因心力衰竭而死亡。目前，临床药物治疗本病虽能取效，但远期疗效欠佳，易耐药及复发。介入治疗由于需要长期配合药物治疗而存在依从性差、服药不规律等诸多问题；外科治疗则存在手术风险、康复较慢等不足，而且患者的最终获益也比较有限。因此，现代医学尚无理想疗法，冠心病仍是当今医学界关注的难题。杨老认为，这恰好给中医的运用提供又一平台。中医认为本病属"心悸""惊悸""怔忡"等病范畴，下面详细介绍如下。

一、注重病机，病位强调心肝脾

冠心病属中医"胸痹""心痛"范畴，历代医家多认为冠心病的病机乃本虚标实，本虚以心、肝、脾、肾虚为主，标实多为寒凝、气滞、血瘀、痰浊。如《素问·脏气法时论》中有言："肾病者……虚则胸中痛"，《金匮要略·胸痹心痛短气病脉证并治》曰："胸痹，心中痞气，气结在胸，胸满，胁下逆抢心。"因各医家对其发病机理的侧重不同，或重视痰湿，或重视瘀血，或重视气机升降，因而又出现各家之言，丰富了冠心病的诊疗思路。杨老认为，人身气血，贵在通调，血脉流通则病不得生，如不能使其通畅自如，郁瘀之证因之而起。而脏腑功能失调与气血阴阳失和相关联，故而临证中注重脏腑功能失调（尤其是心肝脾）与气机失和相结合。随着现代社会生活节奏加快，人际关系交错复杂，公关应酬繁复，竞争激烈，社会心理障碍日增。一方面，精神压力易致肝木抑郁，疏泄失司，郁而化热，肝火渐旺；另一方面，思虑伤脾，加之饮食不节，耗损脾元胃气。长此以往，肝火渐盛，脾土渐虚，致使木乘土；继续发展，后天亏虚，气血生化乏源，五脏血脉渐失濡养，机体阴阳渐虚。气虚则帅血无力，血虚则脉道不充，血行迟缓，易于凝聚成瘀，正如《医林改错》中所言："元气既虚，必不能达于血管，血管无气，必停留而瘀"。脾胃为后天之本，气血生化之源，脾胃不足，五谷入于胃所化之气，精浊未分，痰浊渐生，阻遏气机，痰瘀互结。久郁化热，热聚伤津劫液，如《素问·至真要大论》所曰"火热受邪，心病生焉"，故而心火渐亢。而由于后天运化不足致使先天失养，加之起居失宜或劳欲过度，真阴暗耗，阴亏于下而不能上济于心，水火失济，心火独亢于上，灼伤血脉，致使络脉拘挛不通或渗灌失常而病情日重。

杨老认为，由于临床上患者所处病理阶段不同，体质差异，环境影响等因素，而有不同表现。病机转化可以因实致虚，也可以因虚致实。轻者多表现为胸阳不振，阴寒之邪上乘，阻滞气机，临床表现胸中气塞，短气；重者则可因痰瘀交阻，壅塞胸中，气机痹阻，临床可见心痛彻背。同时本病亦有缓作与急发的不同，需要注意。总之，由于病机复杂，病程较长，本病易反复发作。

二、重视治法，灵活运用不偏颇

（一）从肝论治，重视通补兼施

情志活动与心主神明的生理功能关系密切，但也与肝的疏泄功能有关。随着"生物－心理－社会"医学模式的出现，情志致病学说越来越得到广泛的认同。正如《杂病源流犀烛·心病源流》中所言"七情之由作心痛"，"七情除喜之气能散外，余皆足令心气郁结而为痛也"，情志内伤可致胸痹。由于心理与身体，以及人体与外界环境之间是相互协调以维持动态平衡的，故需重视患者的心理状态。中医主张形神合一，七情可以由五脏六腑化生，同时也可影响五脏六腑的功能。正常的情志活动主要依赖气血的正常运行，而肝为气血调节之枢。大量的临床观察发现，胸痹的易感人群中，一部分人性格过于刚悍，心阴易亏；另一部分人心性多偏柔滞，心气易滞。而从环境因素来看，由于现代社会竞争非常激烈，随着社会心理压力的逐日增加，一部分人的心理承受能力比较脆弱，心理、社会的不良刺激均可以导致这部分人情志内伤，心身失调而发病；另一方面，冠心病的易发人群为中老年人，这一特殊人群最易产生孤独感、忧郁感，一有不如意就郁郁寡欢，久则易发为本病。现代人心肝之气易郁易浮，宜条畅气机，疏肝解郁，升降相宜。"百病生于气也"，气机畅达，百病方可不生。肝为刚脏，以血为本、以气为用。肝为藏血之脏，血属阴，故肝体为阴；肝主疏泄，内寄相火，性情条达，主升主动，故肝用为阳，"肝体阴而用阳"是对肝脏生理功能的总体概括。所以，冠心病应重视从肝论治，临证多应用缓和、条达、散发的方法治疗，并要时时注意顾护肝阴。疏肝以助其阳用，滋阴以助其体阴，以顺肝性，阴阳平衡。同时，本病以虚实夹杂病机为主。在缓解期病机虽以本虚为主，但亦可常见邪实；在发作期病机虽以标实为主，但也经常兼见本虚。因此，治疗上需审度证候的阴阳虚实与邪正偏重，以补正而不助邪，祛邪而不伤正为原则，用通中寓补、补中寓通、通补兼施之法，调补阴阳使脏器平和，疏通阻滞以开其痹，则心痛自除。正如《张氏医通·诸血门》中所言："但证有虚中夹实，治有补中寓泻；从少从多之治法，贵乎临病处裁。"

杨老借鉴他人经验，指出临证若见患者胸闷胸痛，以情志不遂时容易诱发或加重，伴频繁嗳气，或善太息，以呼出为快，舌质暗红而舌边可见瘀点瘀斑，苔以薄白或苔薄黄为主，脉弦滑，拟定疏肝解郁，活血化瘀之治法，选用主方柴胡疏肝散、越鞠丸、逍遥散、血府逐瘀汤治疗。若瘀血重者，可加乳香、没药；若气郁化热者，可加牡丹皮、栀子、夏枯草。若见患者以胸闷灼热疼痛，急躁易怒，心烦不安，可伴见头晕目眩，口舌干燥，两目干涩，舌红而苔黄，脉弦细数为主症。拟定清肝泻火，养心安神之治法，选用主方逍遥安神汤（由逍遥散合酸枣仁汤组成）或安神煎（自拟方）治疗。并见心烦不寐者，加合欢皮、龙骨、牡蛎；火盛灼津为痰者，加天花粉、竹沥。若见患者胸闷痛，可由气候骤冷或骤感风寒发作或加剧，面色苍白，畏寒肢冷，舌淡胖而苔白滑，脉沉迟或沉紧，拟定温经散寒，暖肝通脉之治法，选用主方枳实薤白桂枝汤、当归四逆汤治疗。少腹冷痛者加小茴香、乌药、吴茱萸；腰脊冷痛者加威灵仙、仙茅。若患者以胸闷隐痛为主，伴见面色无华，精神不振，头晕眼花，肢麻无力或肌肉跳动，失眠多梦，舌红而苔薄白，脉弦细，拟定养肝柔肝，宁心安神之治法，临证选用主方养心安脾汤（自拟方，由生脉散合异功散组成）、一贯煎治疗。不寐者，可加夜交藤、酸枣仁。

（二）重视气血，强调益气通络

在多年的临床经验基础上，杨老指出，冠心病的病机复杂，从肝论治是以发病病因为切入点治疗的，但是"久病多瘀""久病多虚"，临证中还要重视益气通络法。冠心病患者心气虚损日久，气阴不足，阴津化生受累，多成气阴两虚。同时由于人过四十阴气自半，本病多见于老年患者，此时机体脏器功能退化，人体的气阴在中年后开始走衰。气虚则运血乏力，血虚则气化无源，血脉失充，心阳不振，心脉痹阻不畅而发为胸痹。因此，临床又多以胸前区隐痛不适，身困乏力，胸闷憋气，自汗、气短等症状为主。因此，治疗上应重视气血调理，以益气复脉，养阴生津为治疗大法。正如《难经·十四难》云"损其心者，调其营卫"，可选主方生脉散、八珍汤、天王补心丹治疗。心气虚者加黄芪、太子参；失眠多梦加酸枣仁、夜交藤、珍珠母、合欢皮；脉结代加黄连、苦参；头晕眼花加天麻、钩藤、菊花；胸闷胸痛憋气加枳壳、桔梗、瓜蒌、檀香等。

另外，杨老临证时虽然强调治法，但是各治法之间从不偏颇。冠心病的发病机制中痰湿阻滞也是关键环节之一。冠心病的病因与肥胖、饮食、热量过剩等方面密切相关，过食则伤脾，脾虚无力运化水谷，痰浊渐生。正如《证治汇补》一书所言"脾虚不运清浊，停滞津液而为痰生"，痰浊随气机升降而变化百出，又会促进疾病的发展，所以治疗上应注意宣痹通阳，豁痰开结之治法。现代医学研究发现，胸痹的痰湿证与冠心病高危因素的高脂血症和高血凝状态密切相关，化痰治法对于治疗冠心病心绞痛及脂代谢异常有确切的良性调节作用，明显改善高黏滞血症。有鉴于此，临证中常用化痰通阳的药物有瓜蒌、半夏、薤白、山楂、枳壳、桔梗等。其选药之意在于由于脾为生痰之源，所以常配伍健脾燥湿药同用，气滞则痰凝，气行则消痰，故常配伍理气药以加强化痰之功。

（三）交通心肾，尤重情志调护

对于长期罹患冠心病的患者，往往是气血俱虚，五脏皆衰，基本病机以肾虚为本，热、痰、瘀等浊邪为标。肾为水脏，肾水可上济于心，使心火不亢，心为火脏，心火可下温肾水，使肾水不寒，此为心肾相交；若心火亢盛，下及肾水，肾阴亏耗或肾水不足，心火失济，均可形成心肾不交。临床多见心悸不安，或心烦少寐，健忘，头晕耳鸣，盗汗，五心烦热，咽干口燥，腰膝酸软，夜尿频多，舌质红而脉细数。治疗应当强调清热之重点，以"清热、泄浊、补肾"为大法，贯穿始终。临床多选用六味地黄汤、知柏地黄汤等为主方治疗，注意把握"阳中求阴"和"阴中求阳"之法，并顾护脾胃，随证变治。如见苔黄、口秽为火热邪盛者可加黄连、连翘、赤芍；如见胸闷、苔白腻为痰湿重者加瓜蒌、法半夏；如见腹胀、胃纳不进、便溏为脾虚证者加白术、陈皮；如见脉涩者可加桃仁、红花；如见气虚肢肿者可加桂枝、黄芪；如见心悸者可加甘松。

另外，杨老临证常嘱应注意患者精神的调摄，正是所谓"上医治未病，中医治欲病，下医治已病"。七情内伤为致病的重要原因，是中医学理论的独特见解，认为情志所伤，必会导致五脏气机升降出入的失常，功能随即就会发生紊乱。正如

《内经》中所指的"百病生于气也，怒则气上，喜则气缓，悲则气消，恐则气下……惊则气乱……思则气结"。故在治疗疾病的同时，特别强调加强心理调护的作用。遵从"恬淡虚无，真气从之，精神内守"，劝诫患者事事应顺其自然，不患得患失，保持心情平静愉快，避免情绪波动，避免情绪过于激动或喜怒忧思过度，在任何情况下保持乐观通达的精神状态，以良好的心态面对和战胜疾病。在饮食方面宜清淡低盐，多吃水果及富含纤维素的食物，勿暴饮暴食，保持每天大便通畅。注意寒温适宜，强调劳逸结合，戒烟限酒。缓解期应适当休息，发作时应卧床休息，保证睡眠充足，坚持力所能及的活动。

脾胃病论治经验

脾胃病是临床常见、多发、易发的疾病之一。临床以胃痛、痞满、吐酸、呕吐、腹痛、泄泻等症状多见。其病因病机复杂多变，临床中易失治、误治而耽误治疗时机，以致久治不愈，危害人们正常的生活、工作和学习，降低人民生活质量。杨老认为：人以气机为顺，气机调畅则百病不生，若失调畅，则郁郁之症随机而起。又因气机统摄全身，调畅五脏六腑，气机不畅，五脏六腑功能时常，则变生多病。故而提出"百病生于气"的学术观点。脾胃病亦不例外。

脾胃乃后天之本，气血生化之源；若脾胃功能失常，则导致元气不能充足，正如李东垣所阐发的"内伤脾胃，百病由生"，故而疾病更加复杂。

在脾胃升降中，脾之升清，胃的降浊都有赖于肝胆疏泄的功能，正所谓"肝升则脾升，胆降则胃降"，肝胆疏泄功能正常，脾的运化功能正常，才能鼓舞脾胃之气血，促进其运化水谷、水湿的能力。而肝疏泄升发功能失常则会出现两方面变化，一为肝疏泄太过，而致肝木乘土；二为肝疏泄不及，肝气虚胆气不降，而致木不疏土。这两者均可引起脾胃升降失调，运化失常。因此，杨老认为脾胃病的治疗除注重本脏的正常功能的恢复意外，还尤其应重视治肝（养肝、疏肝、柔肝），从肝论治，使"土得木而达之"。

一、脾胃的生理、病理转化

《内经》曰："饮入于胃，游溢精气，上输于脾，脾气散精，上归于肺，通调水道，下输膀胱，水精四布，五经并行。"脾主运化水谷精微是指饮食入胃，经过胃的受纳，腐熟，化生成的水谷精微在脾的作用下上输于肺，再经肺敷布全身，以营养五脏六腑，四肢百骸，皮毛与肌肉。胃的受纳功能是脾主运化水谷精微的前提，胃受纳功能失常，则脾运化乏源。脾主升清，胃主降浊，脾的升清功能正常，水谷精微等营养物质才能正常吸收和输布，使气血充盛，人体的生机益然。同时，胃降浊功能正常，不断将糟粕排出，才能容纳更多的新鲜食物，才能源源不断提供精微物质，从而保证脾主升清功能正常，即所谓"脾宜升则健，胃宜降则和"。脾为阴脏，属湿土，水得温则行，遇寒则凝，故寒湿内阻则脾运失常，水液代谢障碍，故曰脾喜燥而恶湿。胃为阳腑，属燥土，故喜湿而恶燥，脾胃之燥湿相济，阴阳相合，才能完成饮食物的运化过程。

脾胃调和为生理，脾胃失调则为病理。脾胃之生理功能，需有赖于脾胃气机的升降得宜。脾升则可将水谷精微输布达周身，胃降则可将糟粕排出体外，为新鲜饮食提供可容纳的场所。脾胃功能失调关键的病理基础就是脾胃气机的升降失常，脾胃功能失常，脾不得升清，胃不能降浊，在上则表现为头晕、气促、心悸等，中则表现为胃痛、痞满、呃逆、腹痛、纳差、呕吐等，下则表现为腹泻、便秘、崩漏等。由此可见，脾胃二者无论在生理上还是病理上都是密不可分的。

二、辨证治疗

在脾胃病的辨证纲领中，杨老认为应该从肝脾失和、脾胃虚弱、久病耗阴、瘀血络阻四方面考虑，然后再根据各主症确定主病，根据各兼症灵活辨证加减用药。但是杨老同时也强调，治疗必须兼顾调肝，肝气调和则脾胃和调。

（一）调肝运脾

因肝主调畅全身气机，且肝与脾胃同处中焦，因此脾胃之病治以疏肝调气当先。肝的功能失调可影响脾胃正常生理功能，导致脾胃病的发生发展。当出现胃脘胀痛，嗳气吞酸，口苦咽干，善太息，脉弦细等症时，属肝气郁滞乘脾犯胃之证。杨老在治疗此证时，常以疏肝行气止痛为治则，方以四逆散为主方疏肝健脾，并加用诸如砂仁、木香、延胡索、紫苏梗、川楝子、郁金、青陈皮等行气之品。若兼见胸脘闷满，食欲不振，神疲乏力，脉濡滑等症时，属肝郁脾虚之证，杨老在临证时则合用异功散，组成经验方安胃煎（太子参30g，白术18g，茯苓18g，陈皮12g，柴胡18g，白芍18g，枳壳12~15g，甘草6g），酌加苍术、厚朴、砂仁、藿香、佩兰、薏苡仁、白术、白扁豆等化湿健脾之品；若湿郁而成湿热阻滞，则常配伍诸如黄连、黄芩等清热利湿之药。

（二）调理寒热

在生理状态下，肝胆寓相火，脾胃得以温煦。正如张锡纯在《医学衷中参西录》中所指出的："盖肝之系下连气海，兼有相火寄生其中……为其寄生相火也，可借火以生土，脾胃之饮食更赖之熟腐。"当肝之相火不足，肝寒犯胃，而致脾胃虚寒，出现胃脘冷痛，喜温喜按，胆怯善恐，舌淡苔薄白，脉沉迟无力等症时,常选用理中汤为主方以温中益气,散寒止痛。并加香附、乌药、吴茱萸、高良姜等暖肝调肝之品。若肝胆相火妄动,横乘犯胃,而致肝胆胃郁热,表现为胁肋胀痛,吞酸嘈杂,口苦,舌红苔黄,脉弦数等症,常选用丹栀逍遥散合左金丸为主方治疗,适当选用川楝子、延胡索、龙胆草、夏枯草、金钱草、鸡内金、郁金等调肝利胆之品,并佐以浙贝母、海螵蛸等制酸止痛;若肺胃积热之证,表现为面部痤疮,性格急躁,口苦,脉数,舌红时,常选用四逆散合枇杷清肺饮为主方治疗,适当选用紫草、水牛角、僵蚕、蝉蜕、生地黄、麦冬等。

（三）调和气血

脾升胃降对维持脏腑气机升降出入的正常,气机的畅达,气血的冲和有重要作用,脾宜升则健,胃宜降则和。《血证论》云:"肝主藏血,其所以能藏之故,则以肝属木,木气冲和条达,不致遏郁,则血脉得畅。"若临床中患者见胸胁脘腹刺痛,因情志刺激而加重,面色萎黄黯淡,甚至散在褐斑,舌黯,有瘀斑,脉弦细涩等症时,属肝失疏泄和藏血,血脉不畅,导致瘀血络阻,常选用主方四逆散合桃红四物汤为主方治疗,适时加砂仁、木香、陈皮、香附、蒲黄、五灵脂、乳香、没药、丹参等疏肝理气之品。若见口干或饥不欲食,胃脘灼痛,大便燥结难通,脉沉细等阴血亏虚,胃阴不足之症时,选用沙参麦门冬汤为主方治疗,酌加川楝子、延胡索等疏肝之药。

三、精神调养

随着现代社会生活节奏加快,工作压力增大,精神高度紧张,这些都是引发脾胃病的重要因素。情志内伤可致脾胃等脏腑气机失调，气血紊乱，百病由生。杨老重视精神的调养，主张调身先调心，护形先守神，建议患者保持性格开朗、情绪乐观及良好的品德修养。在工作学习之余，闭目定志，在一段时间里让自身处于心静神清的状态；培养多种有益身心的兴趣爱好，如琴、棋、书、画、钓鱼、旅游、音乐、养花、练习气功等，以怡情养心。遇到不尽人意之事，要克制自己，或转移自己的注意力，还可采用"以情胜情"之法加以排除，做到心安而不惧，神清而气全。正如《素问·上古天真论》篇中所云"恬淡虚无，真气从之，精神内守，病安从来"，只有这样好好调养精神才能有利于疾病的治疗与恢复。

四、饮食调理

俗话说胃病"三分治七分养"，杨老强调七分养应该在三分治的基础上进行，在临床中经常告诉患者一些饮食调理的方法，比如肝气郁滞，心情不畅时，建议多吃些黄花菜、土豆、香蕉、橙子等蔬果。黄花菜又称忘忧草，在《本草图经》有记载："黄花菜安五脏，利心志，明目疗愁。"现代研究黄花菜还有安神、利尿、消炎、健脑、抗衰老及降低血清胆固醇的作用。香蕉有"快乐水果"之称，可以帮助维持人体电解质及酸碱代谢平衡，稳定血压，起到预防心血管疾病，预防消化溃疡，预防和治疗忧郁症等作用。多喝一些如茉莉花茶之类行气解瘀，利精神的饮品。茉莉花茶有增强机体细胞免疫功能，抗衰老的作用。脾虚时多食红豆、薏苡仁、山药、莲子等食物；肠胃失和时吃些酵母片、多酶片，喝些乳酸菌类的饮品调节肠道菌群失调。正所谓药食同源，通过饮食的调理对疾病的康复也是大有裨益的。

脾胃为全身气机之枢纽，气血生化之源，脾主升清，胃主降浊，脾胃功能的一升一降，维持了人体新陈代谢功能的正常。临床脾胃病多因饮食不节、七情内伤，以致气机不畅，中焦气机运行失常，脾胃升降失司，病证皆出。肝胆疏泄的功能在脾胃升降过程中起到重要的作用，正所谓"肝升则脾升，胆降则胃降"，肝胆疏泄功能正常，才能鼓舞脾胃之气血，促进其运化水谷，运化水湿的能力。因此调理肝胆功能成为辨治脾胃病的第一大法，脾胃病治疗首先重在调肝达和、脾胃调和。调肝治脾胃之法，主要是调肝运脾，即调畅气机、调和气血、调治寒热，外加化痰除湿，强调肝之疏泄条达，脾之健运升清，胃之受纳和降特性，以和缓为准绳，时时顾护胃气。忌投大热大寒、苦燥、滋腻之品，巧用平淡之法、轻灵之品拨动气机，中焦脾胃气畅，则脾胃功能调和而愈。

在临床治疗脾胃病时重视精神及饮食的调理会取得非常不错的疗效。治疗脾胃病需根据脾胃的生理特性，在调节升降的同时兼顾他脏，方能达到较好的治疗效果。《素问·六微旨大论》云："出入废则神机化灭，升降息则气立孤危。故非出入，则无以生长壮老已；非升降，则无以生长化收藏。是以升降出入，无器不有。"所以，恢复脾升胃降的正常气机升降和调理肝胆疏泄功能是治疗脾胃病的关键。

附："四逆散"加味治疗慢性胃炎 180 例疗效分析

慢性胃炎是一种常见的消化系统疾病。近年来对其发病机制有较多研究，但尚无特别有效的治疗方法。在临床上，杨老用四逆散加味治疗，取得了满意的疗效。现总结如下。

一、临床资料

(一) 一般资料

本组共 180 例，门诊病人 157 例，住院病人 23 例；男性患者 109 例，女性患者 71 例；年龄最小者 19 岁，最大者 75 岁；病程最短为 4 个月，最长达 30 年；病程在 1 年以下患者 50 例，病程在 1~5 年的患者 103 例，病程在 6~10 年的患者 21 例，病程在 10 年以上的患者 6 例。

(二) 临床表现

大多表现为胃脘部疼痛，胀满纳差，嗳气呃逆，疼痛连胁，吐酸水，舌质淡，脉细弦等症，约半数患者兼见口干口苦或胃脘部有灼热感。180 例中证属脾虚气滞型患者 72 例，肝胃不和型患者 95 例，胃阴不足型患者 13 例，后两者均在病程中兼见一定程度的脾虚证。

(三) 胃镜检测

镜下见黏膜充血、水肿，呈红白相间，以红为主，黏液分泌增多，表面常见白色渗出物患者 125 例；黏膜有出血点或少量糜烂患者 38 例；胃镜见胆汁反流患者 12 例；见黏膜呈苍白色、弥漫性分布，皱襞变细而平坦，外观黏膜薄而可透见紫蓝色血管纹患者 5 例。

二、治疗方法

本组病例均以疏肝和胃、理气健脾为治疗法则，拟定基本方为：柴胡 18g，白芍 18g，枳壳 15g，藿香 10g，黄连 10g，青木香 10g，砂仁 6g，太子参 30g，甘草 6g。脾虚气滞型加白术 18g，云茯苓 18g，香附 12g；肝胃不和型加法半夏 8g，陈皮 12g；胃阴不足型加麦冬 18g，乌梅 15g；吐酸水者加吴茱萸 5g，竹茹 15g；有溃疡者加乌贼骨 15g，延胡索 12g；有痰湿者加平胃散；兼见纳差加焦神曲、焦麦芽、焦山楂各15g。

煎服方法：将以上方药一煎加水800mL，煎20分钟，取汁300mL；二煎加水500mL，煎150分钟，取汁200mL，两煎混合，分3次服，1日3次，每日1剂，半个月1疗程；轻者服用1个疗程，重者服用2~4个疗程。

三、治疗结果

自觉症状消除或显著改善，胃镜见黏膜完全恢复正常者评为显效，显效133例占75.8%；自觉症状明显好转，黏膜轻度充血、水肿，无出血点、胆汁反流明显减少或黏膜由苍白变为红白相间者评为有效，有效40例占22.2%；自觉症状和胃镜所见无明显改善，评为无效者3例占1.7%；另有4例因特殊原因没有列入统计范畴；总有效率为96%。

四、疗效分析

年龄、病程对疗效有一定影响。年龄越大疗效越差，年龄30岁以下患者全部显效，50岁以下患者显效95%，75岁以下患者显效80%；病程越长疗效越差，病程1年以下患者50例全部显效，病程1~5年患者103例，有101例参加统计，全部有效，病程6~10年患者21例，有效病例20例，病程10年以上患者6例，有2例未列入统计，有效病例2例。

五、讨论与体会

慢性胃炎，根据其临床表现，分属于中医学的"胃脘痛"及"痞满""噫气""呕吐""嘈杂"等范畴，其中以胃脘痛为主症。临床上胃脘痛可分为若干证型，而本组病例大多具有胃脘部疼痛，嗳气呃逆，口干口苦，痛连肋胁，舌淡苔薄黄，脉细弦等特点，与中医学中肝胃不和或肝胃郁热之证型相符。古典医籍中对本病的论述较多，《灵枢·邪气脏腑病形》篇中说："胃病者，腹胀，胃脘当心而痛"，并较早认识到胃痛发病与肝郁有关，正如《素问·六元正纪大论》所说："木郁之发，民病胃脘当心而痛。"古代文献中常称本病为心痛，如《外台秘要·心痛方》曰："足阳明为胃之经，气虚逆乘心而痛，其状腹胀归于心而痛甚，谓之胃心痛也"，这里所说的胃心痛即包括胃痛。《沈氏尊生书·胃痛》曰："胃痛，邪干胃脘病也……唯肝气相乘为尤甚，以木性暴，且正克也。"《医学正传·胃脘痛》说："古方九种心痛……详其所由，皆在胃脘，而实不在于心也。"从而对此病进行了较为明确区分。

胃为阳土，喜润恶燥，为五脏六腑之大源，乃多气多血之腑。主受纳腐熟水谷，其气以和降为顺。感受外邪、内伤饮食、情志失调、劳倦过度皆可伤及胃腑，致胃气失和，气机郁滞，胃脘作痛。脾胃的受纳运化，中焦气机的升降，有赖于肝之疏泄，"土得木而达"，所以病理上会出现土虚木乘。脾与胃相表里，同居中焦，共奏受纳运化之功。脾气主升，胃气主降，胃之受纳腐熟，赖脾之运化升清。胆之通降，有助于脾之运化，胃之和降。胆失于疏泄，则致肝胃气滞。若胆腑通降失常，胆气下降，运行入胃，胃气失和，气机不利，则脘腹作痛。按照中医理论，胃主纳，脾主运，其功能的正常与否，除依赖脾胃之气外，还与肝胆之疏泄密切相关，肝气失于疏泄而横逆犯胃，则胃气失于和降，而产生肝胃不和之证。

基于上述认识，杨老认为本病重点在于肝失疏泄这个病理环节，因而应从疏肝和胃入手，以达"治肝可以安胃"的目的。为此选用具有疏肝和胃降逆功能的有效方剂——"四逆散"为主加味进行治疗，从而取得了良好的疗效。

因"四逆散"具有疏肝解郁、理气和胃的作用，方中柴胡疏肝理气，调畅气机；枳壳行气消痞理脾导滞，调理中焦之气；芍药养血敛阴，柔肝缓急；加配藿香、黄连化湿醒脾，开胃止呕；太子参、青木香、砂仁益气健脾温中，甘草调和诸药；见脾虚气滞再加白术、云茯苓、香附以补中益气健脾；肝胃不和型加法半夏、陈皮以和胃降逆止呕；胃阴不足型加麦冬、乌梅以养阴柔肝；有溃疡者加乌贼骨、延胡索以敛阴止痛；有湿痰者合用平胃散燥湿化痰；兼见纳差加焦三仙以健脾开胃。全方具有疏肝理气、和胃降逆止痛之效。

目前西医尚缺乏针对慢性胃炎的特别治疗方法，本组病例患者接受"四逆散"加味的中药治疗后，自觉症状基本消失，肯定疗效。因此，杨老认为在辨证论治的基础上，以"四逆散"加味治疗本病，可取得令人满意的疗效，值得进一步研究探讨。

附：安胃煎治疗肝郁脾虚型功能性消化不良 56 例临床观察

功能性消化不良（FD）是指具有餐后饱胀不适、早饱、上腹痛或上腹烧灼感，经检查排除引起这些症状的器质性疾病的一组临床综合征，常呈持续性或反复性。罗马Ⅲ标准将其分为餐后不适综合征和上腹疼痛综合征，其临床发病率较高。中医学无功能性消化不良的病名，根据其临床表现，大抵属于中医学中"痞满""胃脘痛""嘈杂"等范畴。在治疗方法上，西医主要采用促进胃动力，保护胃黏膜、抑制胃酸分泌、抗幽门螺杆菌等对症治疗，治疗效果并不明显。笔者于 2014 年 2 月至 2015 年 2 月在门诊确诊的 56 例功能性消化不良的患者中，采用中医治疗，临床疗效满意，现将其报告如下。

一、资料与方法

（一）一般资料

选自 2014 年 2 月至 2015 年 2 月在我院门诊检查的 112 例患者，经检查确诊为功能性消化不良。将这 112 例患者随机分成 2 组，每组 56 例患者，分别为观察组和对照组。观察组 56 例患者有男 16 例，女 40 例；年龄 28～50 岁，记平均年龄为（30.68±7.82）岁；病程在 1 年到 4 年之间，平均病程为 2 年。对照组 56 例患者有男 20 例，女 36 例，年龄在 23～50 岁，记平均年龄为（31.53±7.43）岁，病程在 2～5 年，平均病程为 2.61 年。两组患者在年龄构成、性别组成及病情比较差异上无统计学意义，具有临床资料的可比性。

（二）诊断标准

参照 2006 年《罗马Ⅲ诊断标准》中的有关标准拟定，满足下列 1 项或多项：①餐后饱胀不适；②早饱感；③上腹痛；④上腹烧灼感。诊断前症状出现至少 6 个月，近 3 个月符合以上诊断标准。中医辨证标准参照《功能性消化不良中西医结合诊疗方案（草案）》中有关 FD 的肝郁脾虚证拟定。主症为上腹痞满不适或胀痛，烦躁易怒；次症为嗳气呃逆，神疲乏力，腹胀便溏，失眠多梦，舌淡有齿痕，苔薄黄，脉弦细。具备主症 1 项或 2 项加次症 2 项即可诊断。

（三）治疗方法

对观察组的 56 例患者采用中药安胃煎进行治疗。组方：太子参 30g，柴胡 18g，白芍 18g，枳壳 12g，白术 18g，苍术 10g，茯苓 18g，陈皮 12g，厚朴 12g，甘草 6g。每次 1 剂，水煎 600mL，分 3 次口服。加减：①大便干结，加火麻仁 30g，芦根 18g，天花粉 18g；②口苦口黏明显，加藿香 10g，黄连 3g；③胃脘部胀满不舒明显，加木香 6g，砂仁 5g；④反酸打嗝明显，加乌贼骨 30g，紫苏梗 12g。对照组 56 例患者采用西药对照组采用莫沙必利治疗，口服，每次 5mg，每天 3 次。两组患者的疗程均为 14 天，在临床治疗期间，观察两组患者的临床治疗效果，并且做好相关的记录。

（四）疗效评定标准

痊愈：患者反酸，烧心以及恶心、嗳气等临床症状全部消失；有效：患者反酸，烧心以及恶心、嗳气等临床症状消失大部分；无效：患者反酸，烧心以及恶心、嗳气等临床症状依然存在，甚至是加剧。

（五）统计学方法

采用 SPSS 21.0 软件进行统计，对计量资料采用卡方检验，$P < 0.005$ 具有统计学意义。

二、结果

治疗 2 周停药 3 天后观察疗效。治疗组 56 例，治愈 29 例，有效 20 例，无效 7 例，总有效率为 87.5%。对照组治愈 16 例，有效 23 例，无效 17 例，总有效率为 69.7%。两组总有效率比较，差异有显著统计学意义（$P < 0.05$），治疗组优于对照组（见下表）。

两组临床疗效观察比较表

组别	例数	治愈	有效	无效	总有效率
观察组	56	29	20	7	87.5%
对照组	56	16	23	17	69.7%

注：与对照组比较，$P < 0.05$。

三、讨论

功能性消化不良简称消化不良，是临床上一种比较常见的非器质性消化道疾病。FD 病因复杂，有大量研究提示与多种致病因素相关，包括消化道运动异常、胃酸、幽门螺杆菌感染、内脏感觉异常、精神及心理因素等，其发病可能是多种因素的综合作用的结果。其表现多为上腹部胀痛、早饱、嗳气、食欲不振、胃部烧灼感等消化道症状，又由于消化功能紊乱，患者食欲不佳，常伴有焦虑、睡眠障碍、注意力分散等症状，严重者可导致营养不良、重度抑郁等，引发患者一系列的心理问题，严重影响患者的生活质量，这与中医学的肝郁脾虚病机一致。现代研究也表明，FD 病情与肝、脾两脏失调关系最为密切。莫沙必利在治疗 FD 方面，能显著改善患者的近端胃舒张功能以及胃排空功能，但是莫沙必利治疗功能性消化不良患者效果一般，且会导致患者出现腹泻、腹痛、心悸等不良反应。

在本次的临床观察中，采用杨老的临床经验方安胃煎进行治疗。本方经过多年临床验证，疗效显著。安胃煎由四逆散、平胃散、异功散组成。方中太子参补中益气、健脾养胃；白术健脾燥湿，苍术燥湿醒脾，茯苓利水渗湿，健脾益气养心，三药合用，以助太子参健脾助运之功，使运化有权；柴胡清轻升散解郁而透达阳气，疏理土中滞气；白芍平肝阳，柔肝体，与柴胡合用疏肝理脾而和胃；枳壳行气而宽中，陈皮理气而健脾，厚朴燥湿下气而除满，与柴胡合用升降调气，使气机通畅郁滞得散；甘草补脾益气，调和诸药。全方立足中焦，调和肝脾，使升降有权，气机通畅，诸药合用，共奏疏肝健脾平胃之效。

谢慧臣、刘芬、杨强通过实验证实加味四逆散可促进胃排空和小肠推进；张亚杰通过实验证实，平胃散有较强的促进大鼠胃排空功能；潘程程、李岩提出，四君子汤组方简单，其复方及其活性物质均有不同程度调节胃肠功能作用的效果。

综上所述，观察组56例患者采用中药安胃煎进行治疗，临床治疗的总有效率为87.5%。对照组56例患者采用西药莫沙必利进行治疗，临床治疗的总有效率为69.7%。由此可以得出临床结论，采用中药安胃煎治疗功能性消化不良的临床疗效显著，值得临床推广。

肝胆病论治经验

肝胆疾病包括急慢性肝炎、肝硬化、急慢性胆囊炎、胆道结石等，中医辨为肝着、胁痛、积聚等。其主要病机有虚有实，虚证多为血不养肝、肝肾阴虚等，实证以外感、气滞、血瘀、湿热等为主，病久则多虚实夹杂。

一、肝胆的生理病理变化

肝与胆经脉相互络属，构成表里相合关系。在生理上，肝胆同属疏泄，共同发挥协助消化的功能。肝主疏泄，一方面分泌胆汁，储藏于胆；另一方面调畅胆腑气机，以促进排泄胆汁。而胆附于肝，藏泄胆汁，两者协调合作，使胆汁疏泄到肠道，以帮助脾胃消化食物。其中肝的疏泄功能起到主导作用，肝所化生的精汁充盈，疏泄功能正常，胆才能储藏足量的胆汁，并适度的排泄胆汁；胆汁排泄通畅，也有利于肝主疏泄功能的有效发挥。另外，肝为将军之官，主谋虑；胆为中正之官，主决断，肝胆相互配合，则人的思维正常，遇事果断。故张介宾《类经·藏象类》说："胆附于肝，相为表里，肝气虽强，非胆不断，肝胆相济，勇敢乃成。"正由于肝胆在功能上息息相关，故病理上也常相互影响。肝胆气虚、气郁、湿热、火旺之证多同时出现，而表现为胆怯易惊、失眠多梦、气短乏力，或见精神抑郁、胁肋胀痛、口苦、眩晕，或见口苦、呕恶、胁痛、黄疸、带下黄臭等症状。

其次，肝主疏泄，调畅气机，有助于中焦脾胃气机的升降。肝气调达，则胃气和降。若肝气郁结，横逆犯胃，则致胃失和降，可见胸胁及胃脘胀痛或串痛、呕吐、呃逆、嗳气等；若气郁化火，肝火犯胃，在上述症状基础上，还可见口干口苦，心烦易怒，反酸嘈杂之象。若寒邪直中肝经，肝失疏泄，而使胃气通降受阻，则见巅顶头痛，胃脘冷痛，或由少腹攻冲作痛，呕吐清稀涎沫等症状。另外，肝气之疏泄，调畅气机可促进大肠之传导及尿液的生成，故肝郁气滞，可使大肠气滞，传导失司而见便秘之症；可使水液输布障碍，膀胱排尿功能失常而见癃闭之症。下面我们重点回顾一下肝的生理功能。

（一）协调情志

人的精神情志活动是多方面的，肝具有协调精神情志之作用。如《素问·灵兰秘典论》谓"肝者，将军之官，谋虑出焉"，充分说明了肝与精神情志的关系。其机制主要在于疏泄调畅气机，使气血平和，神有所养。"血气者，人之神"，如肝之疏泄失常，则可能发生以下两种结果：①肝气郁结，疏泄不及：症见胸胁胀满疼痛，精神抑郁不快，沉默寡欢，嗳气叹息，或多疑善虑，或愁苦欲泣等。拟定疏肝解郁之法，代表方剂为四逆散、越鞠丸、逍遥散。②肝气亢奋，疏泄太过：症见急躁易怒，失眠多梦，头晕头胀，目眩等症。"气有余便是火"，肝气亢盛化火，症见口苦，面红目赤，头痛等肝阳上亢之症。论治则宜平肝潜阳或清肝泻火，代表方剂为丹栀逍遥散、天麻钩藤饮。现代多项临床研究证实，以肝主情志为基础，调肝解郁法在乙肝及肝癌的治疗中都发挥了重要的作用，提高了患者的生活质量。

（二）疏利胆气

肝胆毗邻，胆附于肝，经脉相互络属，构成表里关系。在生理上肝胆相互协作，同主疏泄。因此，肝的疏泄功能正常，可促进胆的疏利功能活跃，以达到下列两个方面的作用：①疏利胆气，以主决断：肝主谋虑，胆主决断，肝胆协同为用。所谓胆主决断含义有二：一指精神意志方面的判断能力，其功能正常，可防御大恐卒惊之突然刺激。二指"勇"与"怯"的功能作用，即《内经》所谓："肝胆互济，勇敢乃成。"临证上见因肝胆气盛火旺而致急躁愤怒，或因肝胆虚弱而致惊恐虚怯，失眠多梦的神志异常变化，都必须从肝胆论治。②疏泄胆汁，以助运化：胆囊贮存精汁，是来自肝的疏泄。元代戴启宗著《脉诀刊误》说："胆之精气，则因肝之余气溢入于胆。"因此肝气充盛，才能正常泌出胆汁，肝气虚衰，则胆汁必泄出不足。若肝胆失于疏泄，必然导致胆汁之生成、贮存与排泄之功能发生障碍，而出现胸胁胀痛，口苦或呕吐苦水，不思饮食，腹胀，便结。以致胆汁溢出，而致溺黄，面目及全身发黄之病证。治法则应用疏肝利胆法，代表方剂为四逆散合茵陈蒿汤。

（三）疏泄脾土

脾主运，胃主纳，脾主升，胃主降，脾胃协同，饮食物才能正常摄入、运化与吸收。脾胃的此种功能，除其本身功能外，最主要的还需肝主疏泄，调畅气机，促使脾胃升降运动协调。因此肝失疏泄可导致脾胃受纳、运化功能失常。如肝气横逆犯胃，使胃失和降，可见脘胁胀痛、嗳气吞酸、恶心呕吐，或呃逆等"肝胃不和"之证。故其治宜疏肝和胃，代表方剂为柴胡疏肝散。若肝气郁结犯脾，脾失运健，证见食欲不振、胁痛、嗳气、腹胀、腹泻或便溏等"肝脾不和"之证，则应抑肝运脾法论治，代表方剂为逍遥散或四逆散等。

（四）调和气血

肝的疏泄功能正常，气机调畅，升降失宜，则气血和调，此与肝藏血相互依赖、相互制约有关。故唐容川在《血证论》中说："肝主藏血焉，至其所以能藏之故，则以肝属木，木气冲和条达，不致遏郁，则血脉得畅。"若肝失疏泄、肝气郁结、气机不畅，有可能导致脉道不利、血行不畅，出现胸胁胀满疼痛，乳房、少腹胀痛，以及痛经等证。病延日久，气机郁滞，血行艰涩，而成瘀积，可形成癥瘕、痞块、妇女闭经等证。若肝气亢奋，疏泄太过，可导致气血逆乱，于上则吐血、咯血，于下则月经过多、崩漏淋漓不净。治当疏肝理气，活血化瘀并重，代表方剂为膈下逐瘀汤和复元活血汤。

（五）调畅月经

妇女月经与肝肾及任冲二脉关系密切。肝气疏泄和藏血，肝经环绕阴器，循少腹，与任冲二脉相沟通，是调畅月经的重要环节。肝之疏泄不及，气血运行失调，往往见于月经后期，经行腹胀，痛经等证中。肝气疏泄太过，气盛化火，则可见月经先期，量多或崩漏，以及急躁心烦、口苦等症。前贤有谓："女子以肝为先天""调经肝为先，舒肝经自调"，因此疏肝解郁诸法，为调经常用之法，代表方剂为越鞠丸、逍遥散。

（六）疏通水道

肝之疏泄能正常，可以使水道和转输运行不息。一旦肝失于疏泄，气机不调，经脉失利，则水道之运行，排泄功能发生障碍，而单腹胀满，小便不利诸症，继之而起。论治应疏肝解郁，通络利水为宜，代表方剂为越鞠丸和逍遥散。

肝主疏泄的生理病理是多方面的，于临证推究病机和指导治疗，具有重要意义。"肝病多郁，治必疏泄。"初患肝病者，如为湿热熏蒸，全身黄染，应急以疏泄为主，佐以清利湿热。有的并无湿热的表现，仅有肝郁脾虚，如胁痛腹胀、纳呆易疲等，则应疏肝理脾为法。肝病既久，必现虚象，不论阴虚阳虚，仍须先以疏泄，然后辅以养阴或益气，或可建殊功。胆病并非郁证而来，然因胆附于肝，胆病必然连系于肝，影响疏泄功能，因此治胆仍须疏肝利胆。至于妇女月经病，更要以疏泄肝气为前提，然后佐以补血、摄血、益气、化瘀为法。

二、常用治则和方药

（一）疏肝健脾

本法适用情志抑郁不畅，肝木乘脾，肝脾失调，其症表现为胸闷不舒、胁痛、腹胀、腹泻、纳呆，妇女月经不调、经前乳胀、脉弦细、舌暗淡、苔白。代表方逍遥散，方中柴胡疏肝解郁；当归、白芍养血补肝；配伍入脾之茯苓、白术，以达补中理脾之用；加少许薄荷、生姜为佐，助于本方疏散条达；炙甘草为使者，助健脾并调和诸药。诸药合用，使肝郁得解，血虚得养，脾虚得补，则诸症自愈。

（二）疏肝和胃

本法适用于肝气郁结，横逆犯胃，其症胃脘胀痛，牵引胁肋，嗳气频作，时有泛酸，即所谓"肝胃痛"，脉弦，舌暗红、苔薄白或薄黄。代表方如柴胡疏肝汤（《金匮翼》），方中柴胡、香附疏肝解郁；白芍缓肝活血；川芎行气活血；枳壳、陈皮行气和中；甘草调和诸药，共奏疏肝和胃之功，正所谓"治肝病可以安胃也"。

（三）补脾泻肝

本法亦称培土抑木法，适用于肝木乘脾，脾受克制，运化失常，其症肠鸣，腹痛，腹泻，时痛时泻。代表方痛泻药方，方中白术补脾，健运中州，白芍泄肝木，酸苦缓急；陈皮理气，醒脾和中；防风散脾，疏通肝气，四药相伍，可以泻肝木而补脾土，调气机止痛泻。正如吴鹤皋云："泻责之脾，痛责之肝，肝责之实，脾责之虚，脾虚肝实，故令痛泻"，是以土虚木疏，木赖土荣。

（四）调和肝脾

本法运用于肝脾不调之证型。肝脏失于调达，肝失疏泄，气机不畅，肝气郁结，肝气横逆犯脾，脾脏运化功能失调，故而出现脘腹痞满，肢体倦怠乏力，胁肋部隐痛不适，纳食不香，大便不调，舌苔薄白，脉来弦细。代表方为归芍六君子汤，方中当归、白芍用以养血补血柔肝，可以泄肝脏的郁气；人参、白术、茯苓、甘草用以益气健脾，脾脏恢复运化功能，可助肝脏气机的畅达和疏泄功能的正常运行。肝脏功能恢复运转，而各脏腑功能也可以正常发挥其功能。

三、慢性乙型肝炎的治疗思路

慢性肝炎根据其临床表现属于中医学的"胁痛"范畴。胁痛主要责之于肝胆，因为肝位居于胁下，其经脉循行两胁，胆附于肝，与肝呈表里关系，其脉亦循于两胁。肝为刚脏，主疏泄，性喜条达；主藏血，体阴而用阳。若情志不舒，饮食不节，久病耗伤，劳倦过度，或外感湿热等病因，累及于肝胆，导致气滞、血瘀、湿热蕴结，肝胆疏泄不利，或肝阴不足，络脉失养，即可引起胁痛。胁痛主要责之于肝胆，且与脾、胃、肾相关。病机的转化较为复杂，既可由实转虚，又可由虚转实，而成虚实并见之证；既可气滞及血，又可血瘀阻气，以致气血同病。胁痛的基本病机为气滞、血瘀、湿热蕴结致肝胆疏泄不利，不通则痛，或肝阴不足，络脉失养，不荣则痛。

杨老在临床上，根据慢性乙型肝炎的病因病机，采取了调肝健脾法合清热解毒法来进行治疗，用四逆散合异功散为基础方（柴胡18g，白芍18g，枳壳15g，太子参30g，白术18g，茯苓18g，陈皮15g，白花蛇舌草30g，板蓝根18g，贯众18g，甘草6g）进行治疗，疗效显著。兼肝阴虚者加北沙参30g，生地黄18g；兼脾肾阳虚者加黄芪30g；兼肝硬化者去白花蛇舌草加丹参18g，鳖甲15g，佛手15g；有腹水者加大腹皮18g；纳差乏力加麦芽18g，菌灵芝18g。

典型病例

许某，男，28岁，重庆市垫江县人，上海某公司职员。2004年10月8日初诊。

患者诉2003年因胁肋部疼痛，乏力纳差到医院就诊，诊断为乙型肝炎（HbsAg阳性、HbeAg阳性、HbcAg阳性），在上海某肝病医院住院治疗 1 个月不见明显好转，身体状况日益下降。故求诊于杨老。刻诊：身体消瘦，面色萎黄，胁肋部疼痛，乏力，纳差，腹胀痛。苔白而干，脉弦细。

辨证：肝郁脾虚，湿热蕴结。

治法：调肝健脾，清热解毒。

主方：四逆散合四君子汤。

柴胡 18g，白芍 18g，枳壳 15g，白花蛇舌草 30g，板蓝根 18g，丹参 18g，鳖甲（先煎）20g，佛手 18g，太子参 30g，白术 18g，焦神曲、焦麦芽、焦山楂各 30g，白茅根 30g，甘草 6g。10 剂，水煎服。

2004 年 10 月 20 日二诊：诉服用 10 剂后，腹胀痛、胁肋疼痛减轻，纳食香；舌质淡，苔白腻，脉弦细。

处方：柴胡 18g，白芍 18g，鳖甲 20g（先煎），枳壳 12g，太子参 30g，白术 18g，茯苓 18g，白花蛇舌草 30g，板蓝根 18g，贯众 18g，丹参 18g，佛手 18g，白茅根 30g，甘草 6g。10 剂，水煎服。

2004 年 10 月 30 日三诊：面色转红润，胁痛、腹胀痛、纳差及乏力等症状较前进一步改善，大小便正常，舌质淡，苔白腻，脉弦细。

处方：柴胡 18g，白芍 18g，枳壳 15g，太子参 30g，白术 18g，茯苓 18g，枸杞子 18g，贯众 18g，白花蛇舌草 30g，丹参 18g，黄芪 30g，鳖甲 20g（先煎），甘草 6g。20 剂，水煎服。

2004 年 11 月 25 日四诊：诉各种症状消失，精神面貌如常。嘱停用药物，禁食辛辣，忌饮酒。

两年后电话随访，患者病情稳定，已返回上海上班，间断口服三诊方巩固，以巩固疗效。

按语：此例患者之病因，源于瘀血热毒郁结于肝，脉络阻塞，日久攻伐元气，脾虚运化无力。治宜调肝健脾，清热解毒，故选用柴胡、白芍、枳壳疏肝解郁，行气消癥，理气止痛；太子参、白术、云茯苓、黄芪补中益气健脾；白花蛇舌草、板蓝根、贯众、枸杞子以清热解毒；丹参、鳖甲、佛手以活血化瘀，软坚散结，甘草调和诸药。诸药合用，取得良好疗效。

杨老指出：有效的中医治疗，不仅能使鼓胀消失，还可以使化验指标恢复正常。通过多年的临床实践中，用调肝健脾，扶正固本，清热解毒法，以四逆散合四君子汤加清热解毒，活血化瘀之品均获得了满意的疗效，此法值得推广。

乙肝后肝硬化是目前临床较难治的疾病之一，杨老认为，肝硬化的临床证候属于中医"癥瘕积聚"的范畴，若出现腹水即为"鼓胀"，正如《医门法律·胀病论》说："凡有癥瘕，积块，痞块，即是胀病之根。日积月累腹大如箕，腹大如瓮，是名单腹胀。"历代的医家对本病的防治十分重视，把其列为"风、痨、鼓、膈"四大顽症之一。

肝硬化的形成，要从病原和病体两方面来认识。

四、乙肝后肝硬化的治疗思路

（一）瘀血郁肝是病原

本病的发生，或由情志郁结，肝失条达；或因酒食不节，湿凝痰聚，或由感受寒湿、虫毒、疫黄、热毒蕴伏，皆能壅塞脉络，阻碍血行而成瘀血郁结之证，可见"凝血蕴里"是本病机理的焦点。肝为藏血之脏，瘀血蕴积则肝脏肿大坚硬；瘀血阻于肝脾脉络，散发于皮腠之间，故在头顶、胸背等处出现血痣；肝血瘀阻不通，则右胁刺痛，痛有定处；面色晦暗或黧黑，也是血行不畅，脉络瘀滞而行之于外的表现，舌质紫青紫暗或有瘀斑，更是瘀血的明证。因此，肝硬化的致病实质是瘀血郁肝。

（二）气虚脾弱是病体

从体质的角度看，肝硬化的形成是因患病迁延日久，渐积而来，与正气不足有密切的关系，此即《内经》所谓"壮者气行则已，怯者着而成病"。正虚为体质发病的内在因素，而正虚之中，尤以"脾胃虚弱"为关键。因脾胃为后天之本，职司运化，脾胃怯弱则健动受碍，清阳不升，浊阴不降。清阳不升则水谷之精微不能输布奉养气血脏腑，瘀邪易于郁结，浊阴不降则水湿不能转运排泄于体外，而积聚腹中。清浊相混，脉络壅塞，加之肝有瘀血，于是水浊瘀血阻遏泛溢，积而成鼓胀。

由此可见，肝硬化的病理状态是瘀血郁肝，体质状态是气血脾弱，其特点是病实体虚，虚实错杂。治疗时必须标本兼顾，扶正祛邪，化瘀益气，调肝健脾。

鉴于肝硬化是瘀血郁肝，气虚脾弱的病机，杨老常以调肝健脾法合活血化瘀法同用，虚实同治。拟用经验方四逆鳖甲汤，由柴胡 18g，白芍 18g，枳壳 15g，太子参 30g，白术 18g，茯苓 18g，鳖甲（先煎）15g，佛手 18g，菌灵芝（先煎）20g，甘草 6g 组成；热毒蕴结者加丹皮 15g，栀子 12g；气滞血瘀甚者加延胡索 12g，丹参 18g，莪术 12g；水肿重者，重用茯苓 30g，加泽泻 15g，大腹皮 18g；癥块重者加水蛭 6g；痰瘀互结者加法半夏 8g，白芥子 15g；津伤口干者加花粉 18g，芦根 18g；纳呆者加神曲 20g，麦芽 18g，鸡内金 15g；面目肌肤黄疸明显者加茵陈 30g，栀子 12g；气虚甚者加黄芪 30g；腹胀甚重，大便秘结可加大黄 8g。

（三）典型病例

张某，女，50 岁，农民。2001 年 8 月 13 日初诊。

患者 2000 年底自觉腹胀甚，西医诊断为"肝硬化腹水"，曾 2 次住院，先用利水药，继而放腹水加输白蛋白进行治疗，病情有所好转，但是时常复发，颇为痛苦。刻诊：胁肋部疼痛，腹大如箕，脐眼突出，身体消瘦，面色黑，纳差，头、颈、胸、臂等处见蜘蛛痣，便秘，尿少而赤，舌质淡胖，舌苔黄腻，脉沉弦。B 超示，肝回声增粗，脾大，有腹水，门静脉高压。实验室检测：ALT 138U/L，AST 147U/L，AST/ALT 1.065，A 20g/L，G 34g/L，A/G 1/1.7，GGT 121g/L。

辨证：脾阳虚衰，水湿困聚于中，脉络阻塞。

治法：调肝健脾，温阳利水，活血化瘀，攻补兼施，标本同治。

主方：四逆鳖甲汤。

柴胡 18g，白芍 18g，枳壳 15g，太子参 30g，白术 18g，茯苓 30g，鳖甲 20g，佛手 18g，大腹皮 18g，丹参 18g，泽泻 15g，甘草 6g。8 剂，水煎服。

2001 年 8 月 24 日二诊：诉服药 8 剂，小便量明显增多，全身症状好转，腹胀顿松，腹水渐退，知饥能食，舌质淡胖，苔白腻，脉弦细。

处方：柴胡 18g，白芍 18g，枳壳 15g，泽兰 12g，黄芪 30g，太子参 30g，白术 18g，茯苓 30g，鳖甲 20g，佛手 18g，大腹皮 18g，丹参 18g，泽泻 15g，甘草 6g。7 剂，水煎服。

2001 年 9 月 5 日三诊：诉腹水消失，诸症好转，大小便正常，舌质淡胖，苔白腻，脉弦细。

处方：柴胡 18g，白芍 18g，枳壳 15g，黄芪 30g，太子参 30g，白术 18g，茯苓 18g，鳖甲 20g，佛手 18g，丹参 18g，板蓝根 18g，甘草 6g。7 剂，水煎服。

2001 年 12 月 8 日四诊：诉三诊方连续服 40 剂后，全身症状基本消失，精神面貌佳，B 超示未见明显异常，肝功能复查各项指标正常，嘱其再服 20 剂，以巩固疗效，至今情况良好。

按语：此例肝硬化腹水系脾阳虚惫，中气内衰，这是病理的一方面，而瘀热壅结与水湿互阻，为病理的另一方面，杨廉方老中医综合体与病的相反病理，采用调肝健脾，大补元气与温阳通泄，活血化瘀共用，将太子参、黄芪、白术、柴胡、白芍与鳖甲、佛手、丹参、大腹皮、茯苓配伍，补泻兼施，标本同治，取效卓著。这是古为今用，取仲景寒热补泻并用之法治现代错杂之病。

附：调肝健脾法治疗慢性乙型肝炎 120 例

慢性肝炎病人在我国人口中占有很大的比例，调肝健脾法治慢性肝病的广泛应用逐渐得到重视。杨老根据中医对慢性肝炎的辨证分型，临床上用调肝健脾法治疗 120 例本病患者，取得了满意的疗效。现归纳总结如下：

一、临床资料

（一）一般资料

本组 120 例慢性肝炎患者，其中男性患者 81 例，女性患者 39 例，年龄范围在 15 ~ 53 岁，平均年龄为 27 岁。病程最短为 4 个月，最长达 16 年。病程 1 年以下患者 26 例，病程 1 ~ 5 年患者 67 例，病程 5 ~ 10 年患者 18 例，病程在 10 年以上的患者9例。120例中，肝郁脾虚型患者72例，肝肾阴虚型患者18例，脾肾阳虚型患者19例，气阴两虚型患者11例。

（二）实验室确诊

乙肝三对：HbsAg（+），HbeAg（+），抗-Hbc（+）者106例，HbsAg（+），抗-Hbe（+），抗-Hbc（+）患者9例，HbsAg（+），抗-Hbc（+）患者5例。而B超提示合并门脉增宽>1.4、肝硬化患者7例，其中腹水明显患者3例。本组病例HBV-DNA检测均阳性，肝功能检测大多异常，谷丙转氨酶>45U/L，谷草转氨酶>45U/L。

（三）临床特点

大多表现为一侧或两侧胁肋部隐痛、纳差、肢软乏力、倦怠、失眠、腹胀、厌油，面色萎黄，舌淡苔薄白或苔微黄腻，脉沉细或弦细等。

二、方法

（一）用调肝健脾法，以四逆异功散为基础方

方药组成：柴胡18g，白芍18g，枳壳15g，太子参30g，白术18g，云茯苓18g，陈皮12g，白花蛇舌草30g，板蓝根18g，贯众18g，甘草6g。

（二）加减变化

兼肝肾阴虚者加北沙参30g，生地黄18g；兼脾肾阳虚者加黄芪30g；兼见肝硬化者去白花蛇舌草加丹参18g，鳖甲15g，佛手15g；有腹水者加大腹皮18g；乏力纳差加麦芽18g，菌灵芝18g。上方一煎加水800mL，煎20分钟，取汁300mL，二煎加水500mL，煎20分钟，取汁200mL，两煎混匀，分三次服，一日3次，每日1剂，连服8周为1疗程，进行疗效评估。

（三）疗效标准

参照 1984 年南宁第三届全国病毒性肝炎专题学术会议制定的诊断标准，经过 8 周的治疗，主要症状消失，肝脾肿大稳定不变或缩小，质地中等，肝功检测正常，HBV - DNA 检测恢复正常者评为显效，各种症状、肝功检测、HBV - DNA 检测明显好转，评为有效。

三、治疗结果

（一）显效

显效病例 95 例，占全部病例的 79.17%；好转病例 22 例，占全部病例的 18.33%；无效病例 3 例，占全部病例的 2.5%，总有效率为 97.5%，HBV - DNA 阴转率 77.5%。

（二）疗效分析

年龄、病程对疗效有一定的影响。年龄越大，疗效越差，年龄在 30 岁以下患者病例全部显效；年龄 40 ~ 50 岁以下患者病例显效 95%；年龄 50 ~ 53 岁患者病例显效 80%。病程越长，疗效越差，病程 1 年以下及 1 ~ 5 年患者病例有 93 例，全部显效；病程 5 ~ 10 年患者有 18 例，有效 15 例，病程 10 年以上患者病例有 9 例，有效 6 例。经统计学处理随着年龄的增加，疗效存在显著性差异。

（三）典型病例

程某，女，42 岁，工人。2002 年 12 月 11 日初诊。

自诉患慢性肝炎 12 年，肝硬化腹水 5 年。先后住院十几次，2002 年病情恶化，重庆某医院下了病危通知。后因故出院，前来杨老处就诊。刻诊：胁肋部疼痛，身体消瘦，体倦乏力，需人搀扶，面色萎黄，腹胀纳差，舌尖红，苔微黄腻，脉沉细无力。乙肝检测：HbsAg（+），抗 Hbe（+），Hbc（+）；

肝功检测：ALT 128U/L，AST 142U/L，AST/ALT 1.109，A 18g/L，G 35g/L，A/G 1/1.94，GGT 87U/L；腹部彩超示：肝回声增粗，脾大，门静脉增宽，有少量腹水。

辨证：肝郁脾虚，湿热内蕴。

治法：调肝健脾，扶正固本。

主方：四逆散合异功散。

柴胡18g，白芍18g，枳壳15g，太子参30g，白术18g，云茯苓30g，陈皮12g，丹参18g，佛手15g，大腹皮15g，鳖甲15g，甘草6g。10剂，水煎服。

2002年12月25日二诊：诉服上方10剂后，患者全身症状有所好转，腹水明显减少，舌质淡，苔微黄腻，脉弦细无力。

处方：黄芪30g，柴胡18g，白芍18g，枳壳15g，太子参30g，白术18g，云茯苓30g，陈皮12g，丹参18g，泽兰12g，佛手15g，大腹皮15g，鳖甲15g，甘草6g。10剂，水煎服。

2003年1月9日三诊：诉腹水消失，亦无所苦。舌质淡，苔薄白微腻，脉弦细。

处方：黄芪30g，柴胡18g，白芍18g，枳壳15g，太子参30g，白术18g，云茯苓30g，陈皮12g，丹参18g，板蓝根18g，佛手15g，鳖甲15g，甘草6g。10剂，水煎服。

2003年5月9日三诊：诉自行间断口服三诊方50余剂，病情稳定，面色转佳，精神可。咨询是否继续用药，嘱停药，但需注意休息，禁食辛辣。

2004年3月14日四诊：诉无所苦，复查肝功各项指标基本正常，B超示肝胆未见明显异常，肝脏质地中等，随访至今，病情稳定。

四、结语

慢性肝炎根据其临床表现属于中医学的"胁痛"范畴。本病早在《素问·脏气法时论》和《灵枢·经脉》中就有记载，并明确指出胁痛的发生主要因于肝胆病变。《素问·脏气法时论》曰："肝病者，两胁下痛引少腹，令人善怒。"其后，历代医家对胁痛的认识，在《内经》的基础上逐渐有了发展。张介宾在《景岳全书》中将胁痛的病因分为外感和内伤两大类，并提出以内伤较为多见。他对将胁痛分为左右气血的见解表示不满，直斥为"古无是说，此实后世之谬谈，不足凭也"，叶天士《临证指南医案》对胁痛之属久痛入络者，善用辛香通络、甘缓补虚、辛泄祛瘀等方法治疗，立方用药颇为实用，对后世影响较大。林佩琴《类证治裁》在叶氏的基础上将胁痛分为肝郁、肝瘀、痰饮、食积、肝虚诸类，对胁痛的分类和辨证做出了一定贡献。

经临床观察表明，慢性乙型肝炎有"起病在肝，寄病于脾"之脾虚的共同表现，如纳差，肢软乏力，倦怠，腹胀，舌淡苔白，脉沉细等。根据中医的整体观念，肝实之病最易传脾，治肝病应注意调补脾脏。正如《金匮要略·脏腑经络先后病证》中所说："夫治未病者，见肝之病，知肝传脾，当先实脾，四季脾旺不受邪，即勿补之。"临床上杨老治肝病，以调肝健脾为法，用四逆异功散为基础方进行治疗。方中柴胡疏肝理气，调畅气机；枳壳、陈皮行气消痞，理气导滞；白芍养阴柔肝；太子参、白术补中益气健脾；云茯苓甘淡渗湿健脾；白花蛇舌草、板蓝根、贯众清热解毒；甘草调和诸药。肝肾阴虚加沙参、生地黄敛阴柔肝滋肾；脾肾阳虚加黄芪以益气健脾温肾；兼肝硬化者加丹参、佛手、鳖甲以活血化瘀、清热解毒，软缩肝脾；有腹水者加大腹皮以健脾渗湿利水；乏力纳差加麦芽以健脾开胃。纵观全方具有疏肝理气，健脾渗湿，清热解毒的功效。

慢性肝炎是最常见的肝病之一，现在医学主要是对症抗病毒治疗，只有30%～50%患者获得了较持久的疗效。本组病例经调肝健脾、扶正固本法治疗获得满意疗效。因此我们认为在辨证的基础上，从调肝健脾入手治疗慢性病肝炎，疗效肯定，值得进一步验证和探讨。

泌尿系结石论治经验

一、病因病机

泌尿系结石一病，多属中医"石淋"的范畴。对于其病因病机，古代医家多认为是由于下焦积热或肾虚引起。如巢元方在《诸病源候论·淋病诸候》中云："石淋者，淋而出石也。肾主水，水结则化为石，故肾客砂石。肾虚为热所乘，热则为淋，其病之状……甚者塞痛合闷绝。"《证治要诀》云："石淋，溺中有砂石之状，其溺于盆也有声，此即是精气结成砂石""治法……施以调气之剂"，《医宗金鉴》云："石淋犹如碱结锅，是因湿热炼膀胱。"现多认为石淋之首要病因为湿热之邪蕴结于下焦，湿热相煎，炼液为石而成。

二、临床治疗经验

古代医家，因限于当时医疗技术条件，未论及结石所处部位对于治疗的指导意义。而现代医疗影像技术的发展，已可轻易地分辨结石所处的位置。杨老长期工作于临床一线，临证衷中参西，融汇新知，不为古人所束，善于结合现代影像检查来指导中医辨证用药，疗效显著。

（一）以清热利湿，溶石排石为主

杨老认为尿路结石是由湿热之邪侵犯肾与膀胱所致。在疾病发生发展过程中，湿热蕴结贯穿于疾病的始终。湿热煎熬津液而成石，湿性黏滞致使病情缠绵难愈，结石为有形之邪，属实证。病程后期，虽然已出现因实致虚的病理转机，但湿热毒邪仍恋滞不解，故治疗上当以祛邪为先。对已成之石当溶石排石，另一方面又当断结石形成之源，治以清热利湿，以期邪去则正安。即使临床上虚象明显的患者，清热利湿之法仍不可废，正所谓"急则治其标"，若湿热不去，而一味用补益之品，势必滋腻助邪，甚则闭门留寇。常用清热利湿，溶石排石药物可选金钱草、海金沙、鸡内金、石韦、怀牛膝、车前子、冬葵子、泽兰等。中药现代研究显示：金钱草化学成分对一水草酸钙的结晶生长有抑制作用。金钱草、石韦、车前子可增加尿中草酸钙结晶的排泄。

（二）行气导滞，解痉止痛

结石属有形实邪，存于体内，必将阻碍气机，气机阻滞，不通则痛，故结石患者常于结石活动时出现少腹胀痛或绞痛。另一方面气机阻滞，津血运行失常，瘀血水湿内停，又会进一步加快结石的形成，致使病情缠绵难愈。肝主疏泄调畅气机，又因泌尿系结石之疼痛多位于少腹，为肝经循行部位，故治疗上常选善入肝经之药，如柴胡、枳实、郁金、香附、青皮、厚朴、佛手等，疼痛明显者可加用延胡索、白芍，行气导滞并可缓解输尿管痉挛以利于结石下行，或增强输尿管蠕动促使结石下移。

（三）重视通利水道

杨老认为泌尿系结石是由湿热蕴结于肾和膀胱所致。肾与膀胱气化不利，下焦水道不畅是疾病发生、发展，乃至迁延不愈的重要病理环节。肾中砂石阻滞，水道不通，尿液潴留，会进一步聚湿生水，加速结石的形成，而湿热邪气又不能随小便而出。故治疗上强调通利水道法，实具有开邪气外泄之路的作用，是对《内经》其下者引而竭之治法的精辟发挥。利尿之法既可导湿热之邪下行，随溺排出，消除邪热煎熬尿液之虞，防止结石的形成和发展，又可通过尿液的冲击作用，促进结石排出。治疗上可选车前草、泽泻、猪苓、益母草、滑石、瞿麦、蒲公英、川木通等药。

（四）病程久者当活血化瘀

结石欲下不得，日久停留，气病及血，血亦因之不行，亦有因手术创伤，因伤致瘀者，故患者可表现血瘀之象。杨老临床发现此类患者单用利尿通淋之药效果常不甚满意，而加用活血化瘀药后常可收到较好的效果。结石停留日久之患者，符合中医"久病必入络""久病必有瘀血"的病理特点，且结石为有形之邪，其于气血之碍更甚，故临证不管患者有无血瘀之证，均可酌情加用活血化瘀之药。现代泌尿外科内镜观察到，肾及输尿管结石日久，易造成局部炎症水肿和局部纤维增生。临床体会到活血化瘀法不仅可改善结石引起的局部炎症水肿及减少纤维化增生，还可促使结石断裂、溶解，并促进输尿管蠕动。且此法无明显利尿作用，对梗阻性结石导致的肾盂积水有着重要意义。基于此种认识，在消瘀化石合剂方中以三棱、莪术、泽兰等起活血化瘀之功，对于临床结石停留日久患者可起到较好的效果。

（五）久病及肾不能忽视补肾

肾者主水，若肾司气化功能正常，结石必不易形成。若气化失常，结石形成之后必然又会反过来影响肾之气化功能。虽然古代医家早已论及肾虚致结石，然而当今医家于尿石症却还总囿于清利湿热之论，恐补益之药滞邪外出，竟弃置补益诸药而不用。而临证发现尿石症患者中，纵然湿热表现者为多，然不少患者以肾虚为本，湿热只为病标之表现。且经医者反复使用清利攻伐之品，久戕肾气，日久渐现肾阳虚中寒之证，患者常表现为腰胀痛、怕冷、夜尿多、便溏等症状。加之现代医学手术取石的创伤，亦可致患者肾虚出现。另外，泌尿系结石患者中不少超声检查提示有肾积水之表现，此属中医水饮的范畴，饮属阴邪，水饮停留日久，亦可伤损肾中阳气。此外，杜雨茂教授在《杜雨茂医学文集》中指出，泌尿系结石日久不愈，必耗伤肾气，单纯用通淋排石之品颇难奏效。此时应选用自拟益肾通淋汤（由怀牛膝 12～15g，续断 12g，桑寄生 12～15g，茯苓 18g，猪苓 12～15g，泽泻 10g，滑石 30g，车前子 9～15g，萹蓄 24g 组成），方中怀牛膝、续断、桑寄生即是补肾之品。基于对先贤理论的认识，并结合自身临床，杨老认为治疗此类患者均应考虑其症状、舌象、脉象并结合病程综合分析，从肾虚着手，采用补肾益气、温肾固本的方法，或补肾活血并用，以鼓舞激发肾气，从而增加肾盂及输尿管蠕动，提高结石排出率。常用于补肾的诸药中，杨老尤喜用牛膝。且牛膝在《中药学》中记载有"活血通经，补肝肾，强筋骨，利水通淋，引血下行"的功效，《本草纲目》载牛膝治"五淋尿血，茎中痛"，与其他药物相配合，有相得益彰之效。

三、防治措施

杨老在治疗泌尿系结石的过程中主张防治结合，提出以下四点：

1. 多饮水，成人每天饮温开水 2000mL 以上。

2. 应鼓励及帮助长期卧床患者多活动。

3. 根据结石成分的不同调整饮食结构：草酸钙结石患者，应该少食用菠菜、土豆等富含草酸钙成分的食物；尿酸钙结石患者，应该多吃蔬菜水果，少食用瘦肉、动物内脏高嘌呤食物，或者口服碳酸氢钠，碱化尿液；磷酸钙结石患者，应该少食用肥肉、蛋黄等食物。

4. 对于肾结石的位置，分为上盏、中盏、下盏，其中中盏和上盏的结石易排出，平素应多运动，跳绳、蹦跳都有利于排石，年老体弱者可踮脚后跟；下盏结石的患者可在床上将臀部抬高，叩击肾区以促进排石。此外，重庆地区结石的发生可能与其特殊的膳食习惯（喜食辛辣、火锅）、气候干燥、水质中富含矿物质等有关，所以患者结石排出后应改善生活饮食习惯，平素适当运动，多饮水，少食辛辣之品。易复发患者平时可食鸡内金粉，多食冬瓜、木耳，少吃富含高嘌呤食物，少吃豆腐，调整饮食结构，积极预防结石的复发。

四、典型案例

封某，男，45 岁，农民。2014 年 8 月 11 日初诊。

患者自诉 4 年前曾有腰痛史，给予对症处理后好转，此后常反复发作，未予以重视。近 2 个月腰痛发作次数增多，并出现左肾绞痛，于某院进行腹部彩超示：左肾输尿管结石伴左肾积水，双肾多发结石，左肾结石最大约 0.5cm×0.5cm，右肾结石最大约 0.3cm×0.4cm，尿常规：白细胞（+++），红细胞（+++），患者不愿手术，要求保守治疗，遂来门诊就诊。

刻诊：自觉阵发性腰痛，小便频急，乏力，睡眠可，纳差，大小便可。舌质暗红，苔薄白，脉弦滑。

辨证：湿热瘀阻兼肾虚。

治法：清热利湿排石。

主方：三金排石汤合八正散。

大黄 8g，栀子 10g，木通 10g，石韦 15g，车前子（包煎）18g，萹蓄 15g，瞿麦 15g，金钱草 30g，海金沙（包煎）20g，鸡内金 15g，冬葵子 20g，怀牛膝 15g，白茅根 30g，蒲公英 30g，连翘 30g，泽兰 15g，丹参 20g，地龙 10g，杜仲 15g，甘草 3g。7 剂，水煎服。

2014 年 8 月 20 日二诊：患者自觉腰痛、乏力症状明显减轻，精神可，已无尿频尿急，大便偏稀。舌质暗红，苔薄白，脉弦细。复查尿常规：白细胞（＋），红细胞（＋）。继续予以主方三金排石汤合八正散治疗。

处方：太子参 30g，黄芪 30g，大黄 8g，栀子 10g，木通 10g，石韦 15g，车前子（包煎）18g，萹蓄 15g，瞿麦 15g，金钱草 30g，海金沙（包煎）20g，鸡内金 15g，冬葵子 20g，怀牛膝 15g，白茅根 30g，连翘 30g，泽兰 15g，丹参 20g，杜仲 15g，续断 15g，甘草 3g。7 剂，水煎服。

2014 年 8 月 30 日三诊：诉本次服用药物后先后排出大小不等结石 3 块。复查小便常规（－），腹部彩超示结石消失，但仍有输尿管轻度扩张伴左肾轻度积水。患者仍感轻度腰酸不适。舌质暗红，苔薄白，脉弦细。改用六味地黄汤合三金汤。

处方：生地黄 18g，山茱萸 15g，山药 18g，茯苓 18g，泽泻 10g，牡丹皮 10g，石韦 15g，车前子（包煎）18g，萹蓄 15g，瞿麦 15g，金钱草 30g，海金沙（包煎）20g，鸡内金

15g，冬葵子 20g，怀牛膝 15g，白茅根 30g，甘草 6g。7 剂，水煎服。

2014 年 9 月 10 日四诊：患者自觉诸症消失，要求继续口服中药巩固疗效。

处方：生地黄 18g，山茱萸 15g，山药 18g，茯苓 18g，泽泻 10g，牡丹皮 10g，金钱草 30g，海金沙（包煎）20g，鸡内金 15g，冬葵子 20g，怀牛膝 15g，白茅根 30g，甘草 6g。7 剂，水煎服。

按语：患者以双肾多发结石伴左肾积水就诊。根据患者临床表现及舌脉象，中医辨证属湿热瘀阻兼肾虚，首先以三金排石汤合八正散加减治之。方中金钱草、海金沙清热解毒、利尿排石，兼活血化瘀，鸡内金通淋化石、软坚破积行气，三药共奏清热解毒、通淋化石之功；石韦、车前子利尿通淋、除湿痹；瞿麦利水通淋、活血通络；萹蓄利尿、清热；蒲公英、连翘、白茅根清热解毒利湿、利尿、凉血止血；冬葵子利湿通淋；怀牛膝、地龙活血通经、利湿通淋，导石下行；丹参、川芎活血化瘀；怀牛膝、地龙扩张输尿管，缓解痉挛；杜仲补肝肾、强筋骨，佐以炒神曲护胃，甘草调和诸药。全方共奏清热利湿、利尿排石、行气活血补肾之效。后患者结石排出，但为巩固疗效，从补肾祛湿入手，选用六味地黄汤合三金汤治疗。本案集清利湿热、通淋排石、行气活血补肾于一体，辨证施治与专病专药相结合，扶正与祛邪相结合，疗效显著。

糖尿病论治经验

一、"从肝论治"的理论渊源

关于肝脏与消渴病发病的关系，许多古籍早有记载。《灵枢·本脏》言："肝脆，则善病消瘅、易伤"，最早提出了消渴病与肝的关系。《灵枢·五变》："怒则气上逆，胸中蓄积，血气逆留……转而为热，热则消肌肤，故为消瘅。"刘河间《河间六书·三消论》曰："消渴者……耗乱精神，过违其度，而燥热郁盛之所成也。此乃五志过极，皆从火化热，热盛伤阴，致令消渴"。清代叶天士在《临证指南医案·三消》中曰："心境愁郁，内火自燃，乃消症大病。"此三者指出了情志刺激导致肝失疏泄，肝气郁滞，最终导致消渴病的发生。而在消渴病的发展过程中，情绪的影响也会导致病情的反复与加重，如张子和《儒门事亲》中载："消渴一症，如若不减嗜卧，或不节喜怒，病虽一时治愈，终必复作。"

现代一些医家在消渴病的治疗过程中亦重视肝脏的作用。祝谌予老中医在治疗消渴病时从肝脏入手，常用木香、香附、当归、赤芍、五灵脂等舒肝调气化瘀之品，并阐明了血瘀缘于气机之不通，常用柴胡、枳壳等舒肝理气之品化裁。仝小林等提出消渴病除传统的三消辨证外，还存在着肝胃郁热证，恰当地运用清泻肝胃郁热法，可达到控制消渴病患者病情，预防消渴病并发症发生的作用。

二、"从肝论治"的理论基础

（一）"肝失疏泄"是消渴病的始动因素

传统的三消辨证认为，消渴病与肺、胃、肾密切相关，根据肺燥、胃热、肾虚患者临床表现，多采取润肺、清胃、滋肾的治法，但在临床上取得疗效一般。杨老通过虚心学习他人经验，认为消渴的发病机制除了与肺、胃、肾有关外，还更多地与肝密切相关。肝主疏泄，喜条达而恶抑郁，肝的疏泄功能正常，则肺得以宣发肃降，敷布津液，通调水道；脾胃得以运化水谷和水液；肾得以封藏，精微可以内敛。沈金鳌在《杂病源流犀烛》中指出："夫厥阴之为病消渴七字，乃消渴之大原。然或单渴不止，或善食而渴，或渴而小便反多，后人乃有上中下之分。不知上中下虽似不同，其病原总属厥阴"，表明了肝失疏泄是消渴病的始动因素。肝失疏泄，肝郁气滞，气郁化火，火性上炎，木火刑金，灼伤肺脏，肺津受损，津液不能敷布而直趋下行，出现口渴多饮、小便频数；肝郁化火，木郁克土，影响脾与胃的功能，肝火犯胃，胃火亢盛则口渴，多食易饥；脾阴受损，不能运化转输水谷及水液，水谷下流注入小便，故小便味甘；肝藏血，肾藏精，精血同源，肝郁化火，耗伤肝阴肝血，肾之阴精亦随之受损，导致肾失封藏，精微下流，随小便而出，出现小便浑浊有膏脂。故消渴其重要始动因素为肝失疏泄、肝郁气滞。

（二）"阴虚燥热"是病机之本，"气阴两虚"为病机之常

杨老中医认为，肝失疏泄、肝郁气滞为消渴病的始动因素，而"阴虚燥热"是消渴病的病机之本。肝失疏泄，肝郁化火，导致肺失敷布、脾失运化、肾失封藏，然而虽有肺、胃、肾病位的不同，但均不离阴虚燥热这一病机，如《临证指南医案·三消》按语说："三消一证，虽有上、中、下之分，其实不越阴亏阳亢，津涸热淫而已"。消渴病病机之本虽为"阴虚燥热"，然内热亦可是壮火，"壮火食气"不仅可以伤阴，又可耗气，所以临床上气阴两虚证最为多见，消渴病的常见病机为"气阴两虚"。

三、"从肝论治"治疗消渴病的临床思路

肝失疏泄、肝郁气滞为消渴病的始动因素，而"气阴两虚"是消渴病的常见病机。故治疗消渴病时采用疏肝理气、益气养阴之法，临床上多采用四逆散合生脉散为基础方（柴胡10g，枳实12g，白芍18g，太子参30g，麦冬18g，五味子8g，甘草6g）。四逆散出自《伤寒论》第318条："少阴病，四逆，其人或咳或悸，或小便不利，或腹中痛，或泄利下重者，四逆散主之"。其组成为柴胡、芍药、枳实（破，水渍，炙干）、甘草（炙）。四逆散具有透邪解郁、疏肝理脾的功效。方中柴胡入肝胆经，疏肝解郁，透邪外出；白芍敛阴养血柔肝，与柴胡合用，以补养肝血，条达肝气，可使柴胡升散而无耗伤阴血之弊。佐以枳实理气解郁，泄热破结，与柴胡为伍，一升一降，加强舒畅气机之功，与白芍相配，又能理气和血；炙甘草调和诸药，益脾和中。生脉散方中太子参补益脾肺，益

气生津；麦冬甘寒养阴清热，润肺生津；五味子酸温，敛肺止汗，生津止渴。三药共奏益气生津、敛汗养阴、补虚复脉、救厥固脱之功效。针对消渴患者"肝郁气滞""气阴两虚"的病机特点，以此方作为基础方，临床上根据不同患者的具体情况，辨证论治，多取得不错的疗效。

气为血之帅，气行则血行，消渴病肝失疏泄、肝郁气滞，气滞导致血行不畅，日久形成血瘀。此外，消渴病燥热煎熬营阴，使血液黏稠，亦可导致血瘀。临床上遇到有瘀血症状的患者，多加用丹参、葛根、川芎等活血行气的药物。且气滞多可导致水停，临床上消渴患者多伴有痰湿内阻、湿热内蕴等证，如为痰湿内阻则合用温胆汤，如为湿热内蕴则合用四妙丸。消渴病日久，湿、痰、瘀等病理产物蓄积体内，不能排出体外，最终转化为"毒"邪，多加用黄连、黄芩、玄参、山豆根等具有解毒作用的药物，或者借鉴祝谌予老中医经验选用温清饮增减治疗。

当然，杨老也强调如果辨证确实属于肺、脾、肾功能失调，则根据辨证偏于哪一脏腑而灵活选方用药，不必拘泥。

四、典型案例

郑某，女，49 岁，农民。2015 年 6 月 22 日初诊。

患者 5 年前出现口干舌燥，多食易饥，小便量多等症状，到某医院就诊，诊断为"2 型糖尿病"，予二甲双胍口服，控制饮食，未进行其他治疗。1 个月前，患者自觉胸闷胸痛，气短，伴腹胀，胃部不适，呃逆，口干、口渴加重，四肢肘膝关节以下麻木感，夜间休息差，大小便正常。舌黯红有瘀斑，苔少津，脉弦细数。查空腹血糖 11.9mmol/L，测餐后 2 小时血糖 13.6mmol/L，糖化血红蛋白：8.9%。

辨证：肝郁气滞，气阴两虚。

治法：益气养阴，疏肝解郁。

主方：四逆散合生脉散。

柴胡 18，枳实 12g，竹茹 10g，白芍 18g，太子参 30g，麦冬 18g，五味子 8g，黄连 10g，陈皮 12g，法半夏 8g，茯苓 18g，木香 6g，砂仁（后下）5g，瓜蒌皮 18g，大腹皮 18g，川芎 15g，鸡血藤 30g，甘草 6g。7 剂，水煎服。

2015 年 6 月 22 日二诊：患者诉胸闷胸痛及气短减轻，口干口渴减轻，腹胀、胃痛、呃逆症状消失，仍时有下肢麻木感。舌黯红有瘀斑，苔少津，脉弦细数。

处方：柴胡 18，枳实 12g，竹茹 10g，白芍 18g，太子参 30g，麦冬 18g，五味子 8g，黄连 10g，陈皮 12g，法半夏 8g，茯苓 18g，木香 6g，砂仁（后下）5g，瓜蒌皮 18g，大腹皮 18g，川芎 15g，鸡血藤 30g，甘草 6g。7 剂，水煎服。

2015 年 6 月 30 日三诊：诉晨起咳嗽，痰少而黄，舌上瘀斑基本消失。继续在上方基础上治疗。

处方：柴胡 18，枳实 12g，竹茹 10g，黄芩 15g，白芍 18g，太子参 30g，麦冬 18g，五味子 8g，黄连 10g，陈皮 12g，法半夏 8g，茯苓 18g，瓜蒌皮 18g，鸡血藤 30g，甘草 6g。7 剂，水煎服。

按语：本患者情绪低落，肝失疏泄，肝郁化火，火盛伤阴，出现口干口渴加重，舌苔少津，脉细数等阴虚之征象。阴虚加之肝郁化火，使燥热更甚，胃中燥热则多食易饥，热邪扰动相火，加之肾阴受损，封藏失职，出现小便量多等症。此外，肝气郁滞，气滞则血瘀，出现四肢肘膝关节以下麻木感伴有夜间刺痛等瘀血内阻的症状。气滞则水停，加之患者平素嗜食肥甘，体型肥胖，故有痰湿内停等兼夹症状的出现，如每日晨起后有咯黏痰，大便黏腻。肝郁气滞，全身气机失调，出现腹胀、呃逆、胸闷等症状。总体辨证为肝郁气滞，气阴两虚证，治疗上在疏肝解郁，益气养阴的基础上合用温胆汤和活血化瘀的药物，证药相符，患者病情好转。

附：消渴丸的临床疗效观察

消渴，即西医的糖尿病。是以多饮、多食、多尿、形体消瘦或尿有甜味为主要临床表现的病证。临床上用消渴丸治疗气阴两虚型消渴病（非胰岛素依赖型糖尿病），取得了满意的疗效，现介绍如下。

一、临床资料

（一）一般资料

选择符合中医辨证属气阴两虚型的住院患者，及依从性较好的门诊患者共68例：其中男性患者38例，女性患者30例。最长病程为5年，最短病程为8个月；年龄最大患者72岁，最小患者48岁，平均年龄59岁。

（二）中医辨证标准

以口渴、多饮、多食、易饥、尿频量多，形体消瘦或体倦乏力、气短懒言为主症。本病多发于中年以后，嗜食膏粱厚味，醇酒炙煿之人易得此病。

（三）纳入标准

均符合1998年7月世界卫生组织（WHO）公布的新的糖尿病诊断标准：症状＋随机血糖≥11.1mmol/L，或FPG≥

7.0mmol/L，或 OGTT 中的 2HPG≥11.0mmol/L。症状不典型者需另一天再次证实。

二、治疗方法

（一）治疗方法

口服消渴丸（广州白云山中一药业有限公司生产，批准文号：国药准字 Z44020045，药物组成：葛根、地黄、黄芪、天花粉、玉米须、南五味子、怀山药、格列本脲）；规格：每10 丸重 2.5g，含格列本脲 2.5mg；用法用量：5～10 丸/次，2～3 次/日，饭后即用温开水送服，服用量根据病情从每次 5丸逐渐递增。5 瓶为 1 疗程，连续服用 2～3 个疗程。

（二）疗效判断标准

显效：口渴、多饮、多食、多尿、消瘦易饥等症状消失，FPG＜7.0mmol/L，2HPG＜11.0mmol/L。有效：口渴多饮、多食易饥、多尿、身体消瘦等症状明显改善，FPG、2HPG 均降至正常范围。无效：口渴、多饮易饥、多尿、身体消瘦等症状无明显改善，FPG＞7.0mmol/L，2HPG＞11.0mmol/L。

三、治疗结果

本组均服药 3 个疗程。显效病例 39 例，占总数的 57.3%；有效病例 25 例，占总数的 36.7%；无效病例 4 例，占总数的6.0%，总有效率为 94.0%。

四、讨论

糖尿病是一种发病率高，严重危害人类健康的病证。近年来，随着人民生活水平的提高，生活方式的改变以及诊断技术的进步，人口老化，发病率更有增高的趋势。中西医结合治疗在改善症状，降低血糖，防治并发症方面有较好疗效。

消渴之名，首见于《素问·奇病论》。根据病机及症状的不同，《内经》中还有消瘅、肺消、膈消、消中等名称的记载。《内经》认为五脏虚弱，过食肥甘，情志失调是引起消渴的原因，而内热是主要病机。《金匮要略》立专篇讨论，并最早提出治疗方法。又有《诸病源候论·消渴候》论述其并发症说："其病变多发痈疽"。《外台秘要·消中消渴肾消》引《古今录验》说"渴而饮水多，小便数……甜者，皆是消渴病也"，又说"每发即小便至甜""焦枯消瘦"，对消渴的临床特点作了明确论述。明清及其之后，对消渴的治疗原则及方药，有了更深的研究。

消渴主要是由于禀赋不足、饮食失节、情志失调、劳欲过度等因素引起病机主要在于阴津亏损、燥热偏盛。而以阴虚为本，燥热为标，两者互为因果，阴愈虚则燥热愈盛，燥热愈盛则阴愈虚。消渴病变的脏腑主要在肺、胃、肾，尤以肾为关键，据其病机确立了清热润燥，养阴生津的治疗大法，以及滋肾养阴的治疗原则。

消渴丸是一种中药与西药相结合的复方制剂，其中的黄芪能补中益气；葛根、天花粉、玉米须能清热生津止渴；地黄能滋肾填精；五味子能益肾缩泉；怀山药滋补脾阴，固摄精微，格列本脲能降低血糖。纵观全方，能达到滋肾养阴，益气生津的疗效。

消渴丸的疗效显著，副作用小，且经济实惠，值得进一步研究、应用和总结。

月经病论治经验

月经是指有规律的、周期性的子宫出血。一般每月一次，经常不变，信而有期，故又称为月汛、月信或月水。妇女的性周期以月为节律，"上应月相，下应海潮"，是天人相应的现象。《血证论》指出："故月有盈亏，海有潮汐。女子之血，除旧生新，是满则溢、盈必亏之道。女子每月，则行经一度，盖所以泄血之余也。"月经异常不仅影响患者生育，影响正常生活，更会变生他病，随着社会对健康的重视，对月经病的治疗要求也越来越高。

病变月经的期、量、色、质表现不尽相同且易发展变化，相互演变，呈现渐进发展。根据中医异病同治理论，杨老借鉴他人经验将其归纳为月经过多—经期延长—月经先期—经间期出血—崩漏的经血增多类疾病，月经过少—月经后期—闭经的经血减少类疾病，及月经前后伴发性疾病—月经前后诸症三类进行论治。治疗从调补肝肾、调理气血入手，且遵循月经周期各阶段气血变化规律重视治疗时机选择，因势利导，以期经血藏泻有度，溢泄规律，减轻伴发症状，适时胎孕，收效甚著。

一、经血增多类疾病

此类月经病表现为月经周期或有正常，经量明显多于既往，继而经血缠绵，经期超过 7 天以上，甚或 2 周方净；或月经周期提前 1~2 周，或在 2 次月经之间，氤氲之时，发生周期性出血；渐或与下次月经相连，进而月经周期经期紊乱导致淋漓不净、漏下不止，出现月经过多、经期延长、月经先期、经间期出血、崩漏等相互演变渐进发展，此类疾病治以塞流、澄源为主，予补肾益气、固冲止血、清肝凉血方药佐以炭剂固涩止血。气虚统摄无权，冲任不固，经血失于制约者予以健脾养心汤合固冲汤（黄芪、太子参、白术、茯苓、当归、山茱萸、龙骨、牡蛎、白芍、茜草、海螵蛸、地榆炭、侧柏炭、升麻等）或者选用固本止崩汤治疗；血热则热扰冲任，伤及胞宫，血海不宁者，选用清经汤治疗（黄芪、茜草、侧柏叶、生地榆、大蓟、生地黄、地骨皮、青蒿、白芍、黄芩、茯苓等）；流血日久，血虚阴亏，应适时以四物汤补血养血，瘀血留滞冲任，旧血不去，新血不得归经者，行气活血通经，选用宣郁通经汤（当归、川芎、桃仁、红花、牛膝、香附、莪术、赤芍、枳壳、柴胡、丹参、枸杞子、鸡血藤等）或者自拟经验方四二地黄汤（柴胡 18g，白芍 18g，枳壳 12g，女贞子 18g，墨旱莲 30g，熟地黄 18g，山茱萸 15g，怀山药 18g，怀牛膝 18g，茯苓 18g，泽泻 10g，丹皮 10g，甘草 6g）予以治疗。

月经过多、经期延长者，若月经来潮血量多，则从第 2 日开始服药止血，以使余血下而有度；月经先期者下次月经来潮前 7 天服药；经间期出血者经血干净即服，于行经血多之日停药，经前固冲，使经血应其时而下；崩漏患者有月经周期紊乱，出血量可有先点滴数日，而后量多近正常月经量，继而漏下不止者，治疗重在使月经有期可循，故以出血量多日为月经正式来潮日，即行经期，来拟定服药时机。经前期血量少、腹部坠胀，经血滞涩不畅时，予补肾滋肾、理气活血方剂以通为主，见血量达正常月经量即停，继服用止血药剂，固冲塞流，血净药停。此法于出血前补益通经，达血盛满而溢、溢而酣畅，血下量多适时截流，使血泄下有度，适量而止，以求满溢盈亏之道。

二、经血减少类疾病

表现为月经周期或有正常，经量明显少于既往，不足 2 天，甚或点滴即净，或周期错后 7 天以上，甚至错后 3 ~ 5 个月不等，进而中断达 6 个月以上发展至闭经。此类病证虚者补而通之，实者泻而通之，治以补肾养血、疏肝行气、活血祛瘀、祛痰通络。因精亏血少，冲任血海亏虚，经血乏源而至，选用《景岳全书》的归肾丸治疗（菟丝子、杜仲、枸杞子、山茱萸、当归、熟地黄、山药、茯苓）；气滞、瘀血内停，阻滞冲任血海，血行不畅而至，选用血府逐瘀汤治疗；偏于痰湿，则选用苍附导痰丸化痰燥湿调经。此类疾病重在建立规律的月经周期，治疗时机的选择尤为重要，月经过少患者以最后 1 次月经来潮日期为准，向后推迟 21 天开始服药，血多第 2 日停药；月经已过期未潮和闭经患者诊后即可服药，至月经来潮，观察血量，血多第 2 日停药，并以本次月经来潮之日推算，21 日后服用下 1 疗程药。

更有月经失调者，血来则不止，血止则轻易不来，流血时间越长，一旦血停则经血长时间不易来潮；停血时间越长，则血来更是轻易不止。辨证流血日久则气随血脱，治疗上必须益气固冲为主，选用党参、黄芪、白术、龙骨、牡蛎、白芍、茜草、棕榈炭、地榆炭、侧柏炭等，兼顾他症；逾期不行则治应以疏肝行气，活血养血为主，予柴胡、当归、川芎、白芍、枳壳、香附、延胡索、川楝子、鸡血藤、牛膝、莪术等药物，于停血半月开始服用，血下后立即停药。血行第3天重复上法，连续治疗4~5个月经周期基本能够治愈。

针对月经先后无定期患者，杨老认为其发病机理在于肝肾功能失常，冲任失调，血海蓄溢无常，治疗上常用肝肾论证。偏于肝郁者，选用逍遥散疏肝理气调经；偏于肾虚者，选用固阴煎（菟丝子、五味子、太子参、熟地黄、山茱萸、山药、远志、炙甘草）补肾调经；偏于肝郁肾虚者，则宜选用定经汤（柴胡、白芍、当归、山药、茯苓、荆芥、菟丝子、熟地黄）补肾疏肝调经。针对青春期少女，杨老强调补肾疏肝，选用四逆散合寿胎丸进行治疗。

三、月经前后诸症

月经前后诸症指每于行经前后或行经期间，周期性的出现明显不适的全身或局部症状，以经前2~7天和经期多见。临床常见有：痛经、经行头痛、经行乳房胀痛等。是因妇女在经前及经期，冲任、气血、胞宫变化较平时急骤，气充而血流急，气血相对比较壅滞，气血壅滞不通，冲任胞脉受阻所致。往往经血泄下通畅而缓解，以实证居多，故当通经，即疏通冲任经脉，使经血下行通畅无阻。选方柴胡疏肝散（柴胡、川芎、枳壳、陈皮、香附、白芍、青皮、郁金、瓜蒌、甘草）行气活血化瘀；行经期和经后胞宫由藏而泻，由盈而虚的变化，使全身已经偏虚的阴血更加不足而导致各种症状的发生，属虚，予补肾滋肾、养血柔肝的方药。常用药物：当归、白芍、熟地黄、川芎、山药、菟丝子、枸杞子、巴戟天等。疼痛者加延胡索、五灵脂、炮姜等；寒凝者加炮姜、肉桂；气滞者加柴胡、香附、郁金、青皮；血瘀者加三棱、刘寄奴、丹皮；肥胖、痰湿壅盛者加苍术、半夏、茯苓、泽兰等化痰利湿；阴虚手足心热者加青蒿、银柴胡。经前7天服药，月经来潮第2日停药，法于经前调理气血治于本。

四、经断前后诸症

妇女在绝经期前后，围绕月经紊乱或绝经出现明显不适证候，如烘热汗出，烦躁易怒，潮热面红，眩晕耳鸣，心悸失眠，腰背酸楚，面浮肢肿，情志不宁等。女子七七肾气由盛渐衰，肾精虚少，阴血不足，肾水不能滋养肝木，肝气失其条达，故见情绪郁闷，郁郁寡欢，烦躁易怒，多疑善虑等症状；肾水不足，真阴亏乏，阴虚则血热，故见五心烦热，烘热汗出，失眠，盗汗；肾气不足，肾阳虚衰，不能温煦脾阳，则身体倦怠，肢冷汗出不止，畏寒恶风；肾精不足，精亏血少，心神失养，症见情绪不宁，心悸怔忡。肾精亏虚，天癸由少渐至衰竭，故经断无子，此期妇女更易受外界环境干扰，且有工作家庭变动压力等诸多不顺，而极易出现情志不遂，或气机阻滞，或郁而化热。治以疏肝解郁、调补肝肾、调理气血为主，选用滋水清肝饮合生脉散合二至丸为主方治疗。

有阴虚血热征象者，加银柴胡、青蒿；盗汗者加地骨皮、丹皮；自汗者加黄芪、白术、防风；情绪不宁，心悸怔忡者加枣仁、龙骨、合欢花；肢冷畏寒者加淫羊藿、桂枝。症状缓解或消失后，选用逍遥丸、六味地黄丸缓缓调理。

在治疗中，对月经病的辨证施治采用异病同治，重视肝肾气血辨证，常用药物不过数十种，选方精简，择其时用药，每每见效，可谓遣方灵活巧妙。肾藏精主封藏，肝藏血主疏泄，为全身气血情志调节之枢。肾藏精，化生天癸主导月经来潮，肝藏血，为妇女经血之本。疏泄与封藏，相反相成，一开一合共同调节胞宫，使下注冲任胞宫之血藏泻有序，经候如常。肝肾为冲任之本，滋肝肾即可充冲任之本，益肝肾亦固冲任，冲任固摄有权，胞宫藏泻适度，可促进月经的规律来潮。五脏病变均可影响冲任胞宫气血而导致月经病变，但尤以肝肾与冲任胞宫的联系最为密切，影响最大，故治疗"二七"至"七七"之年月经病以调补肝肾、调理气血为重，疗效显著。

此外，杨老治疗月经病，还尤重脾胃。《金匮要略》妇人三篇中张仲景多次使用人参、白术、大枣、甘草等健脾益胃之品，说明张仲景治疗妇科诸疾重脾胃、建中气的学术思想，如在书中提到"妇人腹中痛，小建中汤主之"等。受此影响，在调治月经病时，尤重脾胃。脾胃为后天之本，气血生化之源，女子以血为本，血又是月经的物质基础，其化生源于脾胃。正如《女科经纶》云"妇人经水与乳，俱由脾胃所生"，《景岳全书·妇人规》云"经血为水谷之精气"，故"调经之要，贵在补脾胃以资生血之源"。凡脾胃虚弱、化源不足而致月经后期量少或经闭者，常选用八珍汤、人参养荣汤、十全大补汤等。另脾胃同居中州，脾主升清，胃主降浊，为四运之轴，若脾虚气陷，脾失统血，冲任不固，见月经前期，或月经过多，崩中漏下者，多选用补中益气汤、固本止崩汤等；若过食生冷，伤及脾阳，寒湿内生，留滞胞宫而见经前少腹痛，经色黯黑者，用小建中汤合温经汤等；若脾虚湿盛，经行泄泻或浮肿时，用参苓白术散等；若饮食不节，脾胃乃伤，痰湿内留，阻滞胞脉而发月经过少，甚或闭经，伴见体胖，少气乏力，舌体大、苔白腻者，用苓桂术甘汤合二陈汤加减。此外，叶天士云："女子以肝为先天"，肝藏血，主疏泄，若肝气郁结，木失条达，最易克伐脾土，即"见肝之病，知肝传脾"之谓，故治肝气不调致胞宫藏泻失常，经水不如期而至，见月经前期或后期等者，多加用黄芪、党参、茯苓、白术等，如用当归芍药散、逍遥散等。

带下病论治经验

带下病是指带下量明显增多或者减少，色质气味发生异常，或伴有全身或局部症状的疾病。湿热带下属于带下病的一种，其表现为带下色黄或赤白相兼，或气甚腥秽质黏稠，或见阴痒难忍，或见小腹隐痛，带下量多，缠绵难愈。带下病是中医妇科常见病、多发病，根据其临床变现，大抵与西医学的阴道炎、宫颈炎、急慢性盆腔炎等引起白带异常的疾病对应，其中湿热下注型带下病多是由细菌性、霉菌性或者滴虫性阴道炎引起，严重影响女性的生活和生育质量。

一、病因病机

带下病首见于《素问·骨空论》："任脉为病，男子内结七疝，女子带下瘕聚。"《傅青主女科》云："夫带下俱是湿症。而以带名者，因带脉不能约束而有此病，故以名之。"认为湿是带下病发病的主因。又载"……况加以脾气之虚，肝气之郁，湿气之侵，热气之逼，安得不成带下之病哉"，指出脾虚、肝郁、湿热均可导致带下的发生。《沈氏女科辑笺正》指出："若湿热则今最多，而亦最易治，其所下者，必秽浊腥臭，甚者且皮肤湿痒，淫溢欲腐，若大脾虚气虚之症，固亦有之"，指出了湿热带下的临床表现。

杨老认为，带下属人体的阴液，肾收藏，肝疏泄，经脾运化、输布，由任脉所司，受带脉约束和督脉温化而生成，维持女性正常的生理、生育功能。肝气不舒时，疏泄失常，郁滞日久则影响及脾，导致脾主运化的功能障碍，津液失于疏布，水湿内停，下注于前阴、胞宫而为带下病。此外，在生理上，带下为阴湿之物，易感受湿邪而发病。感受外湿，或体内生湿均可导致病理性带下；湿浊壅滞，加之患者性情急躁等原因，肝失于疏泄，化热下注而成湿热带下；或脾胃运化失常，湿浊趋于热化；或感受湿热秽浊之毒，毒壅气滞，而为湿热带下。总之，湿热带下的病理基础是湿邪为患，尤与肝脾胃肾功能密切相关。其发病机理主要是任脉失固，带脉失约所致；病位主要在前阴、胞宫。

二、治法用方

针对湿热带下的病理特点，杨老分两阶段进行治疗。在湿热明显时，选用四逆四妙汤加减，方药组成：柴胡 18g、白芍 18g，枳壳 12g，苍术 15g，黄柏 10g，生薏苡仁 30g，怀牛膝 15g，怀山药 18g，土茯苓 30g，生甘草 6g。方由《伤寒论》中"四逆汤"与《成方便读》中"四妙丸"加减化裁而来，具有调肝解郁，渗湿解毒之功效。除用于湿热带下外，本方也用于肝郁脾虚，湿注下焦之阴痒、湿疹等。方中柴胡苦辛微寒，能疏肝解郁清热；黄柏苦寒，清热燥湿，泻火解毒，《珍珠囊》中载："黄柏之用有六：泻膀胱龙火……壮骨髓，六也"，共为君药。苍术辛苦温，能燥湿健脾；薏苡仁性味甘淡凉，能利水渗湿，健脾清热；怀牛膝苦干酸平，能补肝肾，强筋骨，利尿通淋，共为臣药。白芍苦酸微寒，归肝脾经，能养血柔肝；枳壳辛苦温，能健脾行气止痛；怀山药甘平，能益气养阴，补脾益肾；土茯苓甘淡平，能解毒除湿，共为佐药。甘草甘平，能缓急，调和诸药。湿热带下已去，杨老师强调应该注意"脾为生痰生湿之源"之说，以健脾渗湿疏肝为主，选用四逆异功散加减。本方由《伤寒论》中"四逆散"合《小儿药证直诀》中"异功散"组成。方药组成：太子参30g，白术18g，茯苓18g，怀山药18g，芡实12g，柴胡18g，白芍18g，陈皮12g，枳壳12g，甘草6g。方中太子参味甘，微苦，微温，补益脾肺，益气生津，可益脾气，养胃阴；柴胡苦辛微寒，能疏肝解郁清热，两药合用，疏肝理脾，共为君药。白芍苦酸微寒，归肝、脾经，能养血柔肝；白术味苦、甘，性温，归脾、胃经，能健脾益气，燥湿利水；茯苓味甘、淡，性平，归心、肺、脾、肾经，能渗湿利水，益脾和胃，宁心安神；怀山药味甘，性平，归脾、肺、肾经，能补脾养胃，生津益肺，补肾涩精，清热解毒，四药通用能健脾燥湿，肝脾共调。陈皮、枳壳辛苦温，能健脾行气止痛；芡实味甘、涩，性平，归脾、肾经，益肾固精，补脾止泻，除湿止带。《本草经百种录》："鸡头实，甘淡，得土之正味，乃脾肾之药也。脾恶湿而肾恶燥，鸡头实淡渗甘香，则不伤于湿，质黏味涩，而又滑泽肥润，则不伤干燥，凡脾肾之药，往往相反，而此则相成，故尤足贵也。"三药合用，理气调带不伤正；甘草甘平，调和诸药。

三、强调医贵圆通，注重临证加减

杨老在基础方的基础上，根据患者的实际情况，灵活加减。如带下腥秽臭气甚者加茵陈30g，白茅根30g；如带下秽浊如脓加芦根 18g，天花粉 18g，红藤 30g；如带下赤白加赤芍 15g，白头翁 15g；如阴痒加金银花 30g，土茯苓 30g；如脾虚加党参 18g，白扁豆 15g；如伴有腰困痛，带下淡黄如蛋清，加菟丝子 12g，杜仲 18g，续断 18g。

四、典型病例

患者，女，36 岁，农民。2014 年 11 月 19 日初诊。

主诉：带下色黄伴阴痒 1 年余。自诉带下量多，绵绵不断，色黄质黏，甚则秽浊如脓，气重而阴痒，病程已 1 年余。经中西医治疗，内服外用无不尝试，收效甚微，查所用处方，有用易黄汤加减者，有用龙胆泻肝汤加减者。刻诊：带黄浊如脓，质黏气臭，阴痒甚剧，苦不堪言，面色不华，精神不振，小腹时有隐痛，经期加剧，睡眠差而多梦，纳食一般，大便偏干，小便黄。苔薄黄，舌偏红，脉滑微数。曾于某院检查提示：子宫内膜炎。从其丈夫处得知，患者性情平素易于激动，易生闷气。

辨证：肝郁脾虚，湿注胞宫。

治法：肝解郁，渗湿解毒。

主方：四逆四妙汤。

柴胡 18g，白芍 18g，枳壳 12g，苍术 15g，黄柏 10g，生薏苡仁 30g，怀牛膝 15g，怀山药 18g，土茯苓 30g，生龙骨 30g，川楝子 12g，茵陈 30g，白茅根 30g，生甘草 6g。10 剂，水煎服。

2014 年 11 月 30 日二诊：经服用 10 剂后，带下量减，色转白，痒止，睡眠可，舌质淡，苔微黄，脉细。湿热已化，应健脾疏肝，选用四逆异功散。

太子参 30g，白术 18g，苍术 10g，茯苓 18g，怀山药 18g，怀牛膝 18g，车前子 20g，芡实 12g，柴胡 18g，白芍 18g，陈皮 12g，枳壳 12g，甘草 6g。15 剂，水煎服。

随访 3 个月未发。

按语： 本案例患者就诊时虽诉纳食一般，但可观见其苔薄黄。而脾主运化，脾虚则运湿无力，故虽叠进易黄汤、龙胆泻肝汤等处方，但效果欠佳而病反复。又因就诊时患者湿热之象明显，故杨老选择先调肝解郁，渗湿解毒，再健脾渗湿疏肝的思路进行治疗。先选择四逆四妙汤加茵陈利湿解毒；白茅根清热凉血利湿；生龙骨重镇安神；川楝子疏肝泄热。由于药物紧扣病机，故服用 10 剂后湿热之象缓解；再予以四逆异功散加苍术、怀牛膝、车前子燥湿而清解余热以求标本兼治。整个治疗过程层次分明有序，施予方药得当，故疾患得以解除。

眩晕病论治经验

眩晕是指因清窍失养而出现头昏、眼花为主症的一类病证。具体而言，眩是指眼花或眼前发黑，晕是指头昏甚或感觉自身或外界景物旋转，两者常同时出现，严重影响人的生活质量。根据其临床表现，可归属于现代医学的脑动脉供血不足、梅尼埃病、高血压、脑动脉硬化等范畴。其临床治多以活血祛瘀、补肾填精、祛风胜湿、滋阴潜阳、益气生清等。杨老认为眩晕病位在头窍，与肝脾肾关系尤为密切；病机上强调"无痰则不作眩""无风不作眩""无虚不作眩""无瘀不作眩"这四大致眩因素，治疗上分虚、实两类，虚者予以调养心脾，养血止眩，或滋补肝肾，濡养止眩；实证予以祛除痰湿，平肝潜阳、清热息风或活血通络，化瘀止眩，并给予相应药物治疗，现介绍如下。

一、病因病机

关于眩晕的病因病机，大多医家主张从之风、火、痰、瘀论治，但各医家结合临床实践，各有侧重。如《素问·至真要大论》云"诸风掉眩，皆属于肝"，认为眩晕与肝关系最为密切；《丹溪心法·头眩》中强调"无痰则不作眩"，提出痰水致眩学说；《景岳全书·眩运》篇中指出："眩晕一证，虚者居其八九，而兼火兼痰者不过十中一二耳"，强调无虚不作眩；《医学正传·眩运》篇中指出："眩运者，中风之渐也"，指出其预后情况。杨老通过多年临床体会，指出治疗不能偏倚，应根据患者情况灵活选用治法，同时也强调以"无痰则不作眩""无风不作眩""无虚不作眩""无瘀不作眩"这四大致眩因素为治病纲要。他认为，眩晕的发生多与情志不遂、年高肾亏、病久体虚、饮食不节及跌仆损伤，瘀血内阻有关；其病位在头窍，与肝脾肾关系尤为密切；病性不外乎虚、实两类，虚者又需辨清脾虚、肝肾不足、血虚的偏倚；实证应辨清痰浊、风火、瘀阻的不同。

二、深究病机，从五型分治

（一）无痰不作眩，治疗应着力祛痰

《素问·经脉别论》云："饮入于胃，游溢精气，上输于脾，脾气散精，上归于肺，通调入道，下输膀胱，水精四布，五经并行。"指出精微乃脾之所化，依赖肺之宣发，肾之气化，借三焦为通道运行周身，从而发挥其濡养脏腑、四肢百骸的作用。若饮食不节，嗜酒肥甘，饥饱劳倦，伤于脾胃，导致脾胃虚弱，精微运化失常，进而聚变生湿生痰，痰湿中阻，浊阴上扰，蒙蔽清窍，发为眩晕；或素体脾虚湿盛，中焦升降失常，湿阻气机，郁久化火，灼津为痰，痰夹浊气上扰清窍，发为眩晕。其临床表现为头昏、头重，或伴视物旋转，如坐舟车，甚至不能站立，恶心呕吐，晨起尤甚，胸闷恶心不欲食，或伴口苦，大便黏腻，小便正常或黄，舌苔白厚或黄腻，脉弦或滑数。杨老指出，本证型虽发病与脾关系密切，但痰湿为病理产物，治疗应以祛除痰湿为主，这与赵惠琴、王中琳提出的

痰为眩晕发病的核心病理因素的观点相一致。如辨证偏于痰浊中阻，则选用半夏白术天麻汤合四君子汤加减，具体选用天麻18g，钩藤30g，太子参30g，白术18g，茯苓（或土茯苓）18g，陈皮12g，法半夏8g，泽泻10g，山楂18g，决明子18g，麦芽15g，甘草6g等药物；或借鉴高新彦教授的经验，选用补中益气汤合半夏白术天麻汤加减，具体选用生黄芪30g，党参15g，法半夏12g，白术20g，天麻15g，当归15g，葛根18g，陈皮12g，茯苓18g，升麻8g，柴胡6g，三七3g，炙甘草6g等。如辨证偏于痰湿化热，则选用黄连温胆汤加减，具体选用天麻18g，钩藤30g，黄连10g，陈皮12g，法半夏8g，白术18g，茯苓18g，枳壳12g，竹茹10g，薏苡仁30g，冬瓜子30g，甘草6g等药物。

典型案例

姜某，男，68岁，退休。2015年8月17日初诊。

主诉：发作性头昏5年余，加重伴左侧肢体乏力1天。患者诉5年前无明显诱因出现头晕，持续1~2分钟即缓解，无耳鸣及听力减退，症状时发时止，后发作时间逐渐延长，近一年来终日昏沉感，多次于某人民医院就诊，诊断为"高血压病3级，极高危"，给予"硝苯地平缓释片20mg qd"口服后血压恢复正常，但头昏诸症无明显改善。刻诊：形体肥胖，头昏、头重，严重时视物模糊，无旋转，胸闷，口苦，口臭，纳呆，大便偏干，两日一解，小便黄而频。舌苔黄厚腻，脉弦滑。既往有高血压病病史10余年，最高血压186/122mmHg，近2年规律服用降压药物，血压控制良好，否认其他病史。嗜食辛辣及肥厚之品。行颅脑CT检查示：双侧基底节区腔隙性脑梗死。颈部彩超示：双侧颈动脉粥样硬化样改变。

辨证：痰湿中阻，郁而化热，上蒙清窍，清阳不升。

治法：清热化痰祛湿，健脾和胃止眩。

主方：黄连温胆汤。

天麻18g，钩藤30g，黄连10g，陈皮12g，法半夏8g，白术18g，茯苓18g，枳壳12g，竹茹10g，藿香10g，佩兰10g，葛根18g，丹参15g，薏苡仁30g，冬瓜子30g，甘草6g。7剂，日1剂，水煎600mL，分三次服。嘱继续规律服用降压药物、清淡饮食。

2015年8月25日二诊：诉口苦、口臭基本消失，头晕、胸闷症状明显缓解，纳食改善，大小便正常。舌苔薄黄微腻，脉弦。一诊方去藿香、佩兰、冬瓜子，加瓜蒌皮18g。7剂，日1剂，煎服法及嘱托同前。

2015年9月10日三诊：患者诉服用二诊药物后，症状持续缓解，故自行于当地药店取3剂以巩固，现诸症基本消失，一如常人。嘱停用药物，清淡易消化饮食。

（二）无风不作眩，治疗平肝息风

在生理上，肝为风木之脏，将军之官，罢极之本，肝藏血、主疏泄，主谋虑，在体合筋、开窍于目，在液为泪，在志为怒，在声为呼，筋、目之病为肝所主。肝为风木之脏，内寄相火，肝体阴而用阳，主升主动。若忧郁或恼怒太过，肝失疏泄，则郁结化火，肝阴耗伤，肝风内动，上扰头目，而致眩晕，故有《素问·至真要大论》言："厥阴之胜，耳鸣头眩，愦愦欲吐"的记载。本型临床表现多为头昏，甚至昏眩，或头胀痛，口苦，面红，性情急躁易怒，失眠多梦，大便干结，小便黄，舌红苔黄，脉弦数。此时应以平肝潜阳、清热息风为治法，选用天麻钩藤饮加减，具体选用天麻18g，钩藤30g，石决明 30g，栀子 10g，柴胡 18g，白芍 18g，黄芩 10g，茯神 30g，怀牛膝 15g，夏枯草 30g，菊花 15g，杜仲 15g，续断 15g，甘草 6g 等药物。

典型案例

谭某，男，51 岁，已婚，农民。2010 年 3 月 24 日初诊。

主诉：发现血压升高 5 年余，加重伴头晕、头胀 7 天。患者于 5 年前单位查体时发现血压升高，时测 190/109mmHg，无头晕、头胀，后规律服用氨氯地平片 5mg qd，血压控制在 140/90mmHg 左右。7 天前患者因生气后头晕、头胀明显，测血压 212/130mmHg，服药效不佳。现症：头晕、头胀，时有耳鸣，口苦，心烦易怒，乏力，易疲劳，纳食、夜间休息可，大小便正常。舌红，苔黄厚，脉弦。

辨证：肝阳上亢证。

治法：平肝潜阳，清热息风。

主方：天麻钩藤饮。

天麻 18g，钩藤 30g，石决明 30g，栀子 10g，柴胡 18g，白芍 18g，黄芩 10g，茯神 30g，怀牛膝 15g，夏枯草 30g，冬瓜子 30g，菊花 15g，杜仲 15g，续断 15g，甘草 6g。4 剂，水煎服，日 1 剂。

2010 年 3 月 28 日二诊：服药后头晕、头胀、口苦较前好转，无耳鸣，仍有疲乏无力感，易于生气，余症同前。测血压 148/98mmHg。一诊方加珍珠母 30g，7 剂，水煎服，日 1 剂。

2010 年 4 月 7 日三诊：服用二诊方后，已无头晕、头胀，乏力、疲劳感明显好转，血压 134/88mmHg。二诊方继服 7 剂，水煎服。后电话随诊，诉血压控制平稳，已无明显不适。

（三）无虚不作眩，补虚安中制眩

1. 心脾两虚致眩，调养心脾止眩　《灵枢·口问》篇中指出："上气不足，脑为之不满，耳为之苦鸣，头为之苦倾，目为之眩。"《脾胃论·脾胃虚实传变论》云："脾胃一伤，五乱互作……头痛目眩。"患者或因脾胃虚弱，饮食不节，或因久病体虚，气血不足，或因思虑劳心，耗伤心血，导致心脾气血亏虚，脑失所养，发为眩晕。其临床表现为头晕，甚至视物模糊，劳累后诱发或加重，面色萎黄，乏力懒言，或伴心慌，夜间休息差而多梦，纳食差，大便稀溏，小便正常。舌淡苔白，脉细无力。杨老拟定调养心脾，养血止眩之法，又根据证型偏倚，分两型治疗；如果偏于心脾两虚，则用生脉散合归脾汤加减，具体选用天麻 18g，钩藤 30g，黄芪 30g，太子参 30g，白术 18g，茯苓 18g，当归 15g，麦冬 18g，五味子 8g，甘草 6g 等药物。龚宁通过观察，指出运用归脾汤治疗心脾两虚、气血不足之眩晕，疗效显著；如果偏于血虚，则养血止眩，选用当归芍药散合生脉散加减，具体选用太子参 30g，黄芪 30g，当归 15g，鸡血藤 30g，熟地黄 18g，川芎 10g，白芍 18g，茯苓 18g，白术 18g，泽泻 10g，甘草 6g 等药物。李淑芬运用当归芍药散加减治疗血虚眩晕，取得良好效果，也间接证实选方的科学性。

典型案例

汤某，女，39 岁，工人。2014 年 10 月 21 日初诊。

患者自觉近 2 个月来无明显诱因出现头晕乏力，偶有视物模糊，于某院行血常规提示：血红蛋白浓度 74g/L，余指标大致正常，心电图：①窦性心律不齐；②ST 改变；TCD：椎-基底动脉血流速度减慢。现症：头晕乏力，偶有视物不清，睑结膜苍白，爪甲、口唇色淡，纳差，餐后脘腹胀满，眠可，二便调，舌淡苔薄白，脉细。平素月经规律，月经量大，色淡质稀。

辨证：脾不运化，气血两虚。

治法：健脾益气养血。

主方：生脉散合归脾汤。

天麻 18g，钩藤 30g，黄芪 30g，太子参 30g，白术 18g，茯苓 18g，当归 15g，白芍 18g，熟地黄 18g，川芎 15g，陈皮 12g，山楂 18g，麦冬 18g，五味子 8g，甘草 6g。14 剂，水煎服，日 1 剂。

2014 年 11 月 6 日二诊：诉症状改善，头晕发作减轻，未再诉视物昏花。续服本方，巩固疗效，随访症状未再复发。

2. **肝肾不足致眩，滋补肝肾为要**　生理上，肝主血，主疏泄，肾藏精，主骨生髓，通于脑，两者正常，则髓海充足；若年老肾亏，或房劳过度、体弱多病，导致肾精不足，髓海空虚，则脑失其养，发为眩晕。《灵枢·海论》曰："髓海不足，则脑转耳鸣，胫酸眩冒，目无所见，懈怠安卧。"《医学从众录·眩晕》云："肾主藏精，精虚者脑海空而头重。……乙癸同源，治肾之所以治肝，治肝及所以息风……"其临床表现多为眩晕，病程较长，反复发作，腰膝酸软，多梦健忘；或伴耳鸣，遗精，女子月经不调；或颧红咽干，五心烦热，舌红苔少，脉细数。此时应滋补肝肾，濡养止眩，牛振英、王亮通过临床观察，提出六味地黄汤加减治疗肝肾阴虚型眩晕效果较好。采用杞菊地黄汤加减，具体选用天麻 18g，钩藤 30g，枸杞子 18g，菊花 15g，熟地黄 15g，山茱萸 15g，山药 18g，茯苓 18g，泽泻 10g，牡丹皮 10g，甘草 6g 等药物。

典型案例

刘某，男，59岁，农民。2008年3月21日初诊。

自诉近3个月阵发性旋转感，视物晃动及视物不稳，常因头位和体位改变而诱发，伴阵发性黑蒙、闪光感，内耳疼痛，左侧肢体麻木无力，腰膝酸软。经颅多普勒（TCD）检查提示椎－基底动脉供血不足。为求治疗，故来就诊。刻诊：眩晕，阵发性黑蒙，肢体麻木。舌质黯，苔薄白，脉弦细。

辨证：肝肾阴虚，清窍失养。

治法：滋补肝肾。

主方：杞菊地黄汤。

处方：天麻18g，钩藤30g，枸杞子18g，菊花15g，熟地黄15g，山茱萸15g，山药18g，茯苓18g，泽泻10g，牡丹皮10g，葛根18g，丹参18g，当归15g，白芍18g，甘草6g。7剂，每日1剂，水煎服。

2008年3月28日二诊：患者诉上述症状明显好转。原方再进7剂后，上述症状消失。

（四）无瘀不作眩，化瘀通络止眩

杨老中医指出，瘀血的产生不一定导致眩晕，但由于气虚、气滞、外伤等因素均可导致血行不畅，出现瘀血内阻，血行不畅，瘀阻脑腑而至眩晕的现象；或瘀血随血脉流行脑与精髓，使清窍被蒙，或瘀血内阻，气血无法上注于头，脑失所养，发为眩晕；心主神明，若血瘀气逆，并走于上，扰乱心神亦可致眩晕。此外，瘀血致眩，也可由上述三种证型经久不愈所致。《仁斋直指方》首先提出"瘀滞不行，皆能眩晕"，《医家必读》提出"瘀血停蓄，上冲作逆，亦作眩晕"，《医林改错》指出："元气既虚，必不能达于血管，血管无气，必停留而瘀。"其表现为头昏，头痛，失眠健忘，面唇发绀，舌质黯，有瘀斑，脉弦涩。针对此类病症，杨老拟定活血通络，化瘀止眩之法，选用四逆散合血府逐瘀汤加减。选用天麻18g，钩藤30g，白芍30g，桃仁10g，红花8g，当归15g，生地黄18g，川芎15g，怀牛膝15g，柴胡18g，枳壳12g，甘草6g等药物。

典型案例

李某，男，50岁，农民。2014年4月1日初诊。

主诉：间发眩晕7年，加重7天。现病史：患者7年前因情绪问题而发头晕、头痛，于某医院查BP168/110mmHg，诊断为高血压病，规律服用缬沙坦80mg后血压为140/90mmHg，头晕头痛症状稍有缓解。7年来间断发作头晕、胸闷憋气，晚上多发，近半年记忆力减退。近7日觉头晕症状加重，自测血压180/98mmHg。舌质暗红，苔白腻，脉弦滑。

辨证：血瘀气滞、痰湿中阻证。

治法：活血行气，化瘀涤痰。

主方：四逆散合血府逐瘀汤。

天麻18g，钩藤30g，白芍30g，桃仁10g，红花8g，当归15g，生地黄18g，川芎15g，怀牛膝15g，柴胡18g，枳壳12g，瓜蒌皮18g，陈皮12g，甘草6g。7剂，水煎服，每天1剂，分早晚2次服用。

2014年4月8日二诊：诉头晕、头痛缓解，仍时觉晚上头昏沉不适，二便调。原方加菊花15g，继服7剂，告愈。

瘰疬（恶性淋巴瘤）论治经验

一、脾肾两亏，痰阻脉络阐病机

恶性淋巴瘤属于中医"恶核""失荣""阴疽""痰核"及"石疽""积聚"等范畴，《景岳全书·积聚》云："凡脾胃不足及虚弱失调之人多有积聚之病，盖脾虚则中焦不足，肾虚则下焦不化，正气不行则邪滞得以居之"。因此，杨老据此认为本病的发生乃脏腑内虚，正气不足。或因外感邪气，或因七情内伤，饮食失宜导致脏腑功能失调，脾虚不运，水津不化，聚湿生痰，痰湿凝聚，互结经络或脏腑而成。正如清·陈修园所说，"内虚"之本在于脾肾不足，因肾为先天之本，主藏精生髓；脾为后天之本，气血生化之源；《内经》云："正气存内，邪不可干""邪之所凑，其气必虚"，认为脾肾两亏亦是本病反复发作和缠绵不愈的根本原因。

二、滋补脾肾，化痰通络论治疗

杨老认为恶性淋巴瘤是全身疾病的局部反映，既有正虚的一面，又有邪实的一面，痰瘀互结与恶性淋巴瘤生成关系密切，基本病机是脾肾两亏，痰阻脉络，因此，中药治疗当以协调脏腑，扶正固本、消痰散结、活血通络为法，治疗必须痰瘀同治。临床中常用消痰散结药有黄药子、半夏、天南星、穿山甲、浙贝母、夏枯草、山慈菇、天葵子、海藻等；活血通络药有桃仁、莪术、三棱、穿山甲、僵蚕、地龙、全蝎等；培补脾肾固本药有人参、黄芪、茯苓、威灵仙、怀山药、菟丝子等。杨老认为初期多为阳证，宜配清热解毒之品，如半枝莲、白花蛇舌草等。病久多为阴证，宜配健脾益气之品，如党参、太子参、白术、灵芝、刺五加等。同时此病应注重情志治疗。清·马培之《马培之医案》云"操劳思虑，郁损心脾，木失畅荣，气化为火，阳明浊痰，藉以上升，致颈左坚肿，成为失荣"，故治疗同时在方药中应酌加用安神定志和填精益髓之品。

三、谨守病机，辨证论治巧用药

杨老中医认为中药治疗以辨证施治和因人因时因地制宜为基本原则，根据不同证型采用不同的治则，选用不同的方药。中医学辨证和单、验方相结合，如兼见其他症状，则可适当选用对症药物，而任何证型的患者在用药时，都必须兼顾脾胃之气，可以加用炒谷芽、六曲、鸡内金以助生化之源。杨老把恶性淋巴瘤分6型，即血燥风热型、气郁痰结型、热痰蕴结型、寒痰凝滞型、肝肾阴虚型、气血两亏型。治疗用药善用炙穿山甲、蛤蚧、山慈菇等药；穿山甲活血通经，消肿排脓，破瘀消癥，《药性论》谓其治"痔漏恶疮疥癣"，《四川中药志》称"祛风，破血积包块，治肿瘤"。同时注重单方验方运用，如常配合小金丹、新病片等，收效明显。

四、病案举例

谈某，女，70岁，干部。2003年4月13日初诊。

就诊时其面色灰黯，咳嗽，咯白色痰，量多，平卧时咳嗽气短加重，胸闷，憋气，稍活动即感气促，手足心热，失眠，口干，腰酸，脘腹胀满，大便溏，有时恶心。舌质淡，苔黄腻，脉弦细；双侧颈、腋、腹股沟淋巴结肿大，如黄豆、花生、枣样大小，触之较硬，活动差，腹股沟处最大者约1cm×1.5cm，彩超示腹膜后区域及腹腔内，双侧髂血管旁可见较多不等的类椭圆形低回声结节，其直径约1.0cm×2.5cm，此外双侧颈区、锁骨上窝、腋下和腹股沟区域均见多量不等的低回声结节团，右颈部肿块取活检。病理诊断：非霍奇金淋巴瘤，为多形T细胞淋巴瘤。

西医诊断：非霍奇金淋巴瘤。

中医诊断：石疽。

辨证：脾肾两虚，痰热蕴结。

治法：益气补肾，健脾化痰，软坚散结。

处方：生黄芪20g，人参12g，半夏10g，陈皮10g，茯苓10g，炒白术20g，女贞子30g，菟丝子30g，枸杞子30g，炙穿山甲10g，生麦芽20g，山药20g，猫爪草20g，甘草6g，白花蛇舌草15g，肉桂6g，威灵仙12g，生姜3片，大枣6枚。7剂，水煎服。

2003年4月20日二诊：诉服中药3剂后咳嗽减轻，服7剂后咳嗽明显减轻，咳痰量减少，面色苍白，大便仍溏3次/日，饮食增加，仍神疲体倦，脉沉细弦，舌红绛，苔厚白黄，治疗有效，恪守上方。

处方：生黄芪 20g，人参 12g，半夏 10g，陈皮 10g，茯苓 10g，炒白术 20g，女贞子 30g，菟丝子 30g，枸杞子 30g，炙穿山甲 10g，生麦芽 20g，山药 20g，补骨脂 20g，猫爪草 20g，甘草 6g，白花蛇舌草 15g，肉桂 6g，威灵仙 12g，生姜 3 片，大枣 6 枚。7 剂，水煎服。

2003 年 4 月 28 日三诊：诉神疲体倦减轻，咳嗽减轻甚，口干欲饮，大便正常，腹股沟淋巴结肿大减轻，舌红绛，苔厚腻，脉沉弦。上方加山慈菇 30g，生牡蛎 30g，蜈蚣 2 条，炙穿山甲增至 15g，加强化痰通络，散结消肿之功。

处方：生黄芪 20g，人参 12g，半夏 10g，陈皮 10g，茯苓 10g，炒白术 20g，山慈菇 30g，生牡蛎 30g，蛤蚧 2 条，女贞子 30g，菟丝子 30g，枸杞子 30g，炙穿山甲 15g，生麦芽 20g，山药 20g，补骨脂 20g，猫爪草 20g，甘草 6g，白花蛇舌草 15g，肉桂 6g，威灵仙 12g，生姜 3 片，大枣 6 枚。21 剂，水煎服。

2003 年 5 月 25 日四诊：诉偶有咳嗽，胸闷明显减轻，纳可，能干家务活，但表浅淋巴结仍肿大，舌质淡红，苔稍黄。前方去白术、麦芽、肉桂，加当归 15g，熟地黄 12g，黄精 20g，合欢花 12g，同时加服小金丹 1 粒。

处方：生黄芪 20g，人参 12g，半夏 10g，陈皮 10g，茯苓 10g，山慈菇 30g，生牡蛎 30g，蛤蚧 2 条，女贞子 30g，菟丝子 30g，枸杞子 30g，炙穿山甲 15g，当归 15g，熟地黄 12g，黄精 20g，合欢花 12g，山药 20g，补骨脂 20g，猫爪草 20g，甘草 6g，白花蛇舌草 15g，威灵仙 12g，生姜 3 片，大枣 6 枚。14 剂，水煎服。

2005～2006 年随访，体重增加，表浅淋巴结颈部及腋下部分消退，腹股沟处最大淋巴结小如黄豆。杨主任嘱用上方制水丸和小金丹长期服用，坚持治疗。2006 年彩超 CT：纵隔、腹腔、双侧颈区、锁骨上窝、腋下和腹股沟区未见肿大淋巴结，肺、肝、胆、脾、肾未见异常。随访至今，饮食正常，精神好，每日外出锻炼，能料理日常家务。

乳癖（乳腺增生）论治经验

乳腺增生病属于乳腺结构不良症的早期病变，是最常见的乳房疾病，占乳房病的 70%～80%，是一种既非感染亦非肿瘤的增生性病变。临床以乳房胀痛、乳内肿块为特点，乳房胀痛随月经周期、情绪变动而变化。其病理检查可见乳腺导管、腺泡不同程度增多、扩张，间质纤维组织增生。现代医学认为，该病是由卵巢功能失调，内分泌紊乱或乳腺组织对内分泌激素的敏感性增高所致。主要是因雌激素增高或黄体素减少而雌激素量相对增多，导致乳腺组织长期处于雌激素的刺激之下，乳房不能由增殖转入复旧或复旧不全的缘故。本病属中医乳癖范畴。

一、强调气滞血瘀痰凝是关键，分型论治尤为重要

乳腺增生是育龄期妇女最常见的乳腺疾病，本质上是一种生理增生与复旧不全造成的乳腺正常结构的紊乱。临床主要表现为乳房肿块与疼痛，一般于月经前加重，行经后减轻。杨老认为，成年女性乳腺为空腔器官，又为气血、乳汁流通的管腔，以通为用，不宜闭阻。本病病机主要与肝、脾、肾三脏及冲任二脉相关，病理变化为气滞血瘀痰凝、乳络阻滞，渐成包块。治疗以"通散"为原则，通即通达顺畅；散即消散瘀结。

临床常用治法包括疏肝理气，祛痰通络，软坚散结。

（一）疏肝解郁以调气机

有《内经》云："精神内守，病安从来。"情志内伤是导致本病发生的重要因素，发病后乳房疼痛又加重了患者的精神负担，形成恶性循环。从经络循行分析，乳头为肝经所过，乳房为肝经所主；从功能方面分析，肝主疏泄，调畅气机，调节情志。肝气条达，气血流通，冲任调和，乳络之气调畅不郁，则乳房得以滋养，乳络通利，功能正常；若情志不畅，肝失疏泄，气机升降失常，气虚则痰生，气逆则痰壅，气滞则痰阻，气结则痰凝，血行不畅则凝而成瘀，瘀血痰浊相互胶结，聚于乳络，终致乳腺增生。故以行气解郁为原则，气行则血行、痰化、痛止、癖消，此外行气止痛可明显缓解患者乳房疼痛。庞安时云："善治痰者，不治痰而治气，气顺则一身之津液亦随气而顺矣"，强调治痰重在治气。常选用柴胡疏肝散为主方治疗。常用药物有柴胡、枳壳、香附、郁金、陈皮、青皮、橘核、川楝子、佛手、玫瑰花、延胡索、夏枯草、王不留行、路路通、皂角刺等。

（二）健脾祛痰以通乳络

脾胃是气机升降之枢纽，脾为生痰之源，肝郁日久，必损及脾，脾失健运，聚湿成痰，痰瘀互结，积于乳络，日久渐成肿块，难以消散。本病日久，肝气郁结，影响及脾，脾虚湿困，生而成痰，痰结日久，成为老痰、顽痰。治宜健脾益气，祛痰化湿则选用黄芪、党参、白术、茯苓、陈皮等，使气生有源，血运有力，乳癖得消。同时配合软坚散结宜选用山慈菇、浙贝母、海藻、鳖甲、穿山甲、牡蛎等。正如《医宗必读》云："脾为生痰之源，治痰不理脾胃，非其治也……故治痰当先补脾，脾复健运之常，而痰自化。"

（三）活血化瘀以通血脉

气为血帅，气机失调可致血行瘀滞，瘀血阻于乳络而形成结块，不通则痛。且经前气血偏盛或情绪变化之时疼痛加重，以刺痛、放射状疼痛多见，常伴有痛经史或经行不畅史。治以调畅气机，活血通脉，常选用三棱、莪术、血竭、穿山甲、当归、丹参、益母草、鸡血藤、川芎、桃仁、红花、赤芍等；活血止痛常选用延胡索、郁金、乳香、没药、三七等；另外常选用王不留行、路路通通乳络走血分，引诸药直达患部。

二、重视脏腑功能，肝脾肾各有侧重

乳房的功能需要冲任之调摄、肝之疏泄与脾胃之滋养，而冲任、肝脾均需肾气之煦濡。肾气不足，冲任失调，肝失所养，肝气郁滞、脾失健运是乳腺增生的发病之因，气滞、痰凝、血瘀导致的肿块与疼痛是其果。故本病属虚实夹杂、标本同病之证。

足厥阴肝经上膈，布胸胁绕乳头而行，乳腺增生与肝之疏泄关系密切。如愤怒伤肝，情志抑郁，疏泄失职，气郁血凝，乳络不通，则发生乳房胀痛或乳头痒痛；气血凝滞，经脉不通，日久则形成肿块。临床多数发病与情绪因素有关，患者常诉生气后觉气窜入乳，胀痛为主，结块喜消怒长等，此均为肝郁气机不畅之证。足阳明贯乳中，足太阴络胃上膈，布胸中，因此乳房属脾胃。思虑伤脾，或肝郁横逆侮脾，肝脾两伤，运化失职，生湿生痰，结于乳络，亦可形成乳癖。如《女科经纶》曰："妇人经水与乳，俱由脾胃所生。"《疡医大全·乳痞门主论》云："乳癖……多由思虑伤脾，怒恼伤肝，郁结而成也。"肝木又可侮土，使脾失健运而痰浊内生凝结于乳络，痰瘀互结形成肿块。

足少阴肾经起于涌泉，由内廉而上，在太阴经之后行于乳内，傍近膻中。肝肾同源，肾为肝之母，肾气虚衰则母不养子，肝失所养而疏泄失常，气血运行不畅，气滞血瘀；肾阳不足以温煦脾阳，脾阳不充则脾失健运，聚湿成痰，从而产生气滞、血瘀、痰结。因此肾气虚衰、天癸失调是本病的病理基础，气滞、血瘀、痰浊等病理产物乘而循经窜留乳络，日久渐成包块发为本病。

三、治疗同时不忘重视冲任失调

冲任二脉下起胞宫，上连于乳，乳房与胞宫通过冲任二脉而与其他脏腑经脉相通。冲任气血下行为经，上行为乳，乳房的生理病理与冲任息息相关。因此本病与冲任失调有关，正如《圣济总录》所云："盖妇人以冲任为本，若失于将理，冲任不和，阳明经热，或为风邪所客，则气壅不散，结聚乳间，或硬或肿，疼痛有核。"冲任二脉隶属于肝肾，与脾胃相关，脏腑功能失常、气血失调均可致冲任失调，而致乳癖。肾主生殖，调节冲任，肾气化生天癸可激发冲任通盛；肾气不足，则天癸不充，冲任二脉不盛，下不能充盈胞宫，上不能滋养乳房。肝调畅冲任气血，肝之疏泄功能失常则血海应充盈而未满，应疏泄而不畅，经前气血聚于冲任，经脉壅阻，则乳痛加剧，肿块增大，气滞夹痰夹瘀，凝结不散，则终成乳癖。冲任失调见诸临床，表现为经前乳房疼痛加剧，包块增大，情绪易于波动，经后疼痛减轻，肿块缩小，并伴有一系列月经不调的症状。调理冲任为治疗本病的关键，但冲任无本脏，隶属于肝肾，肾气盛则任通冲盛。若肾阴肾阳不足，则冲任亦虚，故补肾即补益冲任。肝主疏泄，藏血，可调节冲任血海之盈亏。若肝郁不达，气滞血瘀，则冲任气血失于条达，故疏肝解郁、调气活血即为调理冲任。又冲任为气血之海，气血不足，冲任不盛，则乳房失于濡养，故调养气血亦是调摄冲任。

附：自拟"乳腺方"治疗乳腺增生89例临床观察

乳腺增生病是妇科常见的乳腺疾病。1999年以来杨老用自拟"乳腺方"治疗89例，疗效较好，现介绍如下。

一、临床资料

本组共89例；其中男性患者3例，女性患者86例，均已婚；年龄在31~40岁的患者55例，年龄在41~50岁患者25例，年龄在51岁以上患者9例；病程在1年以内患者50例，病程2~3年患者24例，病程3年以上患者15例。

临床表现以乳痛，乳房肿大为主。有乳痛者69例，其中在月经前加重者25例；因生气或过劳加重者29例；其余15例无明显诱因可查。乳痛的性质为胀痛，牵掣两肩及腋下，痛甚者着衣困难。乳房肿块光滑，可移动，无粘连，直径1~2.5cm。肿块为单侧者40例，其中发于右乳15例，发于左乳25例；肿块为双侧者49例；肿块居乳中者53例；外上象限17例，外下象限9例，内上象限3例，内下象限7例。本组病例除上述乳痛和乳房肿块外，部分患者尚有月经不调、痛经、两肋胀痛、嗳气、心烦等症状。3例男性患者中2例有阳痿早泄症状，本组中4例为乳腺增生手术切除后1年复发者。曾用中药或西药治疗未见效者22例。

二、治疗方法

乳腺增生病属于中医学"乳癖"范涛。其病因多为肝气郁结，情志内伤，气滞痰凝，治疗多以疏肝理气，开郁散结为主，自拟"乳腺方"内服治疗。

处方：柴胡18g，白芍18g，枳壳15g，当归18g，丹参18g，茯苓18g，白术18g，川芎15g，王不留行20g，路路通20g，鹿角霜25g，青皮15g，甘草6g，伴乳腺纤维瘤者加夏枯草30g；并发乳癌者加山慈菇15g，半枝莲30g；男性患者加补骨脂15g，巴戟天15g。女性患者于月经后1周开始服药，月经期停服，男性患者可连续服药。每日1剂，水煎分2次服，15剂为1疗程，本组病例服药均在2疗程以上，长者达4个疗程。

三、治疗效果

临床疗效为治愈、显效、好转、无效四项。

治愈：乳房疼痛消失，肿块消失。

显效：乳房疼痛减轻，肿块缩小1/2以上。

好转：乳房疼痛减轻，肿块缩小但不及1/2或结节变软。

无效：乳房疼痛不减，肿块未见缩小。

本组89例病例按以上标准判定，治愈45例，显效31例，好转5例，无效8例，显效及以上病例占总数的85%，总有效率为91.1%。有效患者经治疗后诸如胁痛、女子月经不调、痛经和男子阳痿等症状均有不同程度的好转，治愈者经随访半年以上未见复发，显效好转者中有1例停药1个月后又觉乳痛，经再服本方后好转。

据临床观察，凡病程短者疗效亦短，病程愈短，疗效愈好。

四、讨论与体会

中医认为乳腺增生系由肝气郁滞，气滞痰凝引起，故采用了疏肝理气，通经活络的治疗原则来拟定本方治疗方案，获得了较好的疗效，总有效率达91.1%。方中丹参、当归、川芎、王不留行养血活血化瘀，柴胡、枳壳、青皮疏肝理气，茯苓、白术健脾祛湿，湿祛痰消，甘草调和诸药。此外，历代医家均将鹿角霜用于治疗乳癖，现代药理研究认为有雄性激素样作用。

临床分析表明，病程越短疗效越好，乳腺增生与乳腺癌有一定关系，所以对本病应早期发现，及时治疗，以防止恶性病变。

复发性口腔溃疡（口疮）论治经验

复发性口腔溃疡是以口腔黏膜发生局限而浅表的溃烂为特征的口腔疾病，亦称复发性阿弗他口炎。临床表现为口腔黏膜反复出现孤立的、圆形或椭圆形的浅表性溃疡，局部灼热疼痛，常反复发作，具有周期性、复发性、自限性的特征，一般7～10天可愈合，主要发生在口腔黏膜、颊黏膜、舌、唇等部位。现代医学认为其发病机制可能与免疫功能低下、细菌或病毒感染、代谢障碍、维生素缺乏、内分泌异常、消化功能紊乱等因素有关。将其归属于"口疮""口糜"范畴。

一、辨别虚实

口疮多因饮食、情志、劳倦、久病不愈等因素所致。《齐氏医案·口疮》曰："口疮上焦实热，中焦虚寒，下焦阴火，各经传遍所致，当分辨阴阳虚实寒热而治之。"实者，往往由于吸烟、嗜酒、过食辛辣刺激性食物及思虑过度，郁积化热，导致心脾火热上炎，灼蒸于口而成，或脾胃损失，脾湿上犯所致。《素问·气厥》篇曰："膀胱移热于小肠，膈肠不便，上为口糜。"《诸病源候论·口舌疮候》云："心气通于舌，脾气通与口，热乘心脾，气冲于口与舌，故令口舌生疮也。"《圣济总录》曰："心脾有热，气冲上焦，重发口舌，故作疮也。"

虚者，往往由于思虑劳倦，心阴暗耗，或热病后期，阴分受伤，阴虚则火旺，上炎于口而发；或劳倦、久病等致脾胃中气受损，或口疮日久，灼阴耗气，脾胃气虚而发。《杂病源流犀烛·口齿舌病源流》曰："中焦气不足，虚火上泛亦口糜；服凉药不效，阴亏水泛亦口糜；内热亦口糜。"关于其部位，口疮病变部位虽在口腔，而诸经皆会于口，脾开窍于口，上唇属脾，下唇属肾，心开窍于舌，舌为心苗，舌尖属心肺，舌边缘属肝胆，舌根属肾，肾脉连咽系于舌本，肝脉下颊环唇连舌本，舌中央属脾胃，腮、颊、牙龈属胃。因此，其心肝脾肺肾五脏功能失调，均可导致口疮的发生。

二、辨证论治

（一）实证

1. 心火上炎证　多由五志过及、进食辛辣厚味等所致；其主症为舌边尖溃疡，色红灼痛，伴有心烦眠差，尿短黄赤，舌尖赤苔薄黄，脉浮细数。治法为清心泻火，导热下行。方选导赤散加减。药用金银花18g，连翘18g，淡竹叶10g，木通10g，生地黄18g，玄参15g，麦冬18g，葛根18g，甘草6g。

2. 胃火炽盛证　多因素体阳盛或平素嗜食辛辣肥腻，化热生火，或情志不遂，气郁化火等所致。症见溃疡多在唇、龈、颊内、口角等处，疮面红肿热痛，伴有口气臭秽，渴喜冷饮，消谷善饥，牙龈肿痛，齿衄口臭，舌红苔黄，脉滑数。治法为清胃泻热，护膜止痛。方选泻心汤合清胃散加减。药用大黄6g，黄连10g，黄芩15g，当归15g，白芍18g，生地黄18g，牡丹皮10g，升麻6g，蝉蜕12g，甘草6g。如病情日久，寒热虚实夹杂并伴上腹部胀满，可用半夏泻心汤合导赤散加减。药用法半夏8g，黄芩15g，黄连10g，太子参30g，淡竹叶10g，木通10g，生地黄18g，连翘18g，薏苡仁30g，板蓝根18g，甘草6g。

3. 脾虚湿困证 多表现为溃疡大而深，愈合缓慢，腹胀，口黏不渴，面色萎黄，肢体困乏，大便黏滞或不畅，小便正常，舌淡嫩有齿痕，苔白或滑腻，脉濡或缓。治法为健脾祛湿。方选甘露饮加减。药用生地黄18g，熟地黄15g，黄芩15g，枇杷叶18g，枳壳15g，石斛15g，茵陈30g，太子参30g，白术18g，茯苓18g，甘草6g。

4. 脾湿蕴热证 多表现为口舌生疮，反复发作，周边隆起不明显，红晕淡。口苦而黏，胃脘痞满或胀痛，大便溏而不爽，舌质红苔黄腻，脉细弦。治法为清利湿热。方选藿朴夏苓汤加减。药用藿香10g，厚朴12g，法半夏8g，土茯苓18g，猪苓15g，薏苡仁30g，通草10g，竹叶10g，滑石30g，泽泻10g，车前子18g。

（二）虚证

1. 阴虚火旺证 多由久病伤肾，或禀赋不足，房事过度，或过服温燥伤阴之品所致。特点为口疮迁延不愈，反复发作，溃疡多为黄白色，周围淡红，心烦失眠，手足心热，舌红少苔，脉沉细数。治法为滋阴清火。方选知柏地黄丸或玉女煎加减。药用知母10g，黄柏10g，生地黄18g，山茱萸15g，山药18g，茯苓18g，泽泻10g，牡丹皮10g，黄连10g，黄芩15g，白芍30g，甘草6g。

2. 脾肾阳虚证 多由久病、久泻或水邪久停，或误投寒凉之剂等所导致，出现脾肾两脏阳虚，虚阳上泛。症见口疮色白量少，久不愈合，溃疡表面凹陷平塌，表面及周围黏膜颜色淡红或灰白。腹痛喜暖喜按，大便清冷或完谷不化，两足冰凉，舌淡有齿痕，脉大而无力。治法为温中和阳，补益脾肾。方选附子理中汤加减。药用炮附片8g，太子参30g，白术18g，干姜10g，黄芩15g，黄连10g，甘草6g。

三、典型案例

谭某，女，23岁，教师。2015年11月13日初诊。

自诉1个月前因进食辛辣之品后大便干结，口腔散在溃疡，自行购买含漱液外用效果不显。口腔颊黏膜处有一溃疡，黄豆大小，疼痛难忍，伴口唇干燥，大便干。舌红苔黄腻，脉滑。

中医诊断：口疮。

辨证：胃火炽盛。

治法：清胃泻火。

主方：清胃散。

处方：枇杷叶18g，大黄6g，黄连10g，黄芩15g，当归15g，白芍18g，生地黄18g，牡丹皮10g，升麻6g，蝉蜕12g，天花粉18g，甘草6g。6剂，每日1剂，水煎服。

服药后口疮告愈。

不寐论治经验

不寐病名出自《难经·第四十六难》中"老人卧而不寐，少壮寐而不寤"。中医古籍中亦有"不得卧""不得眠""目不瞑""不眠""少寐"等名称，其主要表现为睡眠时间、深度的不足，轻者入睡困难，或寐而不酣，时寐时醒，或醒后不能再寐，重者彻夜不寐，常影响人的正常工作、生活、学习和健康，给人们的健康造成重大影响。杨老临证中，善于运用经方四逆散合酸枣仁汤合方治疗不寐，疗效显著，现总结如下。

一、病因病机认识

杨老认为，不寐的主要病机为脏腑功能阴阳失调，气血阴阳失和，致心神不安或心神失养，其主要与心肝胆脾胃肾关系密切。杨老指出，在生理上，"少壮者，血气盛，肌肉滑，气道通，荣卫之行，不失其常"，强调肝血充足于气机条畅的重要性；当今之际，社会节奏加快，生活压力增大，情绪失常，或因慢病久病，或因思虑过度，暗耗心肝阴血，心肝失于阴液的濡养，而发生不寐；老年人"气血衰，肌肉不滑，荣卫之道涩"，而致不寐；不寐日久，气机不畅，化生瘀血，扰乱神明而导致不寐，《灵枢·百病始生》曰："若内伤于忧怒，则气上逆，气上逆则输之不通，温气不行，凝血蕴里而不散"。

本病纯虚者少，往往虚实夹杂，错综复杂。

二、治则治法

杨老结合自己 50 余年的临床经验，针对不寐患者，主张肝血充足于气机条畅是安寐的前提，并运用经验方——四逆散合酸枣仁汤加减进行治疗。该方由《伤寒论》中四逆散、酸枣仁汤组成，具体由柴胡 18g，白芍 18g，枳壳 12g，酸枣仁 15g，知母 12g，茯苓 18g（或茯神 30g），川芎 10g，夏枯草 30g，丹参 18g，甘草 6g 组成。方中柴胡苦辛微寒，能调达肝气，疏肝解郁；白芍苦酸微寒，能养肝敛阴，柔肝止痛；枳壳苦辛酸温，行气散结，泄热除痞，与白芍相配，一升一降，肝脾共调，加强疏肝理气机之力；与白芍相伍，又能理气和血，使气血调和；酸枣仁甘酸而平，能养心益肝，宁心安神；茯苓甘淡而平，能健脾宁心；知母苦甘寒，能清热泻火，滋阴润燥，与酸枣仁相伍，安神除烦之力增强；川芎辛温，能调养肝血，舒达肝气；夏枯草辛苦寒，能清热泻火，疏解肝热；丹参苦微寒，能活血凉血，除烦安神，甘草和中而调诸药。诸药合用，共奏理气养血安神之功。

三、医贵圆通，重在临证化裁

杨老在临证中，常常在基础方的基础上，根据患者兼症灵活变通，以求取得良好治疗效果。如患者合并心烦、小便黄，合导赤散（淡竹叶 10g，木通 10g，生地黄 18g）；如有心慌心跳，合生脉散（太子参 30g，五味子 8g，麦冬 18g）；如有高血压而表现为面红目赤，头痛头昏，性情急躁，合天麻 18g，钩藤 30g，夏枯草 30g；如有大便干，加火麻仁 30g，柏子仁

18g；如有头闷，合菊花 15g，蔓荆子 15g；如夜间潮热明显，合青蒿鳖甲汤（青蒿 10g，鳖甲 18g，生地黄 18g，丹皮 10g）；如有口苦、口黏，合竹茹 10g，法半夏 8g，陈皮 12g，枳壳 12g；如有纳食差，加焦三仙各 15g。

四、典型病例

杨某，男，48 岁，工人。2015 年 3 月 13 日初诊。

间断不易入睡伴头昏头胀 2 年，加重半月。

现病史：2 年前患者无明显诱因出现心烦，头胀，性情急躁，动则发怒，夜间入睡困难，即使入睡，噩梦不断，兼有口干口苦，患者当时在某院就诊，给予"甜梦胶囊"等对症处理后，症状缓解，但时有发作。半月前，患者因与同事发生争吵后出现入睡困难加重，彻夜不寐，患者再服用"甜梦胶囊"，效果不显。为求进一步求治，患者经人介绍来找杨老，诊时见：血压 158/104mmHg，心率 87 次/分，入睡困难，睡后多梦，醒后不能再寐，头昏头胀，双眼干涩，伴有心慌，心烦，纳食可，口苦，大便偏干，每日一行，小便黄，舌质红，苔微黄腻，脉弦数。既往史：确诊高血压病 4 年，血压波动在 140～160/90～110mmHg 之间，因没有明显症状，未服任何药物。

中医诊断：不寐。

辨证：肝血不足，气机不畅，神明被扰。

治法：养血生脉安神，舒畅气机。

主方：四逆酸枣汤。

天麻 18g，钩藤 30g，太子参 30g，柴胡 18g，白芍 18g，麦冬 18g，枳壳 12g，酸枣仁 15g，知母 12g，茯神 30g，五味

子 8g，川芎 10g，竹茹 10g，丹参 18g，枸杞子 15g，火麻仁 30g，甘草 6g。7 付，每日 1 剂，水煎服，日 3 次，每次 200mL。另：硝苯地平缓释片，每次 10mg，每日 1 次、口服。

2015 年 3 月 20 日二诊：服用一诊药物后，测血压 132/82mmHg，睡眠较前改善，每晚平均能睡 5 小时，时有头昏、心慌，大小便正常，于上方去天麻、钩藤、火麻仁，加夏枯草 30g，7 剂，用法同前。

2015 年 3 月 28 日三诊：诊时血压 138/88mmHg，诉已经能正常入睡，每夜可睡 7 小时左右，少梦，无头昏、心慌等不适，于二诊方去太子参、麦冬、竹茹，继服 7 剂，用法同前。

2015 年 4 月 5 日四诊：自诉睡眠佳，心境开阔，按照三诊方又服 7 剂，诸症悉除。随访 3 个月，未再复发。

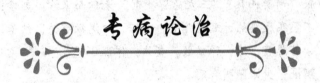

专病论治

感　冒

病例 1

彭某，女，49 岁，工人。2014 年 5 月 8 日初诊。

诉 5 天前受凉后出现发热、怕冷、身痛、鼻塞、咽痛，自行口服"阿莫西林""三九感冒冲剂"未愈而来诊。刻诊：发热，不恶寒反恶热，咽喉痒痛，口苦，口渴欲凉饮，纳呆，舌尖红，苔薄黄少津，脉弦数。查体：体温 39.7℃。

辨证： 少阳阳明合病。

治法： 和解少阳，清解阳明邪热。

主方： 小柴胡汤。

柴胡 18g，黄芩 15g，太子参 30g，法半夏 8g，石膏 30g（先煎），桔梗 15g，射干 15g，天花粉 18g，甘草 6g。3 剂，水煎服。

2014 年 5 月 12 日二诊：述服药后热退，咽痛缓解，口苦明显减轻，但仍纳呆乏力，舌质淡红，脉细弱。再拟小柴胡汤加消食解表之品。

处方： 柴胡 18g，黄芩 15g，太子参 30g，法半夏 8g，桔梗 15g，麦芽 18g，甘草 6g。继服 3 剂而愈。

按语： 感冒一病，虽然是平常之疾，但其治法颇多。本案杨老根据"但见一症便是"之旨，选用小柴胡汤治疗；结合患者身热不恶寒、口渴欲凉饮说明病在阳明，舌尖红、苔薄黄少津、脉弦数为热盛伤阴，故于小柴胡汤加石膏、天花粉清热生津，桔梗、甘草宣肺利咽，增射干一味药清热解毒利咽以助桔梗、甘草之力。二诊时因患者纳呆未解，故治以小柴胡汤、桔梗甘草汤加麦芽以和解少阳、健脾消食和胃而收功。

病例 2

李某，女，48 岁，农民。2014 年 4 月 20 日初诊。

诉 3 天前出现发热，体温 38.4℃，微咳，自行口服感冒药物，发热退。现鼻塞，头胀，咳嗽，痰黄黏，痰量多，声音粗，胸闷，胃脘部冷痛，眼肿胀，小便黄。脉浮数，舌红苔薄黄。

辨证：风热感冒。

治法：辛凉解表，宣肺通窍。

主方：桑菊饮合香苏散合苍耳子散。

桑叶 18g，菊花 15g，杏仁 15g，桔梗 15g，连翘 18g，香附 15g，紫苏叶 10g，陈皮 12g，鱼腥草 30g，黄芩 15g，苍耳子 9g，辛夷 9g，白芷 12g，甘草 6g。2 剂，水煎服。

2014 年 4 月 23 日二诊：服用上方后咳嗽减，鼻塞通，头胀消，纳食较前增加。现唯觉咳嗽，痰黏滞不利，舌淡红，苔薄白，脉缓和。感冒基本已愈，改用桑菊饮合沙参麦冬汤加减。

处方：北沙参 20g，桑叶 18g，菊花 15g，桔梗 15g，杏仁 15g，连翘 18g，薄荷 10g（后下），芦根 18g，天花粉 18g，麦冬 18g，甘草 6g。2 剂，水煎服。

按语：肺为娇脏，清虚而处高位，选方多宜清轻，不宜重浊，遵照"治上焦如羽，非轻不举"的道理，结合患者脉证，属风热感冒，故用桑菊饮宣肺止咳，香苏散理气和中，兼疏散外邪，苍耳子散辛凉透表，宣通鼻窍，两剂而症减。复诊时患者自觉咳嗽痰黏滞不利，考虑为风热蕴表，耗伤肺津所致，故以桑菊饮合沙参麦冬汤宣肺而养肺阴，因辨证准确，治法方药到位，故很快痊愈。

病例 3

彭某，女，40 岁，个体经营户。2015 年 8 月 11 日初诊。

诉平素易于外感，稍受风受凉则复发，纳食差，无食欲，甚为痛苦。2 天前因天热开空调诱发。现恶风，怕冷，多汗，稍微活动则汗出湿衣，无名心烦，夜间多梦，大小便正常。舌质淡，苔白腻微黄，脉细弱。

辨证：表虚外感。

治法：益气固表，生脉止汗。

主方：玉屏风散合生脉散。

黄芪 30g，白术 18g，防风 15g，太子参 30g，麦冬 18g，五味子 8g，枣仁 18g，杏仁 15g，桑叶 18g，薏苡仁 30g，甘草 6g，板蓝根 18g。3 剂，水煎服。

2015 年 8 月 15 日二诊：恶风、汗出缓解，夜间休息改善，仍无名心烦，纳食差，二便调。舌质淡，苔薄微黄，脉细弱。拟原法再进 5 剂。

处方：太子参 30g，黄芪 30g，白术 18g，茯苓 18g，防风 15g，麦冬 18g，五味子 8g，枣仁 18g，杏仁 15g，山楂 18g，麦芽 18g，甘草 6g。5 剂，水煎服。

2015 年 8 月 21 日三诊：患者汗出止，心烦消，夜寐可，未见明显恶风，唯进食差，故前来复诊以巩固。改用六君子汤合玉屏风散治疗。

处方：黄芪 30g，太子参 30g，白术 18g，茯苓 18g，陈皮 10g，法半夏 8g，砂仁 5g，防风 15g，山楂 18g，麦芽 18g，甘草 6g。5 剂，水煎服。

按语：体虚型感冒属中医学"外感证"的范畴。多是由于机体感受风邪，身体虚弱、气血不足、腠理空虚，内外之因相合而发病。结合本例，患者体虚易感，多汗，属于肺脾不足，津液外泄，血汗同源，心血不足，神明失养之候。故拟玉屏风散合生脉散加减。二诊见症状缓解，而阴血不能速生，故转而健脾以益肺固表，脾胃健则阴血生，选用一诊方加减。三诊时患者唯留进食差一症，此为脾胃功能差所致，而"脾胃为后天之本，气血生化之源"，必须健脾益气方可疗效巩固，故改用六君子汤合玉屏风散加减。辨证思路清楚，治疗上环环相扣，故而获效。

产后外感

谈某，女，31岁，工人。2012年6月21日初诊。

自诉27天前行"人流术"，术后不慎感冒，出现呈牵掣性头痛，身痛，寒热往来，胸胁苦满，口苦，恶心欲吐，乏力，汗出湿衣，少气懒言，纳差，小便不利，大便2~3天一行，舌质淡，苔薄白，脉细弦。

辨证：邪郁少阳，枢机不利，脉络阻滞。

治法：和阳祛风，通阳活络。

主方：小柴胡汤。

柴胡18g，黄芩15g，太子参30g，法半夏8g，荆芥15g，防风15g，葛根18g，白芷12g，藁本15g，蒺藜15g，僵蚕12g，当归15g，益母草15g，大枣18g，甘草6g。3剂，水煎服。

2012年6月25日二诊：诉服药后头痛明显减轻，小便不利、恶心呕吐感消失，余症如前。继用小柴胡汤。

处方：黄芪30g，太子参30g，柴胡18g，黄芩15g，茯苓18g，法半夏8g，荆芥15g，防风15g，葛根18g，白芷15g，桂枝3g，藁本15g，大枣12g，甘草6g。3剂，水煎服。告愈。

按语：《伤寒论》有"往来寒热，胸胁苦满，默默不欲饮食"记载，遵仲景"但见一症便是"，故予小柴胡汤加减治疗。方中柴胡、黄芩相配可使邪热外透内清，法半夏和胃降逆止呕，党参、大枣益气健脾、扶助正气以祛邪外出，僵蚕、当归、益母草活血养血通络，白芷、藁本、柴胡、葛根能载药上行而引药力直达病所，荆芥、防风辛散温通以助外邪祛除，蒺藜平肝疏肝祛风，甘草温中健脾、调和诸药。二诊中去蒺藜、僵蚕、当归、益母草，加黄芪益气固表止汗，茯苓健脾益气、培土生金，桂枝温通阳气。诸药合用，共奏和阳祛风、通阳活络之功，故效果较为满意。

咳 嗽

病例 1

张某，女，44 岁，农民。2009 年 4 月 25 日初诊。

患者诉 1 个月前患感冒，经输液治疗后感冒症状基本消失，唯咳嗽迁延不愈，行血常规、胸部 X 线检查均未见异常，遂求治于中医。症见：阵发性咳嗽，咽痒，咯黄痰，质黏，不易咳出，脘痞，口黏，胸闷憋气，头重，寐差，二便正常，舌质淡红，苔白腻，根部厚，脉弦。

辨证：湿热滞肺，湿重热轻。

治法：宣畅气机，清热化湿止咳。

主方：三仁汤合桑菊饮。

杏仁 15g，薏苡仁 30g，冬瓜子 30g，法半夏 8g，桑叶 18g，菊花 15g，桔梗 15g，枳壳 15g，浙贝母 15g，连翘 18g，芦根 18g，甘草 6g。3 剂，水煎服。

2009 年 4 月 29 日二诊：服上方咳嗽减轻，咳痰畅快，仍为黄痰，胸闷憋气脘痞减轻，余症同前。继用三仁汤、桑菊饮治疗。

处方：杏仁 15g，薏苡仁 30g，冬瓜子 30g，法半夏 8g，桑叶 18g，菊花 15g，桔梗 15g，枳壳 15g，浙贝母 15g，连翘 18g，芦根 18g，甘草 6g。3 剂，水煎服。

2009年5月3日三诊：诉偶有咳痰，量少色白容易咳出，纳食较前改善，无胸闷、头重，舌质淡，苔白腻，脉弦。改以六神汤治疗。

处方：太子参30g，白术18g，茯苓18g，陈皮10g，法半夏8g，浙贝母15g，白扁豆20g，山药18g，麦芽18g，桔梗15g，枳壳15g，甘草6g。3剂而愈。

按语：感冒后咳嗽是指患者发热、鼻塞、流涕、咽痛等急性期症状消失后咳嗽仍迁延不愈，其致病机理不明确，西医多选用β₂受体激动剂或镇咳药等治疗，但效果并不理想。中医通过辨证论治，在治疗该病方面具有一定的优势。本例患者虽以咳嗽为主，但结合患者脘痞、口黏、胸闷憋气、头重、舌苔白腻根部厚等症，确定为湿热滞肺的咳嗽，选用桑菊饮宣肺止咳，三仁汤清利湿热；湿阻上中二焦，若不宣畅中上二焦气机，单用宣肺化痰止咳之剂未必见效，故选用枳壳、桔梗调治。二诊中患者症状减轻，药达病所，继用一诊方治疗。三诊中患者症状基本消失，遵"脾胃为生痰之源"之意，以六神汤加减以绝痰源。

病例2

杨某，男，37岁，外科医生。2015年11月20日初诊。

诉2周前患感冒，未进行处理，后感冒症状消失，遗留咳嗽，服西药无明显改善，影响给患者做手术，前来就诊。症见：咳嗽频作，咳声不扬，痰少色白呈泡沫，不易咳出，咳甚汗出，周身倦怠乏力，纳食少，二便尚可，舌质淡红，苔薄白，脉弱。

辨证：正气不足，风寒束肺。

治法：益气解表，宣肺止咳。

主方：参苏饮。

太子参 30g，紫苏叶 10g，陈皮 12g，法半夏 8g，茯苓 18g，桔梗 15g，前胡 15g，枳壳 12g，木香 6g，葛根 18g，甘草 6g。2 剂，水煎服。

2015 年 11 月 22 日二诊：服用药后自觉咳嗽畅快，次数较前减少，余症同前。继续以参苏饮治疗。

处方：太子参 30g，紫苏叶 10g，陈皮 10g，法半夏 8g，茯苓 18g，桔梗 15g，前胡 15g，枳壳 12g，木香 6g，葛根 18g，麦芽 18g，甘草 6g。3 剂，水煎服。

按语：该患者感冒 2 周后，出现了咳声不扬、痰液不易咯出等肺气不宣的症状，兼有倦怠乏力、脉弱等气虚表现，以参苏饮加减恰中病机，故能效如桴鼓。

病例 3

李某，男，47 岁。2015 年 11 月 16 日初诊。

既往有"支气管扩张"病史。6 天前曾因发热、头痛在个体诊所输入青霉素钠，每天 800 万 U，共 3 天，热退后开始出现咳嗽无痰，偶有少许暗红色血液，咽干口燥，活动后气喘，胸痞胀，手足心热，大便秘结，小便正常。舌红少苔，脉细数。

辨证：肺肾阴虚，肺气上逆。

治法：滋补肾阴，润肺止咳。

主方：生脉散合百合固金汤。

太子参 30g，麦冬 18g，五味子 8g，百合 30g，生地黄 18g，白芍 18g，玄参 18g，桔梗 15g，枳壳 12g，当归 15g，知母 12g，白及 10g，山楂 18g，火麻仁 30g，杏仁 15g，甘草 6g。5 剂，水煎服。

2015 年 11 月 22 日二诊：诉未再出现咳血，咳嗽次数较前减少，仍觉咽干口燥，活动后气喘胸闷，手足心热，大小便正常。舌红少苔，脉细数。继用百合固金汤治疗。

处方：太子参 30g，百合 20g，百部 18g，紫菀 18g，生地黄 18g，麦冬 18g，白芍 18g，玄参 18g，桔梗 15g，枳壳 12g，当归 15g，知母 12g，山楂 18g，杏仁 15g，甘草 6g。5 剂，水煎服。

2015 年 11 月 28 日三诊：诉不欲进食，咳嗽次数减少，咽干口燥减轻，余症同前。患者要求丸剂方便口服。改为百合固金汤合六君子汤。

处方：北沙参 100g，百合 60g，生地黄 60g，麦冬 60g，浙贝母 80g，白术 60g，茯苓 50g，杏仁 60g，阿胶 60g，玄参 50g，当归 30g，陈皮 30g，桔梗 30g，鱼腥草 150g，白芍 60g，半夏 30g，黄芩 50g，百部 80g，白及 60g，夏枯草 200g。水丸，每服 6g，每日 3 次，口服。

按语：患者既往有"支气管扩张"病史，病久肺阴亏损，而金水相生，久则伤肾，肾阴不足，肾阴不足更加导致肺阴不足，从而导致肺肾阴虚。结合本案例，据一诊时主症，辨证为肺肾阴虚，虚火上炎，故选用生脉散合百合固金汤治疗。二诊时患者症状缓解，继续予以前方加减。脾胃为后天之本，久病必须顾护脾胃，故三诊时以百合固金汤合六君子汤加减丸剂缓图。

病例 4

陈某，男，73 岁，退休。2014 年 12 月 6 日初诊。

诉近 6 个月来咳嗽，气逆，时感胸胁窜痛难忍，咳嗽以每晚 11 时至凌晨 2 时左右为甚，白天咳嗽及胁痛消失，伴口干口苦，纳差，尿黄而频。经多方求治，效果不显。近5天出现咳嗽加重，自行口服"川贝止嗽合剂"，缓解仍不明显。刻诊：咳嗽，以每晚11时至凌晨2时左右为甚，白天咳嗽不明显，时感胸胁窜痛难忍，汗出，口干苦，纳差，大便干，小便黄而频。行胸片示肺部纹理增多增粗，血常规、肝功正常。苔薄黄，脉弦数。

辨证：肺肾亏虚，肺失清肃，肝失疏泄。

治法：清肝滋肾，宣肺止咳，佐以疏肝理气。

主方：四逆散合六味地黄汤。

柴胡18g，白芍18g，枳壳15g，桔梗15g，生地黄18g，山茱萸15g，山药18g，茯苓18g，泽泻10g，牡丹皮10g，杏仁15g，白茅根30g，甘草6g。6剂，水煎服。

2014年12月13日二诊：胸胁窜痛基本消失，口干口渴，无口苦，时有汗出，眼睛干涩，夜间自觉腰困，大小便正常。舌淡苔白，脉弦细而数。现为巩固来诊。改用生脉地黄汤。

处方：麦冬18g，五味子8g，太子参30g，生地黄18g，山药18g，茯苓18g，杜仲15g，续断15g，枸杞子18g，菊花18g，甘草6g。7剂，水煎服。

按语：咳嗽为肺部疾患的主要证候之一，究其成因不外乎外感、内伤二因。《内经》云："五脏六腑皆令人咳，非独肺也。"子夜咳嗽胁痛，在子、丑时为甚，是因情志不遂，肝郁气结，久而化热，逆乘于肺，肺失清肃，故咳嗽气逆。肋为肝之分野，肝气不舒，肺气不降，故见胸胁窜痛。木火刑金，迫津外出，故汗出时口干口苦。虚热夹湿下注，故尿黄。舌脉为肺肾虚而肝郁化热征象。方选四逆散以疏肝解郁理气，以六味地黄汤滋肾补水，桔梗、枳壳一升一降，调畅胸中气机，加杏仁开宣肺气，并能润肠通便，白茅根利水除湿，诸药配伍，共奏清肝滋肾、宣肺止咳、疏肝理气之功。肾精得充、肝体得疏、肺能肃降、升降有常，故6剂即缓解。二诊时患者胸胁窜痛消失，口干口渴，汗出，眼睛干涩，夜间自觉腰困，此为肺肾两虚之征，改用地黄汤滋肾阴，生脉散养肺生脉，加杜仲、续断补肝肾，枸杞子、菊花清肝明目。方药对应，咳嗽自平。

咳 血

病例1

李某，男，61岁，农民。2007年11月12日初诊。

患者诉反复咳痰带血半年余，多次住院治疗（中西医结合治疗）效果不明显。3天前咳嗽频繁，咯少量鲜红色血痰，为求治疗，故来就诊。刻诊：咳嗽，痰中带血，伴面色苍白，胸闷乏力，唇干，纳差便稀，舌淡红，苔薄白，脉细缓。既往有"支气管扩张"病史。

辨证：肺脾气虚，气不摄血。

治法：补气摄血。

主方：补中益气汤。

黄芪30g，太子参30g，白术18g，白及10g，阿胶10g（烊化），仙鹤草30g，当归15g，陈皮10g，山楂18g，柴胡18g，升麻6g，炙甘草6g。4剂，水煎服。

2007年11月17日二诊：患者咳痰带血消失，其余症状均有所减轻。原方加减再进7剂。

处方：黄芪30g，北沙参30g，白术18g，白及10g，阿胶10g（烊化），仙鹤草30g，当归15g，陈皮10g，山楂18g，柴胡18g，升麻6g，炙甘草6g。7剂，水煎服。

按语：此例乃因患者咳嗽日久，久耗肺气，肺主一身之气，若肺气不足，宣降失司，则脾气受困，终致脾肺两虚。脾主运化，为生气之源，脾气不足，不能输精于肺，致肺气日损。肺脾气虚则摄血不力，见反复咯鲜红色血痰。血属阴，反复咳血，营血亦虚，故唇干。方选补中益气汤加减补气摄血。《本草纲目》中载阿胶"疗吐血、衄血、血淋、尿血，肠风，下痢。女人血痛、血枯、经水不调，无子，崩中，带下，胎前产后诸疾。男女一切风病，骨节疼痛，水气浮肿，虚劳咳嗽喘急，肺痿唾脓血，及痈疽肿毒。和血滋阴，除风润燥，化痰清肺，利小便，调大肠"，故选择并运用于此方中。仙鹤草益气止血。杨老用药精道，故很快获效。

病例2

李某，女，45岁，农民。2014年11月2日初诊。

自述年轻时有"支气管炎"病史，近日咳嗽，咯吐大量脓痰，带有臭味，痰量在体位改变时（如起床时）增多，痰中夹带血丝。于某医院就诊，诊为"支气管扩张"，经治疗咯血无明显好转。刻诊：咳嗽，咳大量臭浓痰，容易咳出，痰中带有少量鲜红色血液，伴有发热，盗汗，口干，纳差，胸闷，大小便正常，舌红少苔，脉细数。

辨证：脾虚生痰，痰热毒蕴肺，兼气阴两虚。

治法：健脾祛痰，清热化痰，益气养阴止血。

主方：六君子汤合百合固金汤。

太子参30g，白术18g，茯苓18g，陈皮12g，法半夏8g，百合20g，生地黄18g，麦冬18g，白芍18g，玄参15g，桔梗15g，白及10g，当归15g，知母10g，鱼腥草30g，金银花20g，甘草6g。10剂，水煎服。

2014年11月12日二诊：咳痰减少，颜色由黄转灰白，自感喉中通利，痰中血痰明显减少，但仍进食差，下午自觉身热，盗汗，口干，舌脉同前。继用六君子汤合百合固金汤。

处方：百合20g，生地黄18g，麦冬18g，太子参30g，白术18g，白芍18g，茯苓18g，陈皮12g，法半夏8g，玄参15g，桔梗15g，枳壳12g，白及10g，当归15g，知母10g，甘草6g。7剂，水煎服。

2014年11月20日三诊：痰量明显减少，未再出现咯血，纳食可，舌质红，苔白，脉数。前来要求巩固疗效，继用上方治疗。

处方：百合20g，生地黄18g，麦冬18g，太子参30g，白术18g，白芍18g，茯苓18g，陈皮12g，山药18g，玄参15g，桔梗15g，百部18g，紫菀18g，枳壳12g，白及10g，浙贝母15g，当归15g，知母10g，甘草6g。7剂，水煎服。诸症悉除，嘱其避风寒以免复发。

按语：支气管扩张伴咯血临床非常常见，其病位在肺，常有肺阴虚证候。然肺与脾肾关系密切，肾为水火之脏，肾阴不足则不能敛阳，虚火蒸迫于上，损伤肺络，血逆于上则咯血；脾胃运化失调，生痰生湿，虚实错杂，导致病程迁延难愈。本例一诊中选用六君子汤健脾益气，燥湿化痰；百合固金汤滋阴润肺；加白及敛肺生肌，金银花、鱼腥草清热解毒。二诊中加枳壳宽胸理气，与桔梗相配，调畅胸中气机。三诊时患者疗效显著，前来巩固，考虑到阴不能速生，故选用润肺止咳之品。本方标本兼治，故疗效较佳。

哮 喘

病例1

雷某，女，79岁，农民。2012年11月14日初诊。

哮喘15年余，近期咳嗽胸闷、咽痒、口干、纳差，痰白黏3月余，夜间甚，原治少效，左下肢外侧麻木，寐差，实验室及影像学检查未见明显异常。舌淡红，苔薄黄，脉沉细数。

辨证：痰热内蕴，气阴两伤；风邪外袭，肺失宣肃。

治法：宣肃太阴，清化痰热，益气养阴，调和阴阳。

主方：小陷胸汤合四君子汤。

太子参30g，白术18g，茯苓18g，黄芩15g，法半夏8g，瓜蒌皮18g，蝉蜕12g，僵蚕12g，地龙10g，桑白皮18g，薏苡仁30g，冬瓜子30g，桃仁8g，射干15g，浙贝母15g，玄参15g，鱼腥草30g，桔梗15g，甘草6g。7剂，水煎服。

2012年11月22日二诊：服药后诸症渐好，仍纳差，咳嗽夜甚，痰白，便微溏，舌淡红，苔薄黄，脉沉。痰热渐清，脾失健运。继续用小陷胸汤合四君子汤加减。

处方：太子参30g，白术18g，茯苓18g，黄芩15g，法半夏8g，瓜蒌皮18g，蝉蜕12g，僵蚕12g，地龙10g，桑白皮18g，薏苡仁30g，冬瓜子30g，紫苏子10g，葶苈子10g，桃仁8g，射干15g，浙贝母15g，桔梗15g，甘草6g。7剂，水煎服。

调理半月余，诸症皆平。

按语： 肺体娇脏，肺位最高，有华盖之称，其主表又外合皮毛。风为阳邪，其性开泄，为六邪之长，一旦侵袭人体肺首当其冲，必影响其宣发肃降主治节之功，故必见咳嗽胸闷气促；津液不化，凝为痰涎，咳痰胸闷或微喘便随之而来；风邪扰袭肺系，鼻塞、喷嚏、咽痒微恶风寒尤为之常患；风痰交结日久不解，壅塞气道也为之必然。因阴液亏虚，四肢关节失于津液濡养，则可见左下肢外侧麻木。肺为娇脏，清虚之体，一旦邪气侵扰，则不能正常行使其生理功能。故治疗应当宣肃太阴，清化痰热，益气养阴，调和阴阳。此方选药清热化痰，宽胸散结；四君子汤健脾化痰；加僵蚕散结解痉，启壅塞之气以宣通肺气；蝉蜕轻升开肺，斡旋于上，升降气机；因痰热内蕴，故加桑白皮、薏苡仁、冬瓜子、地龙、鱼腥草清热解毒，泻肺平喘，且薏苡仁、地龙尚有通经和络之用，对下肢之麻木也有一定的治疗作用；加桃仁、射干、浙贝母清热化痰，润肺止咳；玄参养阴软坚，桔梗宣肺，甘草清热解毒。后期热象不显，故去辛寒之鱼腥草，加葶苈子泻肺平喘，浙贝母化痰；甘草调和诸药，全方寒热并用，升降共施，故疗效显著。

病例2

张某，男，7岁，学生。2005年11月20日初诊。

患儿于1周前感受风寒后出现鼻塞、流涕、咳嗽，在家口服头孢氨苄颗粒、小儿化痰止咳冲剂无效，故来门诊就诊。诊见患儿咳喘气短，呼吸急促，喉间有哨笛声，哭闹不安，舌红苔薄黄，脉浮滑。舌质淡，苔黄，脉数。听诊两肺可闻及明显哮鸣音。

辨证：外邪内陷，痰热壅肺。

治法：清肺化痰，解痉平喘。

主方：麻杏石甘汤。

炙麻黄5g，杏仁9g，石膏20g，地龙9g，黄芩9g，桔梗9g，桑白皮12g，紫苏子9g，金荞麦15g，鱼腥草15g，炙甘草3g。2剂，水煎服。

2005年11月23日二诊：患儿喘息停，呼吸平稳，仍有轻微咳嗽，精神、饮食明显好转。听诊两肺哮鸣音及水泡音消失。见药已奏效，复投上方3剂而后痊愈。

按语：患儿感受外邪，邪失表散，郁而化热，内陷入肺，肺失宣肃，升降失调，致痰热壅阻于肺。痰随气升，气因痰阻，故症见咳喘气短，呼吸急促，喉间有哨笛声。本病为邪实之证，理应治标，故取麻黄开宣肺气，解痉平喘，配伍地龙祛风解痉，化痰平喘；杏仁、紫苏子降气消痰；桑白皮、黄芩、鱼腥草、金荞麦清肺泻热；桔梗宣肺止咳利咽；甘草祛痰止咳，调和药性。诸药合用，共奏清肺化痰、解痉平喘之功。

病例3

王某，男，49岁，农民。2010年3月17日初诊。

患者既往有哮喘病30余年，每年春冬之际必发作，患者曾于某院查肺通气功能和支气管激发试验、肺通气功能正常，支气管激发试验阳性。予茶碱缓释片等治疗，症状未见明显改善，曾于某医院中西医结合治疗，疗效均不明显。症见咳嗽，咳痰，量少清稀，呈泡沫状，进食生冷则咳嗽加重，咽喉部有鸡鸣声，夜间尤甚，无胸闷、胸痛，纳寐尚可。小便清长，腰酸腿软，肢凉，舌淡，苔白滑，脉细弦。体检：双肺呼吸音稍粗，双下肺可闻及湿啰音。

辨证：寒饮伏肺。

治法：温化水饮，化痰定喘。

主方：小青龙汤。

炙麻黄9g，桂枝10g，干姜6g，细辛3g，五味子8g，制半夏8g，白芍18，杏仁15g，桑白皮18g，地龙12g，甘草6g。5剂，水煎服。

2010年3月22日二诊：患者服5剂后症状明显缓解，考虑到患者反复外感，卫气较虚，改为玉屏风散合小青龙汤治疗。

处方：黄芪30g，白术18g，炙麻黄9g，桂枝10g，干姜6g，细辛3g，五味子8g，制半夏8g，白芍18，杏仁15g，防风15g，桑白皮18g，地龙12g，桔梗15g，甘草6g。5剂，水煎服。

按语：小青龙汤具有发散外寒，温化里饮的作用，是治疗哮喘的名方。其主要病机在于患者阳气虚弱及内有痰饮，本病病起风寒外侵，素有哮证，早期运用解痉平喘药物，加之体质因素，邪未化热，寒邪入里困肺，致咳嗽、咳痰。此时治疗解表咳不止，温里表不解。宜温肺散寒，止咳平喘，恢复肺之通降。故选用小青龙汤；加地龙通络平喘，肃降肺气；桑白皮、杏仁下气平喘，化痰润肺。

肺 痨

病例 1

钟某，男，45 岁，农民。2015 年 12 月 6 日初诊。

主诉：咳嗽、气短 1 个月。自诉既往有肺结核病史 18 年，经西医抗结核治疗后，其结核已钙化，但咳嗽遇劳即作。因工作烦劳太过，咳嗽剧烈，突然胸闷气急，不能转侧，经医院 X 线检查，确诊为"自发性气胸"，经抽气减压等住院治疗 1 个月，胸闷气急减轻，咳嗽仍频，X 线复查胸腔仍有少量积气，今日入院要求服中药治疗。刻诊：患者咳嗽气短，咳痰稀少，咳甚则自汗，神疲乏力，语言低怯，面白少荣，舌苔薄白，脉细弱。

辨证：久咳气耗，上气虚妥，肺卫不固。

治法：补肺固金，益气敛肺。

主方：补肺汤合百合固金汤。

百合 30g，北沙参 15g，白及 15g，白果 15g，五味子 10g，杏仁 18g，橘红 12g，诃子肉 10g，紫菀 18g，甘草 6g。7 剂，水煎服。

2015 年 12 月 22 日二诊：守上方半个月后，咳嗽气短逐渐好转，自汗得敛，精神转佳，予前方加黄芪 30g，怀山药 18g 等益气之品。

处方：黄芪 30g，百合 30g，北沙参 15g，白及 15g，白果 15g，五味子 10g，杏仁 18g，橘红 12g，山药 18g，诃子肉 10g，紫菀 18g，甘草 6g。7 剂，水煎服。

患者依照上方用药半月，咳嗽止，气短已除，面色红润，精神气爽。

按语：《难经·十四难》云："损其肺者益其气"，本例患者，肺虚劳嗽，治以补肺固金法。方以百合、沙参、杏仁、黄芪益肺气；白果、白及、诃子肉、五味子敛肺气，效果满意。

肺虚劳咳，多由久咳肺虚或劳伤阳气，肺气亏损，或肺阴耗伤所致。肺气虚弱，每见咳嗽不已，食减形瘦，气短懒言，倦怠无力，舌淡脉细弱。肺阴不足，则见久咳咯血，口干咽燥，盗汗颧红，舌红脉细数。古人对本证分别以补肺气、养肺阴为治，《永类钤方》中补肺汤、百合固金汤，《活人书》中五味子汤可随证选用。

病例 2

何某，女，69 岁，农民。2016 年 3 月 8 日初诊。

主诉：咳嗽、痰血 3 天。诉 3 年前曾患肺结核，当时经医院治疗已愈。3 天前出现咳嗽、痰血，遂于我院门诊要求中医治疗。刻诊：神萎，咳嗽，痰血，兼口干，手足心热，夜发潮热。舌苔薄黄，脉细数。

辨证：肺阴亏虚，虚火上炎。

治法：滋阴润肺，止咳化痰。

主方：百合固金汤。

百合 20g，生地黄 15g，熟地黄 10g，玄参 15g，浙贝母 20g，桔梗 10g，麦冬 20g，白芍 15g，天冬 10g，甘草 6g，炙枇杷叶 10g，白及片 15g，丹皮 10g，栀子炭 10g，白茅根 15g。

10 剂，水煎服。

2006 年 3 月 20 日二诊：诉痰中带血已止，但仍咳嗽，口干，舌苔薄黄，脉细。拟原方再进。

处方：百合 20g，生地黄 15g，熟地黄 10g，玄参 20g，浙贝母 20g，桔梗 10g，麦冬 20g，白芍 15g，天冬 10g，甘草 6g，炙枇杷叶 10g，白及片 20g。10 剂，水煎服。

2006 年 4 月 2 日三诊：诉咳嗽、咳血均止，口干显减，舌苔薄黄，脉细。改拟六君子汤加减治之，以善后收功。

处方：西洋参片 10g，茯苓 10g，炒白术 10g，陈皮 10g，法半夏 10g，甘草 6g，百合 15g，百部 15g，白及片 15g。15 剂，水煎服 100mL，3 次/日。

过半月，患者复至，诉诸症已平。嘱原方再进 15 剂，以期痊愈。

按语：《丹溪心法·痨瘵》倡"痨瘵主乎阴虚"之说，并确立了滋阴降火的治疗大法。此案之治，始以百合固金汤滋阴润肺，止咳化痰。后以培土生金之法，补脾而养肺金，故取六君子汤加味治之，善后收功。

肺 痈

病例 1

汤某，男，40 岁，农民。2009 年 3 月 20 日初诊。

患者因"咳嗽、咳痰 10 天，伴痰中带血 3 天"于 2009 年 2 月 15 日于某医院住院，并于 2 月 22 日出院。期间胸部 CT 提示：右上肺占位伴周围炎性改变；右上肺节段性不张；怀疑恶性肿瘤。2 月 23 日前往某市肿瘤医院就诊，考虑肺恶性肿瘤，但肺穿刺等检查未予证实。刻诊：咯吐大量腥臭浊痰，夹有脓血痰，伴右胸痛，无发热，进食差，大小便正常。舌质红，苔黄腻，脉滑数。

辨证：肺痈溃脓期。

治法：清热解毒，化瘀排脓。

主方：千金苇茎汤合桔梗汤。

芦根 18g，天花粉 18g，杏仁 15g，薏苡仁 30g，冬瓜子 30g，桃仁 8g，金荞麦 30g，鱼腥草 30g，金银花 18g，连翘 18g，黄芩 15g，桔梗 15g，枳壳 12g，甘草 6g。4 剂，水煎服。

2009 年 3 月 21 日二诊：药后即觉舒畅，咳嗽咳痰，咯血减少，右胸痛减轻；舌红，苔黄腻。继用千金苇茎汤合桔梗汤治疗。

处方：太子参 30g，麦冬 18g，芦根 30g，天花粉 18g，杏仁 15g，薏苡仁 30g，冬瓜子 30g，桃仁 8g，金荞麦 30g，鱼腥草 30g，金银花 18g，连翘 18g，黄芩 15g，桔梗 15g，枳壳 12g，五味子 6g，甘草 6g。4 剂，水煎服。

2009 年 3 月 25 日三诊：咳嗽咳痰较前减少，咯血量少，右胸痛进一步减轻。继服前方以巩固。

按语： 该患者经西医多方检查，诊断不明（怀疑恶性肿瘤），根据患者咳嗽，咯吐大量腥臭浊痰、脓血痰，伴右胸痛等症状，从中医的"肺痈"论治。选用千金苇茎汤合桔梗汤加减，疗效显著。

病例 2

杨某，男，52 岁，农民。2015 年 11 月 2 日初诊。

咳嗽、血痰 6 天。自诉今年 3 月份因患肺脓疡住院治疗，当时脓疡已愈。近 6 天，患者出现咳嗽、气喘、血痰，遂于门诊要求中药治疗。刻诊：咳痰黄稠，痰中时夹血丝，其气味腥臭，兼胸痛，微喘，前额头痛，后头痛，头晕，舌苔薄黄腻，脉滑。

辨证： 热毒壅肺，痰瘀互结。

治法： 清肺化痰，逐瘀排脓。

主方： 千金苇茎汤合小陷胸汤。

桃仁 6g，生薏苡仁 20g，炒冬瓜子 15g，芦根 30g，黄连 3g，法半夏 10g，瓜蒌皮 18g，白及片 30g，鱼腥草 15g，野天麻 20g，葛根 20g，浙贝母 30g，防风 10g。10 剂，水煎服。

2005 年 11 月 11 日二诊：诉头痛已止，仍咳吐腥臭痰，舌苔黄腻，脉滑数。改苇茎汤合止嗽散治之。

处方： 芦根 30g，生薏苡仁 20g，瓜蒌皮 18g，炒冬瓜子 20g，杏仁 10g，桔梗 20g，炙紫菀 15g，百部 20g，陈皮 10g，甘草6g，鱼腥草30g，浙贝母15g，红藤20g。10剂，水煎服。

2005年11月20日三诊：诉咳嗽已减，痰中仍带血丝，口中仍有腥臭味，舌苔黄腻，脉滑。拟苇茎汤合止嗽散合葶苈大枣泻肺汤。

处方：芦根30g，生薏苡仁20g，炒瓜蒌皮10g，炒冬瓜子20g，杏仁10g，桔梗20g，炙紫菀15g，百部20g，陈皮10g，甘草6g，葶苈子10g，鱼腥草30g，浙贝母15g，蒲公英20g，白及片20g，桑白皮20g，大枣10g。10剂，水煎服。

2015年12月1日四诊：诉咳嗽已大减，痰中已无血丝，但口中仍有腥臭味，舌苔黄腻，脉滑。拟原方加减再进15剂。

处方：芦根30g，生薏苡仁30g，炒瓜蒌皮18g，炒冬瓜子30g，杏仁15g，桔梗20g，炙紫菀15g，百部20g，陈皮10g，甘草6g，葶苈子10g，鱼腥草30g，浙贝母15g，蒲公英20g，白及片20g，桑白皮20g，大枣10g。20剂，水煎服。

2015年12月20日五诊：诉咳嗽已止，口中腥臭味亦除，舌苔薄黄腻，脉滑。拟苇茎汤、止嗽散加味再进15剂，善后收功。

处方：芦根30g，生薏苡仁20g，炒瓜蒌皮10g，炒冬瓜子20g，杏仁10g，桔梗20g，炙紫菀15g，百部20g，陈皮10g，甘草6g，鱼腥草20g，浙贝母10g。15剂，水煎服100mL，每日3次。

按语：《医门法律·肺痿肺痈门》云："凡治肺痈病，以清肺热，救肺气……故清一分肺热，即存一分肺气，而清热必须涤其壅塞。"《类证治裁·肺痈》言："肺痈毒结有形之血，血结者排其毒"，又言"肺痈由热蒸肺窍，致咳吐臭痰，胸胁

刺痛，呼吸不利，治在利气疏痰，降火排脓。"治以千金苇茎
汤清肺化痰，逐瘀排脓；小陷胸汤清热化痰；葶苈大枣泻肺汤
泻肺平喘；止嗽散以化痰止咳，合而用之，使痰热清，瘀热
除，肺痛愈。

肺　积

病例 1

江某，男，38 岁，工人。2015 年 11 月 10 日初诊。

反复咳嗽、胸痛 1 年，右肺鳞癌手术及化疗 2 个月。患者近 1 年来因受凉后反复感咳嗽、右侧胸痛，入院前 3 个月感上述症状加重，于重庆某医院就诊，经胸部 CT 提示：右下肺癌伴纵隔淋巴结转移，即在该院手术治疗，术后病检提示：右肺低分化鳞癌，术后以紫杉醇＋顺铂化疗两周期，因白细胞下降明显拒绝再行化疗，今日来杨老门诊处要求中医治疗。刻诊：形体中等，咳嗽、咳白色稠痰、右胸闷痛或刺痛，晨起口干多饮，纳差、大小便正常。舌苔暗红，舌苔薄黄，脉弦滑。胸部 CT 复查：右肺癌术后，纵隔淋巴结肿大转移。有吸烟史 20 余年。

辨证： 肺脾两虚，痰瘀互结，癌毒侵肺。

治法： 健脾益肺，祛痰化瘀，解毒抗癌。

主方： 四君子汤合瓜蒌薤白半夏汤合血府逐瘀汤。

党参 30g，白术 18g，茯苓 20g，瓜蒌 15g，薤白 12g，法半夏 15g，桃仁 12g，红花 12g，当归 15g，生地黄 15g，川芎 15g，赤芍 30g，柴胡 18g，枳壳 15g，桔梗 10g，半枝莲 30g，白花蛇舌草 30g，神曲 15g，麦芽 15g，甘草 6g。8 剂，水

煎服。

2015年11月18日二诊：诉咳嗽、咳痰、胸痛明显好转，效不更方，继以原方日1剂，连服7剂。

处方：太子参30g，白术18g，茯苓20g，瓜蒌15g，薤白12g，法半夏15g，桃仁12g，红花12g，当归15g，生地黄15g，川芎15g，赤芍30g，柴胡18g，枳壳15g，桔梗10g，半枝莲30g，白花蛇舌草30g，神曲15g，麦芽15g，甘草6g。7剂，水煎服。

2015年11月25日三诊：服药后咳嗽、胸痛消失，纳食增加，继以原方加减。

处方：太子参30g，白术18g，茯苓20g，瓜蒌15g，薤白12g，法半夏15g，桃仁12g，红花12g，当归15g，川芎15g，赤芍30g，半枝莲30g，白花蛇舌草30g，猫爪草30g，浙贝母12g，干蟾皮5g，核桃树皮15g，白芥子15g，神曲15g，麦芽15g，甘草6g。10剂，水煎服。

连服10剂后诸症消失。后以原方加减服药3个月，后复查CT提示：纵隔淋巴结肿大消失，继以原方加减随访至今未复发。

按语：患者以咳嗽、右胸闷痛或刺痛、舌暗红、右肺癌术后伴纵隔淋巴结肿大为主症，乃因癌毒阻肺、痰瘀阻滞所致。患者吸烟之毒侵袭于肺，肺气失司，痰瘀互结，久成癌毒；癌毒犯肺，肺失宣降，故咳嗽、咳痰、胸闷痛；癌毒犯肺，正气亏损，子盗母气，脾虚失运，故纳差、乏味；痰瘀互结，日久化热，故口干多饮；肺气虚弱，癌毒侵肺，痰阻气机，气滞血瘀，胸阳不振，络脉不通以致胸闷刺痛。本案右肺鳞癌，虽然已手术切除肺部癌块，但纵隔淋巴结肿大转移并未根除，后因化疗致白细胞下降明显而停用，入院据患者诸症，辨证为肺脾两虚、痰瘀互结，癌毒犯肺。治以扶正祛邪之法，故运用健脾益肺的四君子汤，祛痰散结的瓜蒌薤白解毒汤合活血祛瘀的血府逐瘀汤加减，佐以解毒抗癌而治之，方证相符，用药恰当，故治之而愈。

病例2

汪某，男，80岁，退休干部。2015年1月10日初诊。

反复咳嗽、胸痛、咯血1月余。患者入院前1月余因受凉后出现咳嗽、咯白色稠痰，痰中带血。于2014年12月在某大医院就诊，行胸部CT示：右肺中心型块影，大小约2.3cm×2.4cm，块影密度不均，边缘模糊；支气管纤维镜活检查见鳞状细胞癌。确诊为右肺中心型鳞状细胞癌，经抗炎及对症治疗后咳嗽、咳痰减轻，痰血消失。患者因年迈体弱拒绝放化疗，于门诊要求中医治疗。刻诊：形体中等，咳嗽、咯白色泡沫状痰，无咯血，胸闷刺痛，纳差无味，大便稀溏2~3次/日。舌质淡红，舌底静脉瘀曲，舌苔薄白，脉弦滑。

辨证：脾胃虚弱，痰瘀互结，癌毒犯肺。

治法：健脾益肺，祛痰化瘀，解毒抗癌。

主方：六君子汤合瓜蒌薤白半夏汤合葶苈大枣泻肺汤。

党参30g，白术18g，茯苓20g，瓜蒌15g，薤白12g，法半夏15g，陈皮12g，葶苈子15g，大枣20g，浙贝母15g，三棱15g，莪术15g，郁金15g，全蝎10g，土鳖虫10g，半枝莲30g，白花蛇舌草30g，蜈蚣2条，黄药子15g，白芥子12g，猫爪草20g，麦芽15g，甘草6g。5剂，水煎服。

2015年1月15日二诊：诉胸闷痛稍减轻，纳食增加，但仍咳嗽，咳痰不畅，胸刺痛，大便稀溏。继以原主方加减。

处方：党参 30g，白术 18g，茯苓 20g，瓜蒌 15g，薤白 12g，法半夏 15g，陈皮 12g，葶苈子 15g，大枣 20g，浙贝母 15g，三棱 15g，莪术 15g，郁金 15g，全蝎 10g，土鳖虫 10g，半枝莲 30g，白花蛇舌草 30g，蜈蚣 2 条，黄药子 15g，白芥子 12g，水蛭 6g，黄芪 30g，皂角刺 15g，干蟾皮 5g，神曲 15g，猫爪草 20g，麦芽 15g，甘草 6g。7 剂，水煎服。

后继续以原方随症略有加减，日 1 剂，连服 60 剂，咳嗽、胸闷刺痛等症状减轻。

2015 年 3 月 25 日三诊：患者到重庆某肿瘤医院复查 CT 右肺门块影缩小至 2.2cm×1.8cm，以后每次来我处诊治，均以原方为基础方随证加减，服药 1 年。2016 年 3 月 25 日复查 CT 右肺门块影明显缩小至约 1.6cm×1.4cm，为巩固疗效，现一直坚持单纯运用中医药治疗口服至今。目前一般情况可，不咳不喘，二便正常、饮食正常。

按语：患者以咳嗽、胸闷、胸痛、纳差、便溏，CT 示右肺门块影，纤支镜示鳞状细胞癌为主症，乃因脾胃虚弱、痰瘀互结、癌毒犯肺所致。患者平素喜食辛辣之品，损伤脾胃，脾胃虚弱，脾为生痰之源，湿浊内生，聚湿化痰；痰犯于肺，肺为贮痰之器，肺气受阻，气机不畅，气滞血瘀；痰瘀互结为癌毒，癌毒犯肺而致肺积。痰阻于肺、气机不畅故胸闷痛；气机不畅，肺失宣肃导致肺气上逆而咳嗽；气滞血瘀、脉络不通而致胸刺痛；脾虚失运则纳差、大便稀溏。舌下静脉瘀曲，舌淡苔薄白，脉弦滑乃脾胃虚弱、癌毒犯肺、痰瘀互结之象。治以六君子汤补脾益肺化痰，瓜蒌薤白半夏汤祛痰散结，葶苈大枣泻肺汤泻肺驱毒，配以白芥子、浙贝母以化痰，三棱、莪术活血化瘀，郁金行气活血止痛，全蝎、土鳖虫、蜈蚣、黄药子、猫爪草、半枝莲、白花蛇舌草清热解毒抗癌，药证相符，诸症缓解。而后又配以水蛭活血通络、黄芪、皂角刺益气托毒，佐以麦芽顾护脾胃、化食消导。坚持服药诸症消失，肺部包块明显缩小而未再增大。

悬 饮

病例1

李某，女，47岁，农民。2011年10月18日初诊。

胸闷、憋气伴胸部隐痛3个月。患者曾于某医院住院治疗，行胸部CT示：右侧胸腔积液（1500mL左右），西医诊断为胸腔积液，经抗感染、胸腔置管引流治疗（共引流胸水1100mL）后症状无明显缓解，遂来就诊。刻诊：胸闷、憋气伴胸部隐痛，动则加剧，夜间翻身后明显，寐差，偶有咳嗽，咯吐少量白痰，精神、食欲可，偶有乏力。舌质红，苔薄白，脉弦细。

辨证： 脾阳不运，肺失疏布，饮停胸胁。

治法： 温运脾阳，攻逐水饮。

主方： 苓桂术甘汤合苇茎汤。

冬瓜子30g，生薏苡仁30g，茯苓30g，白术18g，桂枝10g，葶苈子20g，防己15g，制大黄6g，芦根30g，白茅根30g，桃仁8g，红花6g，杏仁15g，桔梗15g，甘草6g。14剂，水煎服。

2011年11月2日二诊：服药后诸症缓解，行彩超示左侧少量胸腔积液。患者近日晨起咳嗽，痰白不易咯出，舌红苔薄白，脉弦细。改为桑菊饮合苓桂术甘汤合苇茎汤。

处方：桑叶 18g，菊花 18g，杏仁 15g，生薏苡仁 30g，茯苓 30g，白术 18g，桂枝 10g，葶苈子 20g，防己 15g，芦根 30g，白茅根 30g，桃仁 8g，红花 6g，桔梗 15g，桑白皮 18g，甘草 6g。9 剂，水煎服。

2011 年 11 月 12 日三诊：患者复查彩超示胸腔积液消失，自觉诸症悉减，前方加减再进 7 剂。

处方：杏仁 15g，桃仁 8g，生薏苡仁 30g，茯苓 18g，白术 18g，桂枝 10g，葶苈子 10g，防己 15g，芦根 18g，白茅根 30g，红花 6g，桔梗 15g，桑白皮 18g，甘草 6g。7 剂，水煎服。随访未再复发。

按语：悬饮病名出自张仲景《金匮要略》："饮后水流在胁下，咳唾引痛，谓之悬饮。"痰饮为患，由肺、脾、肾功能失常，三焦不利，气化失司，津液聚化而成，尤以脾之失运为发病之关键。治疗上应遵从"病痰饮者，当以温药和之"的原则，治法以健运温脾为核心，以图其本，合渗湿、攻逐之法以标本兼顾。选用苓桂术甘汤合葶苈汤两方温中助阳以化饮，利水行瘀蠲浊以消饮，双管齐下效而显。

病例 2

解某，男，67 岁，农民。2008 年 5 月 20 日初诊。

发现肺癌伴右侧胸腔积液 3 个月。患者咳嗽 6 个月，初起干咳无痰，未予重视，逐渐加重，3 个月前查 CT 示右肺占位伴右侧胸腔积液，西医诊断为"肺癌伴右侧胸腔积液"，因失去手术机会而采用化疗等姑息治疗，又因不能耐受化疗副作用而来就诊。刻诊：咳嗽，痰白而稀，活动后胸闷，胃纳欠馨。舌质偏红，苔少，脉细数。

辨证：肺脾气虚，痰湿内困。

治法：培土生金，健脾益肺，化痰利水。

主方：参苓白术散合葶苈大枣泻肺汤。

黄芪30g，太子参30g，白术18g，茯苓30g，陈皮12g，山药18g，薏苡仁30g，桔梗15g，砂仁6g，丹参18g，葶苈子10g，浙贝母15g，白花蛇舌草30g，白前15g，前胡15g，甘草6g。10剂，水煎服。

2008年5月30日二诊：诉症情依旧，仍咳嗽，胸闷，胃纳欠馨。上方加泽兰、大腹皮。

处方：黄芪30g，太子参30g，大腹皮30g，白术18g，茯苓30g，陈皮12g，山药18g，薏苡仁30g，桔梗15g，砂仁6g，丹参18g，泽兰12g，葶苈子10g，浙贝母15g，白花蛇舌草30g，白前15g，前胡15g，甘草3g。10剂，水煎服。

2008年6月9日三诊：诉药后咳喘已减，自觉神清气爽。继服上方治疗。

处方：黄芪30g，太子参30g，大腹皮30g，白术18g，茯苓30g，陈皮12g，山药18g，薏苡仁30g，桔梗15g，砂仁6g，丹参18g，泽兰12g，葶苈子10g，浙贝母15g，白花蛇舌草30g，白前15g，前胡15g，甘草3g。10剂，水煎服。

2008年6月20日四诊：诉服药后咳喘进一步减轻，昨日痰中带血，量少，再加止血之剂，慎防歧变。

处方：黄芪30g，太子参30g，白术18g，茯苓30g，山药18g，薏苡仁30g，桔梗15g，砂仁6g，白及10g，三七10g，泽兰12g，葶苈子10g，浙贝母15g，白花蛇舌草30g，桔梗15g，甘草3g。7剂，水煎服。

2008年6月30日五诊：咳喘进一步减轻，痰中带血亦止，胃纳渐增。培土生金，泻肺祛痰，建中益气。

处方：太子参30g，黄芪30g，北沙参30g，白术18g，茯苓30g，麦冬18g，百部18g，紫菀18g，桔梗15g，鱼腥草30g，白花蛇舌草30g，葶苈子10g，郁金15g，浙贝母15g，法半夏8g，大枣18g，甘草6g。10剂，水煎服。服药6个月，病情稳定。

按语：《医宗必读》所云"虽喘嗽不宁，但以补脾为急……脾有生肺之能……土旺而金生"。本例患者为肺癌晚期，肺气衰败无疑，沉疴日久，子病及母，脾胃受累，不能完成"脾气散精，上归于肺"的生理功能，转为土不生金的病理。由于脾气亏虚，升降失常，清浊混淆，气不化水，于是湿聚水停又成悬饮。故予培土生金为法，以参苓白术散合葶苈大枣泻肺汤健脾益肺，化痰利水而收功。正如《张氏医通》中张璐所云："盖人之一生，以胃气为本，胃气旺则五脏受荫，胃气伤则百病丛生。故凡病久虚不愈，诸药不效者，惟有益胃、补肾两途。"

粉 刺

病例 1

杨某，女，23 岁，学生。2015 年 5 月 11 日初诊。

患者诉面生痤疮 1 月余，面部散在大量红色斑丘疹，以额部、眉心居多，红肿疼痛，少量丘疹露出白头，偶有干咳，流黄涕，月经每月提前 7~10 天，纳眠可，大便干，小便正常，舌质红，苔薄，脉滑数。

辨证：肺经血热。

治法：清解肺热。

主方：枇杷清肺饮合泻白散合五味消毒饮。

枇杷叶 18g，黄芩 15g，桑白皮 18g，桔梗 15g，杏仁 15g，地骨皮 18g，白鲜皮 18g，黄连 10g，黄柏 10g，太子参 30g，蒲公英 30g，紫花地丁 30g，白花蛇舌草 30g，牡丹皮 10g，赤芍 9g，甘草 6g，紫草 3g。7 剂，水煎服。

2015 年 5 月 18 日二诊：面痤疮色转淡，疼痛好转，部分白头丘疹已破溃，未再咳嗽咳痰，但纳食较前差。原方去蒲公英、紫花地丁、白花蛇舌草，加当归 15g，山楂 18g。7 剂，水煎服。

处方：枇杷叶 18g，黄芩 15g，桑白皮 18g，桔梗 15g，杏仁 15g，地骨皮 18g，白鲜皮 18g，山楂 18g，黄连 10g，黄柏

10g, 太子参30g, 当归15g, 牡丹皮10g, 赤芍9g, 紫草3g, 甘草6g。7剂, 水煎服。

2015年5月26日三诊: 面痤疮丘疹已消褪, 遗留少许色素沉着, 纳食较差, 偶有手足心热, 大便黏。舌脉同前。改用枇杷清肺饮和四君子汤加减。

处方: 太子参30g, 枇杷叶18g, 黄连10g, 黄柏10g, 桑白皮18g, 白鲜皮18g, 赤小豆30g, 甘草6g, 白术18g, 土茯苓18g。5剂, 水煎服。

按语: 该患者正值气盛, 阳气充足, 气血旺盛, 体质强健, 所患疾病当以实证居多, 面生痤疮1月余, 新病多实, 加之丘疹红肿疼痛, 皆是一派实火之象, 观患者并无胃火之征象, 而干咳无痰、流黄涕等肺热体征, 据此推断为肺经血热, 火热势蔓延所致。当务之急应为清泄肺热、清热凉血, 并以枇杷清肺饮、泻白散集中攻下肺热, 并以五味消毒饮助其清火之力, 再以蒲公英、紫花地丁清泄气分火热、以丹皮、赤芍、白鲜皮、紫草清泄血分热邪。最后佐以桔梗、杏仁升提肺气, 取其 "提壶揭盖" 之意, 促进肺气的宣畅条达。复诊见患者面部痤疮红色转淡、疼痛减轻, 眠可, 纳食较差, 二便调, 说明肺热已消去大半, 而之前用药苦寒败胃, 应避免过用寒凉之弊, 故去公英、白花蛇舌草, 并加当归以顾护气血, 山楂健脾消食祛湿。诸药共用, 在清泄火热的同时, 不碍机体阳气, 不伤机体气血。三诊见痤疮丘疹已消退, 遗留色素沉着, 纳食较差, 偶有手足心热, 大便黏。改用枇杷清肺饮和四君子汤继续巩固治疗, 则病当痊愈。

病例2

高某, 男, 21岁。2010年11月22日初诊。

患者面部粉刺反复出现，以下巴多发，皮疹暗红，以结节、脓肿、瘢痕为主，局部有疼痛感，口不渴，痰多，舌淡，边有齿印，苔黄腻，脉弦细。

辨证：肝郁脾虚。

治法：疏肝健脾，养血活血。

主方：当归芍药散。

当归15g，川芎10g，白芍18g，茯苓18g，白术18g，泽泻10g，皂角刺10g，薏苡仁30g，丹参18g，白鲜皮15g，地肤子15g，枇杷叶18g，桔梗15g，甘草6g。7剂，水煎服。

2010年11月30日二诊：自诉服药后面部粉刺好转，有少许新发红色皮疹，继续予当归芍药散。

处方：紫草6g，当归15g，川芎10g，白芍18g，茯苓18g，白术18g，泽泻10g，皂角刺10g，薏苡仁30g，山楂18g，白鲜皮15g，地肤子15g，枇杷叶18g，桔梗15g，甘草6g。7剂，水煎服。

按语：粉刺临床上大多认为以肺热为主，但是临证时应根据患者个人体质辨证治疗，灵活用药。本病为肝血虚，气机不畅，气滞血瘀，故皮疹暗红，有结节瘢痕。脾气虚则运化失职，湿停于内，故有口不渴但痰多。芍药敛肝止痛，白术、茯苓健脾益气，合泽泻淡渗利湿，佐当归、川芎调肝养血。诸药合用，共奏养血疏肝，健脾利湿之功。血足则气机调，气血调和则邪自去，肌肤得养则病自愈。

自 汗

王某，男，19岁，学生。2008年9月21日初诊。

患者自述半年前感冒一次，自愈后时常汗出，稍活动即大汗淋漓，每次吃饭时汗流满面，颇为痛苦。曾于多处治疗均无明显改善。诊时见患者稍胖，时常自感周身无力，睡眠差，夜间多梦，舌稍红，苔薄白，脉沉细。

辨证：阴阳失调，津液外泄。

治法：调和阴阳，益气敛汗。

主方：桂枝加龙骨牡蛎汤。

桂枝10g，白芍18g，龙骨30g（先煎），牡蛎30g（先煎），浮小麦30g，甘草6g，生姜3片，大枣18g。5剂，水煎服。

2008年9月27日二诊：服药后汗出明显减少，效不更方，继服上方加减。

处方：桂枝10g，白芍18g，龙骨30g（先煎），牡蛎30g（先煎），浮小麦30g，麦冬18g，甘草6g，生姜3片，大枣18g。5剂，水煎服。

2008年10月8日三诊：诉服用二诊方后，自汗止，睡眠佳。遂用归脾丸调理而愈。

按语:《素问·宣明五气》中提到了"五脏化液,心为汗",《难经》中又云:"损其心者,调其营卫。"故治疗应用桂枝汤和营卫,用龙骨、牡蛎敛汗,加浮小麦益气和中,则营卫和,体表固,所以久患自汗之症得愈。

梅核气

病例 1

包某，女，32 岁，农民。2014 年 8 月 17 日初诊。

患者自诉两月前无明显诱因出现咽喉不利，如有黏痰附着于喉间，咯之不出，吞之不下，面色晦暗，口臭，口苦，夜寐多梦，晨起咽喉部干痒，纳食、食欲尚可，大便偏干，小便黄。舌质淡，苔薄黄，脉沉弦。经超声、喉镜检查未见明显异常。

辨证：肝郁化热，痰郁互结。

治法：疏肝清热，化痰散结。

主方：温胆汤合半夏厚朴汤合玄麦甘桔汤。

法半夏 8g，厚朴 12g，茯苓 18g，紫苏梗 12g，玄参 15g，麦冬 18g，竹茹 12g，桔梗 10g，枳壳 12g，野菊花 6g，杏仁 12g，木蝴蝶 12g，薄荷 6g，浙贝母 15g，甘草 6g。7 剂，水煎服。嘱舒畅情志，戒除烟酒及辛辣醇厚之品。

2014 年 8 月 25 日二诊：诉咽部症状缓解，睡眠改善，继续用温胆汤合半夏厚朴汤合玄麦甘桔汤治疗。

处方：法半夏 8g，厚朴 12g，茯苓 18g，紫苏梗 12g，玄参 15g，麦冬 18g，竹茹 12g，桔梗 10g，枳壳 12g，杏仁 12g，木蝴蝶 12g，薄荷 6g，甘草 6g。7 剂，水煎服。

2014年9月3日三诊：症状基本消失，改用半夏厚朴汤合玄麦甘桔汤加减。

处方： 法半夏8g，厚朴12g，茯苓18g，苏叶15g，玄参15g，麦冬18g，桔梗15g，甘草6g，僵蚕15g，木蝴蝶10g，薄荷10g。3剂，水煎服。

按语： 关于梅核气，东汉张仲景在《金匮要略方论》中有论述："妇人咽中如有炙脔，半夏厚朴汤主之。"杨老法崇仲景学术思想，根据体会，以肺气不舒，肝脾失调，胃失和降，痰凝气滞，久病及肾立论。提出其病机主责肺肝脾肾，痰气互结为其基础。本例辨证为肝郁化热，痰郁互结；拟定疏肝清热，化痰散结；选用温胆汤合半夏厚朴汤合玄麦甘桔汤加减，疗效显著。

病例2

程某，女，61岁，退休。2006年12月9日初诊。

患者5天前在家中举办活动时因人多事杂而出现咽干痛，咽部异物感，伴烦躁易怒，口腔周围疼痛，说话吃饭时加重，寐差，两侧头痛，舌淡红、苔白腻，脉弦滑。

辨证： 肝郁气滞，痰浊结聚。

治法： 疏肝解郁，理气化痰。

主方： 小柴胡汤加半夏厚朴汤。

柴胡18g，黄芩15g，太子参30g，法半夏8g，薄荷10g（后下），厚朴12g，茯苓18g，紫苏梗12g，酸枣仁18g，五味子8g，合欢花15g，生姜10g，生甘草6g。7剂，水煎服。同时嘱患者注意调节情志。

2006年12月16日二诊：诉服药后咽干，咽部异物感，口腔疼痛症状消除。伴见精神疲惫，说话无力等症，舌质淡红，苔薄白，脉细弦。继续予以小柴胡汤加半夏厚朴汤加减。

处方：柴胡 18g，黄芩 15g，太子参 30g，白术 18g，法半夏 8g，薄荷 10g（后下），厚朴 12g，茯苓 18g，紫苏梗 12g，玄参 15g，天花粉 18g，生姜 10g，生甘草 6g。7 剂，水煎服。

按语：肝之经脉"布胁肋，循喉咙之后，上入颃颡"，肝主疏泄，喜条达而恶抑郁。如七情郁结，肝失疏泄，则气机不畅，痰凝气滞，阻于咽喉，同时肝气横逆犯脾，影响脾的健运功能，脾失健运，则痰湿内生，痰气交阻咽喉，发为本病。在治疗上拟定疏肝理气，祛痰散结之法，选用小柴胡汤加半夏厚朴汤治之。一诊伴失眠，所以在基础方上再加酸枣仁、五味子、合欢花，切中病机而获效。二诊患者表现出气虚征象，故在基础方上再加滋阴益气之白术、天花粉、玄参，切中要害而显效收功。

皮肤瘙痒症

病例 1

付某，男，64岁，工人。2005年11月3日初诊。

患慢性皮肤瘙痒病5年余。曾服多种西药无效。近1个月来浑身瘙痒，彻夜难眠，心烦，颇为痛苦。诊见：遍体搔痕累累，胸腹、腘窝尤多，皮肤呈苔藓样苍厚干燥，肤色棕红间挟红斑或抓搔血迹，其余肌肤鳞屑沉着，全身灼热痒似虫行，入夜痒搔更剧，以抓搔出血为快为爽，舌质红，少苔，脉滑数。

辨证：风湿郁滞血络，耗血伤津，肌肤失养。

治法：养血和营，祛风燥湿，化瘀止痒。

主方：当归饮子。

桃仁8g，红花6g，当归15g，生地黄18g，川芎15g，白芍18g，白蒺藜15g，荆芥15g，防风15g，白鲜皮15g，乌梅15g，何首乌20g，蝉蜕12g，甘草6g。10剂，水煎服。

2005年11月15日二诊：诉瘙痒、灼烧明显减轻，胸腹、会阴、腘窝处皮损渐消，唯服药后有肠鸣便溏，舌质红，苔少，脉滑数。继续用当归饮子化裁。

处方：太子参30g，白术18g，茯苓18g，桃仁8g，红花6g，当归15g，生地黄18g，川芎15g，白芍18g，白蒺藜15g，荆芥15g，防风15g，白鲜皮15g，乌梅15g，何首乌15g，蝉蜕 12g，甘草 6g。10 剂，水煎服。

2005 年 11 月 25 日三诊：诉肠鸣便溏消失，瘙痒再减，皮损进一步缩小，其余症同前。改为四物汤合消瘰丸治疗。

处方：黄芪 30g，太子参 30g，白术 18g，茯苓 18g，当归 15g，生地黄 18g，川芎 15g，白芍 18g，乌梅 15g，玄参 15g，何首乌 15g，浙贝母 15g，牡蛎 30g（先煎），蝉蜕 12g，甘草 6g。7 剂，水煎服。诸症尽愈。

按语：皮肤病的发生，多数与营血关系密切。风邪入血，不得宣泄发散，或血燥生风，营卫不和，血行失常，肌肤失于濡润，则多为瘙痒为主的皮肤病。故选用白蒺藜、白鲜皮、蝉蜕、荆芥、防风、地肤子等风药，血药配伍风药，以四物汤运营血液，养血润肤，血足以制风邪，血润风痒自灭。风药直入血分，剔邪外出，促进病程缩短而愈合。

病例 2

涂某，女，24 岁，护士。2014 年 8 月 11 日初诊。

患者于 1 年前正值炎夏时顺产一男婴，满月后即感周身皮肤瘙痒，夜间为甚，遇热加重。曾服用地塞米松、扑尔敏以及中药制剂等治疗，病情毫无进退。现皮肤瘙痒，彻夜难眠，伴心慌烦躁，口干渴，大便干，小便黄。查体见皮肤干燥，周身皮肤抓痕累累及血痂，触之灼手。舌质红，苔薄黄，脉细数。

辨证：血分郁热，化瘀生风。

治法：清热凉血，化瘀祛风止痒。

主方：犀角地黄汤。

水牛角 30g（先煎），牡蛎 30g（先煎），生地黄 18g，赤芍 9g，牡丹皮 10g，白鲜皮 18g，紫草 6g，当归 15g，白芍 18g，荆芥 15g，乌梅 15g，杏仁 15g，白茅根 30g，甘草 6g。5

剂，水煎服。

2014年8月17日二诊：皮肤瘙痒明显缓解，夜间已能安睡，二便正常。舌质红，苔薄黄，脉细数。药已见效，继续予以犀角地黄汤加味。

处方：水牛角30g（先煎），牡蛎30g（先煎），紫草3g，生地黄18g，赤芍9g，牡丹皮10g，白鲜皮18g，当归15g，白芍18g，荆芥15g，乌梅15g，甘草6g。5剂，水煎服。告愈。

按语：犀角地黄汤主要为温热病而设，主治热入营分之迫血妄行。但在临床运用中，本方并不局限于温热病范畴，凡有是证，就可用此方。方中犀角清热凉血，牡蛎重镇安神，且能软坚散结，生地黄滋阴清热，凉血以生新血，赤芍、丹皮破血以逐其瘀。一诊中加入紫草增强凉血之功效；增当归、白芍养血和营；白鲜皮祛肌肤之风；杏仁润肠通便，开宣肺气；白茅根利尿清热；乌梅、甘草酸甘化阴，润泽肌肤。二诊中患者二便恢复正常，瘙痒症状明显改善，故去杏仁、白茅根，治疗用药有理有据，故获效明显。

病例3

郭某，男，51岁，教师。2013年8月9日初诊。

2年前遍身泛发风团样皮疹，色红，瘙痒，以少腹、下肢为甚，多夜间发作，夏秋之交加重，反复用药，效果不显。近6天来自觉症状加重，少腹、下肢瘙痒灼热，搔抓至皮破淌水方休，伴头重，身困，口苦口干，大便黏，小便短黄，舌边尖红，苔薄黄腻，脉滑。

辨证：湿热内盛，湿溢肌肤。

治法：祛风除湿止痒。

主方：消风散。

荆芥 15g，防风 15g，蝉蜕 12g，地龙 12g，乌梢蛇 10g，胡麻仁 20g，苦参 18g，苍术 15g，知母 10g，木通 10g，当归 15g，白芍 18g，生地黄 18g，甘草 6g。5 剂，水煎服。

2013 年 8 月 15 日二诊：诉瘙痒基本控制，皮损范围缩小，精神可。效不更方，继用消风散治疗。

处方：荆芥 15g，防风 15g，蝉蜕 12g，地龙 12g，全蝎 6g，金银花 18g，胡麻仁 20g，苦参 18g，苍术 15g，知母 10g，木通 10g，当归 15g，白芍 18g，生地黄 18g，甘草 6g。5 剂，水煎服。

按语：消风散出自明代医家陈实功所著《外科正宗》，具有疏风养血、清热除湿的功用，被后世尊为皮肤病的良方。本例病机为风毒之邪侵袭人体，与湿热相搏，内不能疏泄，外不能透达，郁于肌腠之间而发，而侧重湿热为重，故以消风散加减，切中病机，故获良效，此谓治病求本。

顽固性瘙痒

郑某，女，30岁，农民。1988年6月1日初诊。

自述全身瘙痒，双下肢严重月余，瘙痒严重时抓破皮为快，反复发作，影响睡眠。望诊双下肢内侧成斑片状湿疹，有黄色分泌物，脉滑，苔黄腻。

辨证：湿毒蕴结肌肤。

治法：清热利湿解毒。

主方：四妙散。

苍术12g，黄柏12g，怀牛膝12g，薏苡仁30g，土茯苓30g，紫草10g，苦参30g，赤小豆30g，金银花30g，甘草6g。2剂，水煎服。

1988年6月8日二诊：诉抓痒好转，黄水已止，睡眠恢复，在用上方的基础上考虑患者表卫不固，皮肤防御能力差，加用实卫固表法。

处方：苍术10g，黄柏10g，薏苡仁30g，土茯苓30g，金银花18g，连翘18g，黄芪30g，白术15g，防风15g。2剂，数日后随访痊愈。

按语：此例湿邪浸淫肌表，郁于肌肤化热所致湿性重浊较多发于下肢，治以清利湿热，解毒收功。

鼻 鼽

王某，女，30岁，教师。2009年11月7日初诊。

患者自述患过敏性鼻炎3年余，每遇春秋两季则症状加重，进入8月后发作频繁，曾服用多种西药抗生素效果不明显。近10日症状加重，特来就诊。刻诊：鼻痒胀，流清涕，量多，喷嚏连连，遇风寒则加重，发作时类似感冒，晨起自汗，怕冷，恶风，大便溏薄，小便清长，舌质淡白，苔薄白，脉沉细。

辨证：肺脾气虚型。

治法：益气固表，散寒止鼽。

主方：苍耳子散合玉屏风散。

黄芪30g，白术18g，防风15g，苍耳子12g，辛夷10g，白芷12g，薄荷10g，细辛3g，桂枝10g，白芍18g，乌梅15g，蝉蜕12g，桔梗15g，生甘草6g。6剂，水煎服。

2009年11月14日二诊：患者服药后鼻痒胀减轻，流清涕改善，大便仍溏薄，舌质淡白，苔薄白，脉沉细。继续用苍耳子散合玉屏风散。

处方：黄芪30g，党参20g，白术18g，土茯苓18g，防风15g，苍耳子12g，辛夷10g，白芷12g，薄荷10g，细辛3g，桂枝10g，白芍18g，乌梅15g，蝉蜕12g，桔梗15g，生甘草

6g。6 剂，水煎服。

2009 年 11 月 21 日三诊：诉近日流黄鼻涕，鼻塞，大小便正常。继续用苍耳子散合玉屏风散加减。

处方：黄芪 30g，白术 18g，防风 15g，苍耳子 9g，辛夷 9g，白芷 12g，薄荷 10g。甘草 6g，黄芩 15g。3 剂，水煎服。

按语：本例病机主要责之于肺、脾、肾三脏，肺主气司呼吸，其开窍于鼻，肺卫气虚，卫表不固，腠理疏松，风寒异气乘虚而入，犯及鼻窍。故治宜健脾益肺，祛风散寒，固表通窍，故选用苍耳子散合玉屏风散加减。

鼻 渊

李某，男，55岁，干部。2010年8月11日初诊。

患者诉既往有"慢性鼻炎"，经多方治疗，症状控制不理想。近3个月鼻部症状反复出现。刻诊：鼻塞，流脓涕，伴有臭气，时头昏，面色微黄，肢困乏力，怕风多汗，纳差，便溏。舌淡胖，苔薄白腻，脉弱。鼻检见鼻内肌膜肿胀，双鼻中道有少量息肉样物，并见黏稠样痂涕积留。

辨证：肺脾两虚，邪滞鼻窍。

治法：健脾益肺，驱邪通窍。

主方：苍耳子散合玉屏风散。

黄芪30g，白术18g，茯苓18g，防风15g，苍耳子9g，辛夷9g，白芷12g，薄荷10g，桔梗15g，桑白皮18g，黄芩15g，浙贝母15g，金银花18g，连翘18g，鱼腥草30g，败酱草18g，藿香10g，佩兰15g，丝瓜络10g，石菖蒲12g，甘草6g。7剂，水煎服。

2010年8月20日二诊：诉药后鼻塞减轻，臭气减轻，头胀痛亦轻，脓涕、汗出均减少，大便正常。苔薄白，脉细弦。继续予以主方苍耳子散合玉屏风散。

处方：黄芪30g，白术18g，防风15g，苍耳子9g，辛夷9g，白芷12g，薄荷10g，桔梗15g，桑白皮18g，黄芩15g，浙贝母15g，连翘18g，鱼腥草30g，藿香10g，佩兰15g，丝瓜络10g，牡丹皮10g，石菖蒲9g，甘草6g。7剂，水煎服。

2010年8月30日三诊：诉鼻通气，流涕明显减少，鼻内臭气已除，头不胀痛。苔薄白，脉细弦。继续予以主方苍耳子散合玉屏风散。

处方：黄芪30g，白术18g，防风15g，苍耳子9g，辛夷9g，白芷12g，薄荷10g，桔梗15g，黄芩15g，浙贝母15g，连翘18g，鱼腥草30g，薏苡仁30g，藿香10g，佩兰15g，丝瓜络10g，牡丹皮10g，石菖蒲9g，甘草6g。7剂，水煎服。

后患者遵三诊方断断续续治疗3个月余，诸症悉除。

按语：本例患者，证属肺脾气虚，脾之运化失健，肺之清肃不力，邪毒滞留不清而为病。故以健脾益肺，驱邪通窍法治疗；选用苍耳子散合玉屏风散。方中黄芪、白术、防风、茯苓、薏苡仁等健脾益肺，使脾能运化，升清降浊，肺能清肃，祛邪外出；鱼腥草、败酱草、连翘、桔梗解毒排毒；桑白皮、黄芩、浙贝母清肺肃肺；苍耳子、辛夷、白芷、薄荷、石菖蒲、藿香宣通鼻窍；金银花、丹皮、丝瓜络活血通络，使邪外泄而不滞留。本方意在扶正祛邪，邪泄而窍自通。临床上正虚邪实之证，必须扶助正气，托毒外出，需用托里透脓之药，方能获效。

心 悸

病例1

刘某，男，17岁，学生。2014年11月21日初诊。

阵发性心慌两月余。患者两月前因感冒后出现阵发性心慌，无胸闷胸痛，于某院就诊，24小时动态心电图示：窦性心律不齐，多发室性早搏，有时呈间位，有时呈二联律。予以平素口服辅酶Q_{10}、参松养心胶囊和稳心颗粒等，症状控制尚可。为求进一步诊治，来杨老门诊。症见：阵发性心慌，无胸闷胸痛，无头晕头痛，乏力体倦，口苦稍干，偶有汗出，纳可，夜间多梦，小便色淡黄，大便稍干，日一次，舌红苔薄黄腻，脉细数。

辨证：痰火扰心证。

治法：清热化痰，宁心安神。

主方：生脉散合黄连温胆汤。

太子参30g，麦冬18g，五味子8g，陈皮12g，法半夏8g，茯神30g，枳壳12g，竹茹10g，黄连10g，龙骨30g，珍珠母30g，丹参18g，酸枣仁18g，甘草6g。7剂，水煎服。

2014年11月28日二诊：患者自述服药后平稳，心慌减轻，口不干，纳可，夜寐可，二便调，舌红苔薄，脉细数。药已奏效，继续予以上方出入。

处方： 黄连 10g，陈皮 12g，法半夏 8g，茯神 30g，枳壳 12g，竹茹 10g，太子参 30g，麦冬 18g，五味子 8g，龙骨 30g，珍珠母 30g，丹参 18g，酸枣仁 18g，甘草 6g。7 剂，水煎服。

2014 年 12 月 6 日三诊：患者自述已无明显不适，但咳嗽，痰白黏腻，纳可，夜寐可，二便调，舌红苔薄，脉细数。改为四君子汤合生脉散治疗。

处方： 太子参 30g，麦冬 18g，五味子 8g，茯苓 18g，半夏 8g，陈皮 12g，杏仁 15g，浙贝母 15g，白术 18g，紫菀 15g，百部 18g，甘草 6g。5 剂，水煎服。

按语： 本案患者两月前感受风寒后，寒邪束肺，肺气失宣，津液与寒邪相互搏结，郁热而化痰，逆袭心包出现心悸心慌之症；痰邪阻滞脾胃，脾气不能上承津液达咽喉，故出现口干之候；痰邪停留阻碍气机，故可出现乏力体倦；痰郁化热迫津外泄，故可出现汗出之象。治疗当以清热化痰、养心安神为主，方选黄连温胆汤清热化痰，生脉散益气养阴，加丹参活血化瘀并以安神；炒枣仁、茯神养血安神，龙骨敛心气，入肝安魂，珍珠母安神定惊以消惊悸。二诊患者明显好转，因脾为生痰之源，故继续运用燥湿化痰等。三诊患者自诉已无明显不适，但有咳嗽，痰白黏腻，故以二陈汤燥湿化痰，生脉散益气生脉，加紫菀、百部润肺止咳。如此攻补兼施，标本兼治，则疾病可愈。

病例 2

宋某，女，45 岁，公务员。2009 年 9 月 13 日初诊。

患者诉患胆囊炎、慢性胃炎、颈椎病，心肌缺血多年。3 年来反复发生心悸、心慌，不能自持，周身乏力，面色不华，口苦，心烦，胃脘痞胀，纳呆食少，夜间休息差，多梦，大便溏薄。舌质淡，苔薄黄，脉弦滑。心电图示：偶有室性期前收缩；心脏彩超示：左室室壁搏动减弱。

辨证：心肝气郁，胃失和降。

治法：疏肝和胃，宁心安神。

主方：逍遥散安神汤。

柴胡18g，白芍18g，白术18g，郁金12g，青皮9g，茯苓18g，当归15g，丹参18g，远志8g，龙骨30g，牡蛎30g，珍珠母30g，苦参20g，黄连9g，生薏苡仁30g，薄荷10g，甘草6g。4剂，水煎服。

2009年9月18日二诊：患者心悸发作次数明显减少，进食增加，仍口苦，二便正常，近日颈椎病复发，颈部发紧。改用逍遥散安神汤合桂枝加葛根汤。

处方：桂枝10g，葛根18g，丹参18g，柴胡18g，白芍18g，白术18g，郁金12g，茯苓18g，当归15g，龙骨30g，牡蛎30g，珍珠母30g，生薏苡仁30g，薄荷10g，甘草6g。5剂，水煎服。

按语：本例患者患有多种疾病多年，气血阻滞，心气不足，倦怠乏力，心神本失所养，加之肝气不舒，情志怫郁，则气血逆乱，胃失和降，扰动心神，则至心悸不宁；气郁内结，内生火热，耗伤正气，则乏力神疲。故治以疏肝宁心，兼和脾胃。心悸心慌之证乃因外感或内伤损伤心之气血，神失所养所致。心悸的病位在心，与肝有密切关系。心主血脉而藏神，肝主疏泄而调畅气机，神与情志为气血所养，心血滞缓则神失所养，气郁不舒则烦郁胸闷，故心肝气郁为其病机。选用以逍遥安神汤为主方加减，疗效显著。二诊因颈部发紧，考虑为营卫失调，津液失养所致，故合用桂枝加葛根汤。

病例 3

秦某，女，48 岁，教师。2010 年 11 月 9 日初诊。

患者心悸气短伴乏力 2 月余，加重 1 周。2 个月前劳累后出现心悸气短，伴乏力，偶有头晕，未予重视，自服参松养心胶囊，症状缓解。1 周前又感风寒，自觉心悸气短乏力较前加重，伴头晕，精神倦怠，语声低微，少气懒言，行动迟缓，纳差，寐多梦，盗汗，舌暗淡，苔白腻，脉沉细。心电图检查示：窦性心律，偶发室性早搏。

辨证：心脾气血两虚。

治法：益气养血，健脾宁心。

主方：归脾汤。

天麻 18g，钩藤 30g，黄芪 30g，当归 15g，太子参 30g，茯苓 18g，白术 18g，龙眼肉 12g，远志 8g，酸枣仁 18g，木香 6g，炙甘草 6g，五味子 6g，甘草 6g。7 剂，水煎服。

2010 年 12 月 17 日二诊：诉头昏基本消失，夜寐改善，阵发性心慌，心累，不可名状，夜间明显，余症同前。前法合用生脉养心之法。

处方：太子参 30g，麦冬 18g，五味子 8g，生地黄 18g，白芍 18g，白术 18g，茯苓 18g，丹参 18g，酸枣仁 15g，甘草 6g，大枣 18g，杏仁 15g。5 剂，水煎服。

按语：心悸的辨证重在分清虚实，辨明阴阳盛衰。特别应注意重病、久病的危逆征象。本病大多数属虚证，常在禀赋不足、久病失养、劳累过度基础上，突遇惊恐，忤犯心神，或长期忧思不解，伤及心脾而致心脾两虚，少数为本虚标实之证。久病虚损加重可致水饮凌心。因此补益心脾，安神定志为基本治法。有痰饮瘀血兼证者可适当兼顾。归脾汤为思虑过度，劳伤心脾，气血不足所致之证而设。方中以参、芪、术、草诸甘温之品补脾益气以生血，使气旺而血生；当归、龙眼肉补血养心；茯苓、酸枣仁、远志宁心安神；木香辛香而散，理气醒脾，与大量益气健脾药配伍，复中焦运化之功，又能防大量益气补血药滋腻碍胃，使补而不滞，滋而不腻，甘草调和脾胃，以资化源。全方共奏益气补血，健脾宁心之效。杨老常常灵活化裁，经多年实践，以四君子汤健脾益气，生脉散益气养心，与归脾汤有异曲同工之妙。

病例 4

钱某，女，68 岁，农民。2012 年 7 月 13 日初诊。

患者于 2 年前无明显诱因出现心悸症状，心电图示频发室性早搏，经多次住院输液及口服西药，病情仍反复发作。既往有慢性胃炎史 10 年。刻诊：心悸，心烦，胸闷，胃脘痛，食后胀满，嗳气，口干苦，大便干，纳呆，寐差，舌黯红，苔黄腻，脉弦滑结代。

辨证：胃中湿热，痰热扰心。

治法：清热化湿，和胃降逆。

主方：小陷胸汤。

黄连 10g，法半夏 8g，瓜蒌皮 18g，紫苏 10g，茯苓 18g，白术 18g，太子参 30g，白芍 18g，麦芽 15g，山楂 15g，炒神曲 15g，藿香 10g，佩兰 15g，枳壳 15g，桔梗 15g，石菖蒲 10g，郁金 15g，丹参 18g，黄精 18g，麦冬 18g，甘草 6g。7 剂，水煎服。期间忌辛辣油腻食物。

2012 年 7 月 21 日二诊：心悸、胸闷减轻，胃脘痛缓解，仍大便干，寐差，余症同前。继用小陷胸汤。

处方：黄连 10g，法半夏 8g，瓜蒌皮 18g，茯苓 18g，白术 18g, 太子参 30g, 白芍 18g, 麦芽 15g, 山楂 15g, 炒神曲 15g, 藿香 10g, 佩兰 15g, 枳壳 15g, 桔梗 15g, 石菖蒲 10g, 郁金 15g, 丹参 18g, 黄精 18g, 麦冬 18g, 火麻仁 30g, 甘草 6g。7 剂, 水煎服。

守上方治疗 1 个月诸症消失。

按语:《素问·平人气象论》云:"胃之大络,名曰虚里、贯鬲络肺,出于左乳下,其动应衣,脉宗气也。"生理上心脉之宗气由胃消化水谷精微之气所生成,由胃之大络上通于心,胃气盛则宗气旺。病理上,胃中湿热之邪,亦易循之大络上熏于心而见心悸、心烦或不寐等症。该患者之心悸乃胃中湿热循虚里上扰于心所致。故治疗以清热化湿,和胃降逆为法。方中小陷胸汤加藿香、佩兰清热化湿,宽胸和胃;枳壳、桔梗理气导滞;太子参、茯苓、白术、焦三仙健脾化湿,消食;石菖蒲、郁金化湿安神;麦冬、五味子、黄精养阴安神;丹参活血安神。全方共达清热化湿和胃,除烦安神之功。胃中湿热清则心神得安,心悸消除。

胸 痹

病例1

董某，女，37岁，销售员。2014年8月21日初诊。

近8天来，患者因工作压力较大常感胸骨后疼痛，按之尤剧，背部亦痛。刻诊：胸骨后疼痛，按之尤甚，背部时痛，寐差，脘胀，胃部有灼热感，舌红，苔薄白，脉沉细。查体：BP126/86mmHg，HR76次/分，心律齐，心电图未见明显异常。

辨证：痰浊瘀阻。

治法：豁痰通痹，兼通阳散结。

主方：瓜蒌薤白半夏汤。

瓜蒌皮18g，薤白15g，法半夏8g，茯神30g，桂枝10g，丹参18g，葛根18g，赤芍9g，红花6g，川芎10g，降香6g，砂仁6g，延胡索15g，紫苏梗12g，浙贝母15g，海螵蛸18g，甘草6g。10剂，水煎服。

2014年8月22日二诊：患者胸闷憋气好转，唯时感心悸，精神差，寐差，舌红，苔白润，脉沉滑。证属心气亏虚，虚烦上扰。治以益气宁心，除烦安神。

处方：太子参30g，麦冬18g，五味子8g，酸枣仁18g，瓜蒌皮18g，薤白15g，法半夏8g，茯神30g，桂枝10g，丹参

18g，葛根 18g，延胡索 15g，紫苏梗 12g，浙贝母 15g，海螵蛸 18g，甘草 6g。10 剂，水煎服。

2014 年 9 月 3 日三诊：患者已无胸闷憋气，心悸亦好转，寐转佳。月经适来，量少，舌淡苔少，边有瘀斑，脉弦细。证属气血亏虚，瘀血阻络，治当益气活血通络。改用生脉散合血府逐瘀汤为主方。

处方： 太子参 30g，麦冬 18g，山楂 18g，五味子 8g，生地黄 18g，当归 15g，赤芍 9g，川芎 15g，白术 18g，茯苓 18g，桔梗 15g，枳壳 12g，柴胡 18g，桃仁 8g，红花 6g，怀牛膝 15g，炙甘草 6g。10 剂，水煎服。2 个月后随访，胸背痛未见复发，月经亦正常，余无不适。

按语： 瓜蒌薤白半夏汤出自《金匮要略·胸痹心痛短气病脉证并治第九》："胸痹不得卧，心痛彻背者，瓜蒌薤白半夏汤主之。"常用于治疗痰浊阻痹心胸所致的胸痹，此案属痰浊闭阻证，以瓜蒌薤白半夏汤为主兼以通阳散结，方证合拍，故有显效。初诊时胸痛连及背部，有"胸痛彻背"之象，故加桂枝以温通心阳。且加延胡索止痛，以急则治其标；并以砂仁健脾化湿、紫苏梗行气宽中以消除痰浊之源，此为治于本。二诊因心悸、寐差，加生脉散益气养心安神。针对脘部胀满，有烧灼感，嗳腐吞酸等症，合用乌贝散，临床疗效颇佳。乌贝散乃民间验方，方中乌贼骨、浙贝母具清热解毒，制酸止痛，祛腐生肌的功效。此方主治胃酸过多，胃、十二指肠溃疡，疗效可靠。三诊患者月经来潮，舌有瘀斑，处以血府逐瘀汤合生脉散，而祛瘀而不伤血，解郁而不伤气，实为治疗由气虚血瘀所致妇科疾病的良方，故以本组方收尾而收功。

病例 2

瞿某，女，53 岁，工人。2013 年 1 月 17 日初诊。

患者心前区间歇性胀满不适半年余，经多方治疗效果不显。刻诊：心前区憋闷不适，时有胸痛气短，嗳气，乏力，心烦，纳可，失眠（入睡困难，睡后易醒，大约夜间睡眠时间为 3 小时左右），多梦，晨起口干，大便燥结不畅。舌红，苔黄，脉弦细。自述一直服用单硝酸异山梨酯片，效不佳。心电图示：大致正常心电图，心脏彩超无异常。

辨证： 肝气不舒，胸阳不振。

治法： 疏肝清热，养血健脾。

主方： 瓜蒌薤白白酒汤合丹栀逍遥散。

丹皮 10g，栀子 10g，柴胡 18g，白术 18g，茯苓 18g，白芍 18g，当归 15g，丹参 18g，川芎 10g，黄芩 15g，瓜蒌皮 18g，薤白 10g，法半夏 9g，龙骨 30g，牡蛎 30g，连翘 18g，炒枣仁 18g，生甘草 6g。7 剂，水煎服。

2013 年 1 月 25 日二诊：服药后胸闷憋气、气短乏力等症状有所减轻，睡眠质量较前好转，仍有耳鸣，心烦易怒，晨起口干，纳可，二便调，舌淡红，苔薄黄，脉弦细。改用主方生脉散合丹栀逍遥散。

处方： 丹皮 10g，栀子 10g，柴胡 18g，太子参 30g，白术 18g，茯苓 18g，麦冬 18g，白芍 18g，当归 15g，丹参 18g，瓜蒌皮 18g，薤白 10g，龙骨 30g，牡蛎 30g，炒枣仁 18g，生甘草 6g。7 剂，水煎服。

2013 年 2 月 3 日三诊：患者胸闷、憋气症状较前明显减轻，仅晨起偶尔出现，心烦易怒症状较前有所改善，自述夜间睡眠可达 5~6 个小时，且眠间醒来次数减少。上方继服 7 剂巩固疗效。

处方：丹皮10g，栀子10g，柴胡18g，太子参30g，白术18g，茯苓18g，麦冬18g，白芍18g，当归15g，丹参18g，瓜蒌皮18g，薤白10g，龙骨30g，牡蛎30g，炒枣仁18g，生甘草6g。7剂，水煎服。

按语：患者以胸闷憋气、失眠、烦躁易怒为主要临床表现，并以情志不遂为诱发因素，辨证属肝气郁滞，脉络不通兼血虚脾弱。肝气不疏，气机不畅，气滞则血阻，心脉不通故见胸痛；肝经布于两侧胸胁，故见胸部憋闷不适；肝主筋，为罢极之本，故肝气不和见全身乏力；肝主疏泄，在志为怒，肝失疏泄，肝郁而化火，上扰心神，则心烦易怒，心神不宁，眠差多梦。故用加味逍遥散合生脉散治疗恰对其证候，《医贯·郁病论》中就说到"予以一方治其木郁，而诸郁皆因其而愈。一方曰何？逍遥散是也。"方中用柴胡疏肝解郁为君，臣以白芍敛阴养血柔肝，体现肝"体阴而用阳"之说；川芎、木香行气；当归、丹参、延胡索活血；丹皮、栀子、连翘、黄芩清解郁热，又防肝郁所化之火复伤阴血。肝木为病易传于脾，导致木郁不达致脾虚不运、脾胃虚弱，而见嗳气，故用白术、甘草健脾益气，半夏、砂仁化湿和胃，实土以御木侮；乌贼骨增强白芍敛阴之功，补肝体而助肝用；炒枣仁养血安神。诸药共奏疏肝行气，清热活血，健脾养心安神之效。本案病例胸痹为非器质性病变，辅助检查无异常，辨证准确，故用药7剂，即可明显改善症状。在二诊中，加入生脉散以增强解郁安神之功。全方充分体现了抓住疾病的病机病位，辨病辨证相结合的临床诊疗思路。

痫　病

李某，男，28岁，农民。2009年6月27日初诊。

患者5年前因工作繁重，常头晕、心烦闷，继而昏厥，不省人事，口吐痰沫，四肢抽搐，数分钟即醒，一月发作1至2次，经某院诊断为"癫痫"。服中西药无数，症状未能控制，近半年发作愈加频繁，每天发作一两次。刻诊：头晕，心烦，时夜卧不安，胸闷不舒，口渴喜饮，口舌生疮，尿道时灼痛。舌质红，苔薄黄，脉滑数。

辨证：心火上扰，风痰发痫。

治法：清心化痰，息风定痫。

主方：导赤散。

处方：天麻18g，钩藤30g，生地黄18g，黄连10g，木通10g，竹叶10g，琥珀3g（冲），制胆星8g，郁金15g，全蝎5g（冲洗），甘草6g，竹沥20mL（3次/日）。10剂，水煎服。

2009年7月8日二诊：服药期间发作1次，余症均缓解，小便次数多，原方木通减为3g，去琥珀加生牡蛎30g（先煎），百合20g。

处方：天麻18g，钩藤30g，生地黄18g，黄连10g，木通10g，竹叶10g，生牡蛎30g（先煎），百合20g，制胆星8g，郁金 15g，全蝎 5g（冲洗），甘草 6g，竹沥 20mL（3 次／日）。10 剂，水煎服。后加减 30 剂而愈。追访 1 年，未发作。

按语：《医家四要》曰："烦劳过度，则火起于心。"由于社会的发展，生活节奏加快，工作压力增加，而致烦劳过度，心火暴盛，阳气怫郁，心神昏冒，则突然倒扑，痰火相合则吐涎，心火上扰则夜卧不安，口舌生疮，下移膀胱则淋痛。故以导赤散清心泻热，佐化痰息风之品，后期益气固本而收功。

口　糜

病例 1

康某，女，35 岁，工人。2006 年 6 月 11 日初诊。

自诉患复发性口腔溃疡已 8 年，经某院诊断为"复发性口腔溃疡"，给予中西医治疗，仍反复发作。今症见下唇内、左颊黏膜及舌体腹面多处有淡黄色溃疡，周围红肿。触碰时局部灼热，疼痛加剧。小便黄，舌红，苔微黄，脉滑数。

辨证： 心脾积热，耗气伤阴。

治法： 清热泻火，益气养阴。

主方： 甘露饮合导赤散。

麦冬 18g，天冬 15g，生地黄 18g，黄芩 15g，枇杷叶 18g，枳壳 12g，石斛 15g，茵陈 30g，淡竹叶 10g，木通 10g，甘草 6g。5 剂，水煎服。

2006 年 6 月 17 日二诊：诉口腔溃疡疼痛明显缓解，继服 3 剂，诸症消失而愈。

处方： 黄芩 15g，淡竹叶 10g，麦冬 18g，天冬 15g，生地黄 18g，枇杷叶 18g，枳壳 12g，石斛 15g，茵陈 18g，木通 10g，甘草 6g。3 剂，水煎服。

2006 年 6 月 21 日三诊：诉口腔溃疡疼痛消失，口腔黏膜回复正常。为防复发，嘱其服用六味地黄丸 2 个月，随访 1 年未见复发。

按语： 复发性口腔溃疡属中医学口疮、口糜、口疳等范畴。《圣济总录》曰："口疮者，由心脾有热，气冲上焦，熏发口舌，故作疮也"，故宜清除心脾积热为治。甘露饮出自宋代《太平惠民和剂局方》，方中生地黄、黄芩、茵陈凉血清热，天冬、麦冬、石斛养阴清润，壮水制火，再取导赤散之竹叶、木通清热利湿，导热下行，上清下利，热毒自消。枳壳疏理通降，调畅气机。全方共达益气养阴，泻火解毒利湿之效，从而使口腔溃疡之发作得以控制。

病例 2

黄某，女，62 岁，农民。2010 年 3 月 24 日初诊。

患者口腔溃疡频繁发作 3 月余，平均 5~8 天一发，遍服各种西药、中成药，疗效不佳。诊见：右侧唇内、齿龈各有一个溃疡面，大如米粒，疮面凹陷，疮色暗淡，痛如刀割，影响言语、进食，双腿酸软，乏力感，纳食可，夜间休息一般，大便偏稀，舌淡红，苔薄白，脉弦细。

辨证： 中阳不足。

治法： 补中益气，升阳举陷。

主方： 补中益气汤。

黄芪 30g，太子参 30g，白术 18g，当归 15g，陈皮 12g，升麻 6g，柴胡 18g，怀牛膝 15g，白及 15g，甘草 6g。7 剂，水煎服。

2010 年 5 月 27 日二诊：服用 7 剂后，溃疡逐步痊愈，未再进行治疗，近 6 日来溃疡复发，满布口腔，大小不等，色淡红，刺痛明显，腹胀，肛门重坠感，纳寐正常，二便调，舌淡，苔白腻，脉沉细。证法同上，继续用主方补中益气汤治疗。

处方：黄芪30g，太子参30g，白术18g，当归15g，陈皮12g，升麻6g，柴胡18g，枳壳18g，怀牛膝15g，延胡索15g，白及15g，甘草6g。7剂，水煎服。

2010年6月5日三诊：服用7剂后溃疡基本愈合，肛门重坠感减轻，仍有腹胀，大便稀，日行2~3次，舌红，苔薄白，脉弦细。继用上方加益胃之品。

处方：黄芪30g，太子参30g，山药18g，白术18g，当归15g，陈皮12g，升麻6g，柴胡9g，枳壳12g，怀牛膝15g，甘草6g。7剂后诸症安。随访至今，无明显不适。

按语：本案患者肌肉不丰，平素易疲倦，气短懒言，面色少华，畏寒肢冷，符合阳虚体质特征表现。患者脾气不足，虚火上炎之象明显，故口腔溃疡反复发作。结合患者体质进行辨证治疗，以补中益气汤为主方加减，疗效显著。

病例3

王某，男性，24岁，学生。2013年10月8日初诊。

自述患反复性口腔溃疡2年，每次复发时均积极求诊给予中药口服、西药含化等方式治疗，患者症状缓解，但是很快又发作，终不能痊愈。刻诊：面色不华，右侧颊黏膜可见2处溃疡面，中央四陷，浅黄白色黏膜覆盖，四肢不温，小腹冷痛，自感后腰部发凉，怕冷，舌淡红少苔，脉弦右尺细。

辨证：肾阳不足，虚火上浮。

治法：温补肾阳。

主方：金匮肾气丸。

桂枝3g，附片6g（先煎），生地黄18g，山茱萸15g，山药18g，茯苓18g，泽泻10g，牡丹皮10g，知母10g，黄柏

10g，甘草 6g。7 剂，水煎服。

2013 年 10 月 16 日二诊：诉四肢不温稍有改善，溃疡疼痛依旧，但是溃疡面较前缩小，余症同前。继续予以上方加减。

处方：桂枝 3g，附片 6g（先煎），白芷 12g，细辛 3g，生地黄 18g，山茱萸 15g，山药 18g，茯苓 18g，泽泻 10g，牡丹皮 10g，甘草 6g。7 剂，水煎服。

2013 年 10 月 24 日三诊：患者口腔溃疡疼痛基本消失，溃疡面已完全愈合，腰凉、四肢不温等症状已经明显减轻，改用金匮肾气丸口服。随诊半年，并无复发。

按语：口腔溃疡，中医多从阴虚火旺、火邪炽盛论治，选清热解毒、泻火滋阴等药物，然此案患者口腔溃疡反复发作，且有面色不华，怕冷四肢不温等症状，结合脉诊，则属阳虚无疑。其病机为肾阳不足，虚火上浮。肾阳不足，不能温阳形体，则腰凉，怕冷；肾阳虚弱，虚火上浮，煽动君火亦动，两火相加则上焦火势炎烈，灼伤口腔，而成溃疡。故予以金匮肾气丸温补肾阳，肾阳得补，元阳得归，故症状也随之消除。

胃脘痛

病例 1

钱某，男，47岁，公务员。2014年10月8日初诊。

诉患有"慢性胃炎"多年，症状反复出现，颇为痛苦。近1月来胃胀痛，伴恶心，嗳气，呕吐，口苦，时泛酸，神疲乏力，舌质红，苔薄黄，脉弦。

辨证：脾胃不足，寒热互结，中焦升降失常。

治法：寒热平调，补益脾胃。

主方：半夏泻心汤。

法半夏8g，干姜6g，黄连10g，黄芩15g，太子参30g，乌贼骨18g，柴胡18g，白芍18g，厚朴15g，砂仁5g（后下），广木香6g，陈皮12g，白术18g，茯苓18g，丹参18g，炒麦芽18g，炙甘草6g。7剂，水煎服。

2014年10月16日二诊：诉药后胃胀痛明显改善，余症亦有所减轻，矢气偏多，舌脉未变。改用安胃煎巩固疗效。

处方：太子参30g，白术18g，茯苓18g，陈皮10g，法半夏8g，木香6g，砂仁5g，柴胡18g，白芍18g，枳壳15g，藿香10g，黄连10g，麦芽18g，甘草6g。7剂，水煎服。

按语：患者胃胀痛伴恶心，呕吐，嗳气，此脾胃升降失常，气机失调所致；口苦，胃脘怕冷，舌质红，苔薄黄，乃中焦寒热错杂之象；神疲乏力，为中虚气血不足之证。本病以中虚为基础，寒热错杂，升降失常；治以补其不足，调其寒热，复其升降，故以半夏泻心汤为主方治疗。方中法半夏、干姜温胃散寒以和阴；黄芩、黄连清泻里热以和阳；太子参、甘草补虚和中，既防芩、连苦寒伤阳，又防姜夏辛热伤阴；加芍药，合甘草缓急止痛；加砂仁、木香、陈皮、白术、茯苓，合党参、半夏、甘草而成香砂六君子汤理气健脾；加厚朴，合诸行气药行气除胀；因"久病必瘀"，加柴胡疏肝理气，丹参活血化瘀；乌贼骨制酸止痛；炒麦芽一味，一者消食健胃，以助运化，二者疏肝解郁，以防土虚木乘。诸药相合，寒热并用，辛开苦降，补泻兼施，疾病自除。后以经验方安胃煎巩固疗效。故而获效。

病例 2

陈某，男，29 岁，工人。2013 年 9 月 11 日初诊。

患者两年前无明显原因出现胃脘部胀满疼痛，经口服西药症状缓解，但后期反复发作，颇为痛苦。刻诊：胃脘部胀满疼痛，嗳气、反酸、烧心，胃中灼热，无恶心、呕吐，口干口苦，不欲饮，易口舌生疮，纳呆食少，多食则胃脘胀满，胃脘部怕冷，大便 2 日一行，质不干，小便正常，睡眠尚可。面部油垢，散见痤疮，色红暗，舌红苔白黄，微腻，脉弦滑。西医院胃镜检查示：慢性浅表性胃炎，Hp（++）。

辨证：肝胃不和，寒热错杂。

治法：疏肝和胃，调和中州。

主方：四逆散合二陈汤。

柴胡 18g，白芍 18g，枳壳 15g，陈皮 12g，姜半夏 8g，茯苓 18g，紫苏梗 15g，厚朴 15g，黄连 10g，藿香 10g，浙贝母

15g，乌贼骨 18g，延胡索 15g，川楝子 10g，炙甘草 6g。6 剂，水煎服。

2013 年 9 月 16 日二诊：患者诉服上方后腹胀痛减轻，反酸、烧心、嗳气症状减轻，仍有灼热感，其余症如前。

处方：柴胡 18g，白芍 18g，枳壳 15g，陈皮 12g，姜半夏 8g，茯苓 18g，紫苏梗 15g，厚朴 15g，黄连 10g，藿香 10g，浙贝母 15g，乌贼骨 18g，延胡索 15g，蒲公英 30g，炙甘草 6g。6 剂，水煎服。

2013 年 9 月 20 日三诊：诉症状若失，无反酸、烧心、嗳气、胀痛，偶尔饮食不慎则稍有不适，面部痤疮减少，大便日一行，无异常感觉，舌红苔白微黄，脉弦。

处方：柴胡 18g，白芍 18g，枳壳 15g，陈皮 12g，姜半夏 8g，茯苓 18g，黄连 10g，黄芩 15g，浙贝母 15g，延胡索 15g，川楝子 10g，鸡内金 15g，炙甘草 6g。再服 5 剂后病情告愈。

按语：患者胃脘胀满痛为气机郁滞、不通则痛所致，胃主和降，气不降则上冲嗳气，升降不调，郁而发热，郁而发热则作酸。《临证指南医案·胃脘痛》曰："胃痛久而屡发，必有凝痰聚瘀。"方以四逆散疏肝和胃，二陈汤（陈皮、半夏、茯苓、甘草）和胃降逆，紫苏梗、藿香、黄连辛开苦降、调理寒热，乌贝散（乌贼骨、浙贝母）制酸止痛，金铃子散（延胡索、川楝子）行气清肝止痛。最后因为患者诸症消失，但偶有不适故以四逆散合金铃子散疏肝、以二陈汤和胃调理，以巩固疗效。

病例 3

朱某，女，59 岁，农民。2009 年 10 月 11 日初诊。

素有胃疾多年，近半年加重，服诸多药物乏效。现半夜

12 点至天亮胃痛加剧，牵引腰痛，痛时自觉胃脘部有跳动感，嗳气，不吐酸，烦躁，口干，饮食少，大便干，4～5天一行，量少。寐差，早醒，头痛。舌红干苔少，脉细弦。

辨证：久病气滞，脾胃虚弱。

治法：疏肝行气，佐以健脾。

主方：四君子汤合四逆散合膈下逐瘀汤。

太子参30g，生白术18g，茯苓18g，山药18g，柴胡18g，白芍18g，枳壳15g，桃仁8g，丹皮10g，赤芍9g，乌药10g，延胡索12g，当归15g，川芎10g，五灵脂10g，红花10g，酸枣仁18g，柏子仁15g，黄连3g，甘草6g。7剂，水煎服。

2009年10月20日二诊：诉胃痛明显减轻，纳食较前改善。睡眠好转，大便2天1次，量少。舌淡红少苔，脉弦数。继用上方巩固。

处方：太子参30g，生白术18g，茯苓18g，山药18g，柴胡18g，白芍18g，枳壳15g，川楝子12g，延胡索12g，当归15g，川芎10g，五灵脂10g，红花10g，山楂18g，山药18g，黄连3g，甘草6g。7剂，水煎服。

按语：胃病初起在气，气滞日久影响血络通畅，以致血瘀胃络，即"久病入络"，正如叶天士所云"初病在经，久病入络，以经主气，络主血，则知其治气治血之当然"。临床上此患者无明显瘀血症状，但患病已久，多处就医无效，体形瘦，此乃"大实有羸状"，应考虑病在血分之可能。本病案中患者素有胃痛，加重半年，考虑为久病入络。出现胃痛剧烈伴有烦躁、口干、大便干等实证，因实致虚后又表现体瘦、饮食少等虚证，故用膈下逐瘀汤活血化瘀；四君子汤健脾益气；四逆散行气调肝，"行中带补"。胃气宜降、以通为用；活血、化瘀、行气为了降胃腑；脾气宜升、以健为常，益气、健脾为了升脾阳。少量黄连既能清热，又健脾消食；酸枣仁、柏子仁养血安神。二诊时患者诸症好转，前方加减以巩固疗效。

病例4

张某，女，43 岁，农民。2013 年 6 月 15 日初诊。

诉反酸、烧心 4 年余。刻诊：烧心反酸夜间明显，胃胀，嗳气多，食后即胀，不喜揉按，食欲可，无口干口苦，寐可，二便调。舌红，小裂纹，苔薄白根黄，脉沉滑。胃镜显示为反流性食管炎、慢性胃炎。

辨证：胃虚寒热错杂。

治法：辛开苦降，和胃消痞。

主方：旋覆代赭汤合半夏泻心汤。

法半夏 9g，黄芩 15g，黄连 10g，干姜 10g，太子参 30，浙贝母 15g，乌贼骨 20g，旋覆花 15g（包煎），代赭石 30g（先煎），桔梗 15g，枳壳 15g，炙甘草 6g。7 剂，水煎服。

2013 年 6 月 24 日二诊：诉烧心反酸减轻，胃脘仍胀，嗳气多，口苦，矢气减少，纳可，寐安，大便日 1 次，质软。舌胖，有齿痕，苔薄白略腻，脉弦滑。守原方继续进服 7 剂。

处方：法半夏 9g，黄芩 10g，黄连 10g，干姜 10g，太子参 30g，浙贝母 15g，乌贼骨 20g，旋覆花 15g（包煎），代赭石 30g（先煎），桔梗 15g，枳壳 15g，炙甘草 6g。7 剂，水煎服。

2013 年 7 月 5 日三诊：诉烧心反酸大减，胃胀亦较前明显减轻，余症亦缓，口苦感消失，唯饮食不香，继续予以上方加醒脾开胃之品。

处方：法半夏 9g，黄芩 10g，黄连 3g，干姜 10g，太子参

30g，白术18g，茯苓18g，浙贝母15g，乌贼骨20g，旋覆花15g（包煎），代赭石30g（先煎），桔梗15g，枳壳15g，木瓜10g，炙甘草6g。7剂，水煎服。

按语： 本案为反流性食管炎所导致，烧心反酸多则之于热。寒热错杂，予健脾和胃降逆之法中寻求辛开苦降。方选旋覆代赭汤合半夏泻心汤。二诊顽症难愈，欲待方证相符，旨承原方，未作加减。三诊诸症悉减，纵使自诉纳呆，脾胃不足，同前病机传承一旨，治当健脾。选用木瓜之酸敛，醒脾开胃，增强食欲，散敛相得以收全功。

痞 满

病例 1

彭某，女，61 岁，农民。2008 年 3 月 12 日初诊。

近半月来感胃脘部不适，似有鹅蛋大异物逐渐高起，按之则无，不痛，伴呕吐，肠鸣，便溏，舌胖大，脉滑。

辨证：脾胃失常，寒热错杂。

治法：辛开苦降，寒热并用，补气和中。

主方：半夏泻心汤。

党参 18g，法半夏 10g，黄连 10g，干姜 6g，紫苏梗 12g，延胡索 15g，大枣 12g，甘草 8g。2 剂，水煎服。

2008 年 3 月 15 日二诊：诉服药后胃脘痞满减轻，其余脉证同前。继续予以主方半夏泻心汤。

处方：法半夏 8g，太子参 30g，黄芩 15g，黄连 10g，延胡索 15g，紫苏梗 12g，大枣 18g，甘草 6g。3 剂，水煎服。

再服 3 剂心下胀满消退，饮食如常，半年后随访未发。

按语：老年人因中气虚，外邪乘虚而入，而胃肠功能失调，寒热互结，升降失常，气机痞塞。其成因有热结致痞，外寒内热致痞，虚热水气致痞，虚热而呕致痞，误下后胃气受损，虚热益甚致痞。分别用仲景寒攻之"大黄黄连泻心汤"，温攻之"附子泻心汤"，散饮之"生姜泻心汤"，以及和胃降逆之"半夏泻心汤",补胃缓急之"甘草泻心汤"加减运用可获佳效。本案以半夏泻心汤为底方,加延胡索、紫苏梗调畅气机,故而疗效颇好。

病例 2

黄某,男,65 岁,退休。1992 年 3 月 10 日初诊。

诉自觉胃脘部有酒杯大包块,按之濡,不痛不硬,目前已经半年,多方治疗症状改善不明显。刻诊:自觉胃脘部有酒杯大包块,按之濡,不痛不硬,伴咽中不适,胸闷灼热,两胁胀满,时吐鲜血,舌苔黄,脉弦滑。

辨证:肝火犯胃,胃火上冲,火盛刑金而伤肺络。

治法:清热泻肺,散结和胃。

主方:大黄黄连泻心汤。

黄连 10g,生大黄 10g,黄芩 15g,桑白皮 18g,地骨皮 15g,白豆蔻 15g,法半夏 12g,大枣 12g,青黛 5g(冲服)。3 剂,水煎服。

1992 年 3 月 15 日二诊:诉连服 3 剂,血止,痞满渐消,舌苔薄黄,脉弦滑。继续予以主方大黄黄连泻心汤。

处方:黄连 10g,黄芩 15g,桑白皮 18g,地骨皮 15g,当归 10g,白蔻仁 15g,法半夏 12g,大枣 12g,青黛 5g(冲服)。3 剂,水煎服。

1992 年 3 月 20 日三诊:患者诉诸症消失,询问是否继续口服中药。嘱停用药物,清淡饮食。

按语:邪热直犯中焦,无形之热气阻滞胃脘,故成痞证。患者脘腹胀满,伴心烦口渴,脉按之濡,关脉浮,舌红苔黄。热甚伤络可吐血衄血,遂遵古人"热虽无形,然非苦寒以泄之,不能去也",用"大黄黄连泻心汤"泄热和胃,开结散痞。方中大黄泻热下气开结，桑白皮、地骨皮清肺热；白豆蔻、法半夏燥湿；黄连、黄芩、青黛消除热痞，使热去气畅，痞满得除；同时以大枣一味顾护脾胃。后以一诊方为基础调治而愈。

病例 3

韩某，男，73 岁，农民。2005 年 7 月 19 日初诊。

患者自诉胸膈、胃脘部胀满 2 年多，胃镜检查无异常，多方诊治，疗效不佳。观其舌红，苔黄而腻，脉滑数。

辨证：痰热结于胃脘致痞。

治法：清热化痰，和胃消痞。

主方：温胆汤。

黄连 10g，竹茹 10g，法半夏 12g，枳实 12g，陈皮 12g，全瓜蒌 15g，云茯苓 24g，胆南星 9g，甘草 6g。3 剂，水煎服。

2005 年 7 月 22 日二诊：诉用药后痞满减轻，舌脉同前。继续予以温胆汤调治。

处方：黄连 10g，竹茹 10g，法半夏 12g，枳壳 12g，陈皮 12g，全瓜蒌 15g，云茯苓 24g，胆南星 6g，甘草 6g。2 剂，水煎服。

2005 年 7 月 25 日三诊：诉用药后痞满消失，舌质淡，苔白腻，脉弦。改用香砂六君子汤调理建功。

处方：太子参 30g，白术 18g，茯苓 18g，陈皮 12g，法半夏 8g，木香 6g，砂仁 5g，甘草 3g。3 剂，水煎服。

按语：老年人因脾胃虚弱，化生痰饮阻于胸膈胃脘，致气机阻滞，痞满由生。若伴心烦、呃逆口渴、脉滑等症，此乃痰热内扰，当用温胆汤涤痰泻热，和胃消痞。若见胃脘痞满，呕吐痰水，苔白，脉沉滑，证属寒痰致痞，方用苓桂术甘汤健脾渗湿，温化痰饮以消痞。

病例 4

谭某，男，65 岁，农民。2002 年 10 月 17 日初诊。

诉 1 年来，胸膈胃脘部痞满，时而隐痛，经久不愈，伴嗳气频频，口淡厌食，头昏头痛，倦怠思睡，便溏，苔白厚腻，脉缓。他医曾以温补中药治疗无效。

辨证：脾胃湿滞。

治法：运脾燥湿，和中降气。

主方：三仁汤合平胃散。

苍术 18g，厚朴 18g，陈皮 15g，杏仁 15g，薏苡仁 30g，建曲 30g，草蔻 6g，通草 6g，法半夏 10g，甘草 3g。1 剂，水煎服。

2002 年 10 月 19 日二诊：诉服药后症状有所减轻，大便成形，苔根腻而厚，脉弦细。继续予以主方三仁汤合平胃散。

处方：苍术 18g，厚朴 18g，陈皮 15g，杏仁 15g，薏苡仁 30g，建曲 30g，草蔻 6g，通草 6g，法半夏 10g，甘草 3g。4 剂，水煎服。

2002 年 10 月 24 日三诊：诉痞满基本消失，纳食不佳，舌质淡，苔白腻，脉弦。主方改为香砂六君子汤调理脾胃以巩固疗效。

处方：太子参 30g，白术 18g，茯苓 18g，陈皮 12g，法半夏 8g，木香 6g，砂仁 5g，甘草 3g。3 剂，水煎服。

按语：内外之湿邪侵袭人体，脾胃受邪致气机阻滞而生痞满，伴头重痛、倦怠、苔腻、呕恶，用《太平惠民和剂局方》之六活汤运脾和胃，除湿消胀满；若湿久化热，或外感湿热之邪，伴见身热不扬，苔黄厚腻，用三仁汤运脾除湿以消痞满；

若湿困脾胃甚者而热象不显之痞满证，用平胃散疗效最佳。本案既有湿困脾胃之证，又有湿久化热象，故选两方合用而收效。

病例5

华某，女，54岁，农民。2007年6月22日初诊。

诉5年来自觉胸中痞满刺痛，食少，胸胁痞满，腹胀，久治不愈。年前丧夫，情志抑郁，伴呃逆吞酸，苔白腻，脉浮弦。

辨证：肝气郁结，导致六郁之血痰湿食证。

治法：疏肝解郁，理气消胀。

主方：逍遥散合越鞠丸。

柴胡15g，白芍15g，当归15g，云茯苓18g，白术18g，栀子10g，苍术10g，川芎10g，香附12g，建曲30g，甘草3g。5剂，水煎服。

2007年6月28日二诊：诉服药后胀满渐消，自觉胃脘部似有物梗阻，烦闷不舒，胸胁苦满，改用小柴胡汤以收功。

处方：柴胡18g，黄芩15g，太子参30g，法半夏8g，大枣18g，苍术15g，厚朴12g，陈皮12g，神曲18g，甘草6g。5剂，水煎服。

按语：七情所伤，气机郁结，或肝郁犯脾，而致胸胁胃脘部痞满，伴吞酸嘈杂，嗳气恶心苔白，脉浮弦等，临床上常用逍遥散合越鞠丸加减治疗。若自觉胃脘部似有物梗阻，烦闷不舒，胸胁苦满等，证属少阳，改用小柴胡汤治疗。

呃　逆

杜某，男，70 岁，农民。2014 年 6 月 11 日初诊。

患者诉 4 个月前因家事心情不畅，之后出现呃逆阵作，恶心欲呕，甚则呕吐胃内容物，无咖啡渣样物，彻夜无法入睡，情绪波动时易诱发加重。曾到某院就诊，诊断为"顽固性呃逆"。平素长期服用促进胃肠动力药，感呃逆无明显好转。刻诊：呃逆连声，自觉气上冲胸，情绪焦虑抑郁，恶心欲呕，脘腹闷胀，两胁隐痛，口苦，纳食差，夜间休息差，大便稀溏，小便黄，苔薄黄微腻，脉细弦。

辨证：肝郁气滞，肝郁化热，肝气循冲气上逆。

治法：清热降逆，养血疏肝。

主方：奔豚汤。

李根皮 30g，法半夏 9g，葛根 18g，川芎 15g，当归 15g，黄芩 15g，白芍 18g，旋覆花 12g（包煎），代赭石 30g（先煎），生姜 10g，炙甘草 6g。5 剂，水煎服。

2014 年 6 月 18 日二诊：患者诉口苦，服药后效果甚佳，呃逆次数减少，程度减轻。但仍夜间休息差，大便稀溏，小便黄，舌质淡，苔薄黄腻，脉细弦。

处方：酸枣仁 18g，太子参 30g，白术 18g，茯苓 18g，李根皮 30g，法半夏 9g，葛根 18g，川芎 15g，当归 15g，黄芩

15g，白芍 18g，旋覆花 12g（包煎），代赭石 30g（先煎），炙甘草 6g。5 剂，水煎服。

按语：本例患者病程较长，平素体质较虚弱，情绪波动时呃逆加重，辨证为肝郁化热之奔豚证。《金匮要略·奔肠气病脉证治第八》载："奔豚，气上冲胸，腹痛，往来寒热，奔豚汤主之。"冲脉隶属于肝，起于下焦，上循咽喉，若惊恐恼怒，肝气郁而化热，挟冲气上逆，则发为奔豚"肝欲散"，方中以生姜、半夏、葛根之辛以散之；"肝苦急"，故以甘草以缓之；肝"体阴用阳"，故以当归、白芍、川芎入血以养之柔之；胆宜降宜利，故以黄芩苦寒以清泄之。本例长期呃逆，系血虚肝旺之体，故投奔豚汤养血、平肝、泻火。加用旋覆花苦、辛、咸、微温，入肺、脾、胃、大肠经。《本草纲目》曰："旋覆……所治诸病，其功只在行水、下气。"代赭石苦、寒，归肝、心经，具有平肝潜阳，重镇降逆之功，能镇摄肺胃之逆气。诸药合用，血虚得养，邪热得泻，呃逆自安。此外，奔豚汤不惟治奔豚气，凡肝郁化热，其气上逆之证，皆可运用。

嘈 杂

潭某，女，61岁，农民。2009年11月21日初诊。

自诉胃脘嘈杂、痞胀3年，近3个月加重，每于进食后则胃胀、嗳气，时悲伤欲哭，喜叹气，口臭，咽部不适，寐差。舌红，苔薄，脉滑。胃镜提示糜烂性胃炎。

辨证：肝气犯胃。

治法：疏肝解郁，安神定志。

主方：丹栀逍遥散合安神定志丸。

牡丹皮10g，栀子10g，柴胡18g，白术18g，白芍18g，茯苓18g，当归15g，黄连10g，竹茹10g，远志9g，石菖蒲12g，酸枣仁15g，生龙骨、生牡蛎各30g，厚朴12g，枳壳12g，陈皮12g，紫苏梗12g。7剂，水煎服。

2009年11月21日二诊：诉服药期间悲伤叹气减少，嘈杂胃痞明显减轻，惟嗳气减而未除。继续用丹栀逍遥散合安神定志丸治疗。

处方：牡丹皮10g，栀子10g，柴胡18g，白术18g，白芍18g，茯苓18g，当归15g，黄连10g，竹茹10g，香附15g，郁金12g，远志9g，石菖蒲12g，酸枣仁15g，生龙骨、生牡蛎各30g，厚朴12g，枳壳12g，陈皮12g，紫苏梗12g，甘草6g。7剂，水煎服。

2009 年 11 月 30 日三诊：诸症悉除，再予上方 14 剂巩固疗效。

按语： 患者悲伤欲哭、喜叹气乃肝郁不疏；参合口臭、舌红，睡眠欠佳恐由肝郁化火，扰动心神所致。丹栀逍遥散疏肝解郁泻火，合安神定志丸加枣仁安神定志。"木火郁而不泄，阳明无有不受其戕"，脾胃气机升降受到影响而生胃脘痞胀，以理气药行气消痞、畅其气机，是为佐使。二诊因嗳气未尽，故加香附、郁金行肝气。故而收效。

泄 泻

病例 1

龙某，女，78 岁，农民。2014 年 9 月 3 日初诊。

患者因"脑出血"在某院行手术治疗，术后长期卧床。术后 2 周出现泄泻，每日 4～5 次，腥臭难闻，在外院服用黄连素片、诺氟沙星、蒙脱石散等，同时也间断服用中药如补中益气汤、参苓白术散之类，仍无效。刻诊：面色萎黄，不思饮食，右侧半身不遂，口淡不渴，每天大便 4～5 次，稀溏黏腻，左下腹触及硬块。舌淡苔黄干，脉弦滑。

辨证：食滞肠胃。

治法：泻下通腑。

主方：大承气汤。

大黄 12g，芒硝 8g，厚朴 20g，枳实 15g，何首乌 20g。3 剂，水煎服。

2014 年 9 月 8 日二诊：患者服中药后，患者第一日腹泻 8 次左右，量多而臭；3 剂后大便减少至 2～3 次，目前已经通畅。现为调理求诊。舌质淡，苔白而干，脉细。改为保和丸治疗。

处方：神曲 18g，山楂 18g，陈皮 12g，连翘 18g，莱菔子 10g，茯苓 18g，法半夏 8g，白术 18g，薏苡仁 30g，木香 6g，

砂仁5g，山药18g，白扁豆20g，甘草6g。5剂，水煎服。

按语：本案例为久病易导致气血亏虚，脾失运化，中气下陷。患者连续以益气固涩之法，反致积滞不去，气血不生。而"下利脉反滑者，当有所去，下之乃愈，宜大承气汤"。里热不清，燥屎不除，则病无转机，故以大承气汤釜底抽薪，急下存阴，使塞者通，闭者畅，里热积滞得以荡除。后调整为保和丸巩固而获效。

病例 2

邹某，女，59岁，农民。2013年11月13日初诊。

患者平素喜食肥甘辛辣，1年前因饮食不节患急性胃肠炎，病后便溏，便后不爽，时作时止，或3～4次/日，或5～6次/日，便前肠鸣、腹痛，泻后痛减。胃脘痞塞不舒，胸膈满闷，两胁胀痛时作，嗳气，反酸，口臭口干，纳呆，舌红苔黄厚腻，脉弦滑。

辨证：湿热滞肠，肠道气机不利。

治法：清热化湿，理气疏肝。

主方：黄连温胆汤。

黄连10g，藿香10g，法半夏8g，陈皮12g，茯苓18g，枳壳12g，竹茹10g，厚朴15g，紫苏梗15g，木香8g，炒薏苡仁30g，冬瓜子30g，白扁豆30g，山楂18g，炒麦芽18g，甘草6g。7剂，水煎服。

2013年11月21日二诊：诉大便次数减少，2～3次/日，仍有肠鸣，其余诸症减。原方合并四君子汤治疗。

处方：太子参30g，白术18g，黄连10g，法半夏8g，陈皮12g，茯苓18g，枳壳12g，竹茹10g，冬瓜子30g，炒薏苡仁30g，甘草6g。7剂，水煎服。

按语： 患者因肆食肥甘厚味，致湿热内蕴，热邪伤津，炼液成痰，故口渴唇燥，苔黄深厚。内迫阳明，大肠传化失司，脾胃升降失常，则生泄泻；痰热内蕴，气机不畅，故见胃脘痞塞，胸膈满闷，两胁胀痛，纳呆。《局方发挥》言："平时津液随上升之气郁积而成。郁积之久，湿中生热，故从火化，遂作酸味"，故口臭、反酸、舌红苔黄厚腻、脉弦滑正是湿热内蕴之征。《三因极一病证方论》云："气郁生涎，涎与气搏，变生诸证。"痰为百病之源，温胆汤理气化痰和胃，茯苓健脾渗湿，和中止泻，湿邪黏滞，最易阻滞气机，紫苏梗、木香、厚朴、枳壳以理气运脾，行气消满；扁豆、炒薏苡仁健脾助运，化湿止泻；鸡内金、炒麦芽以消食除滞。全方寓健脾之意而不壅滞，化湿而不助热。清热而不助湿，故而痊愈。

病例3

冯某，男，72岁，农民。2014年9月22日初诊。

患者反复腹痛、腹泻2年，每因进食寒凉食物或情绪紧张诱发，5天前进食寒凉食物后出现上述症状加重，每日排烂便8~10次，排便后疼痛稍缓解，伴肛门灼热，纳差，小便尚调。舌脉象：舌淡胖，苔黄腻，脉弦。

辨证： 肝郁脾虚，湿热蕴结。

治法： 疏肝健脾，清热燥湿。

主方： 痛泻要方合葛根黄芩黄连汤。

陈皮12g，白芍18g，炒白术18g，防风15g，煅龙骨30g（先煎），煅牡蛎30g（先煎），葛根18g，黄芩15g，黄连10g，炒白扁豆20g，炒山药18g，藿香10g，甘草6g。6剂，水煎服。

2014 年 9 月 30 日二诊：诉服药后腹痛减轻，肛门灼热感基本消失，仍有腹痛、肠鸣。舌质淡，苔腻稍黄，脉弦数。继续予以前方治疗。

处方：太子参 30g，炒白术 18g，茯苓 18g，陈皮 12g，白芍 18g，防风 15g，葛根 18g，黄芩 15g，黄连 10g，炒白扁豆 20g，炒山药 18g，藿香 10g，甘草 6g。6 剂，水煎服。

2014 年 10 月 8 日三诊：诉腹痛、肛门灼热感均消失，但是自觉胃脘部痞满不熟，偶有肠鸣。舌质淡，苔腻稍黄，脉弦数。改用半夏泻心汤治疗。

处方：法半夏 8g，黄芩 15g，黄连 10g，干姜 8g，太子参 30g，炒白术 18g，茯苓 18g，陈皮 12g，白芍 18g，防风 15g，葛根 18g，甘草 6g。6 剂，水煎服。

按语：患者为老年男性，脾胃素虚，中阳不振，不能腐熟和受纳水谷，清浊不分，故长期大便溏泄。此次进食寒凉使脾阳更衰，水谷腐熟运化不及，故腹泻加重。土虚木乘，出现脾虚肝郁之象。加上肛门灼热，说明肠道湿热蕴结。故予以疏肝健脾，清热燥湿之法，选用痛泻要方合葛根黄芩黄连汤治疗。有《医方考》曰："泻责之脾，痛责之肝；肝责之实，脾责之虚，脾虚肝实，故令痛泻。"

方中白术甘温，健脾补虚为君药，白芍酸寒，养血柔肝，陈皮理气醒脾，防风疏肝醒脾，升清止泻，酌加炒白扁豆、茯苓、炒山药、广藿香健脾化湿，煅龙骨、煅牡蛎涩肠止泻。同时予以黄芩、黄连清热燥湿，葛根清热生津止泻。三诊患者症状缓解，但是自觉胃脘部痞满不熟，偶有肠鸣，考虑患者湿邪日久化热，予半夏泻心汤寒热平调、调畅气机。《金匮要略》载："呕而肠鸣，心下痞者，半夏泻心汤主之"，方中黄连、黄芩苦寒以泄热，法半夏辛温以散寒，四药相伍辛开苦降，调畅气机；同时异功散健脾燥湿；以上药物合用，共奏健脾疏肝、寒热平调、辛开苦降、调畅气机之功。

便　秘

李某，女，23 岁，学生。2012 年 9 月 1 日初诊。

患者既往大便就偏干，但基本上每日一行。近半年来因感情问题，长时间郁闷，尔后出现排便困难，排便时间延长，但便质不干，量少，2～3 日一行，纳呆食少，常有饱胀感，嗳气。曾服西药无明显改善。舌淡红，苔薄白，脉弦略滑。

辨证：肝郁气滞，肠失濡润。

治法：疏肝解郁，行气养血润肠。

主方：四逆散合润肠丸。

柴胡 18，白芍 18g，枳壳 15g，厚朴 15g，当归 15g，生地黄 18g，火麻仁 30g，杏仁 15g，甘草 6g。5 剂，水煎服。嘱患者加强户外运动。

2012 年 9 月 10 日二诊：患者服药 3 剂后大便豁然通畅，5 剂腹胀等症亦消失，1 年后随访，病情未复发。

按语：此患者由于情感问题而致肝气郁结，肝主疏泄，对全身脏腑经络气机之升降出入起重要调节作用，肝气郁不疏，大肠主降失司，故大便秘而难排，方以四逆散合润肠丸调转枢机，润肠通便，故对便秘疗效甚佳。

呕 吐

常某，男，34 岁，农民。2015 年 5 月 11 日初诊。

患者诉 2 年前因食物不洁，饮食不规律，患上呕吐之病，每在餐后半小时内呕吐胃内容物，发病至今未进行过治疗。近日因外出饮酒而致呕吐复发，呕吐后胃脘部隐痛不适，餐后可减轻，渴喜凉饮，牵引胃脘。刻诊：胃脘部隐痛不适，难以名状，形体消瘦，胃脘部柔软，稍拒按，大便质偏硬，苔薄黄而腻，质偏红，脉细数。

辨证：脾胃阴虚，痰浊中阻。

治法：健脾益气，降逆止呕。

主方：六君子汤合旋覆代赭汤。

藿香 10g，黄连 10g，旋覆花 15g，代赭石 30g，太子参 30g，法半夏 8g，白术 18g，茯苓 18g，陈皮 12g，麦冬 18g，五味子 8g，大腹皮 18g，甘草 6g。7 剂，水煎服，

2015 年 5 月 20 日二诊：诉服药后症状稍减，隐痛不适明显好转，效不更方，继续原主方治疗。

处方：藿香 10g，黄连 10g，旋覆花 15g，代赭石 30g，太子参 30g，法半夏 8g，白术 18g，茯苓 18g，陈皮 12g，麦芽 18g，甘草 6g。7 剂，水煎服。

2015 年 5 月 28 日三诊：诉胃痛症状已消失，呕吐未再

发，舌质淡，有齿痕，苔薄白。改用四逆散合香砂六君子汤善后。

处方：太子参30g，法半夏8g，白术18g，茯苓18g，陈皮12g，木香6g，砂仁5g，柴胡18g，白芍18g，枳壳12g，桔梗15g，甘草6g。7剂，水煎服。嘱忌口辣香辛，油腻厚味食物。随访未见复发。

按语：患者因饮食不洁而至呕吐，迁延不愈胃气久升不降，故隐痛而偏喜凉饮；又因饮酒，痰浊郁阻中焦脾胃，痰浊郁久而化热，更伤脾胃，加之酒为湿热之品，饮后而旧患复发，故见苔黄而腻，舌质红。脾胃既伤，加以呕吐迁延，拟定六君子汤合旋覆代赭汤以健脾益气，降逆止呕。全方益气和胃，降逆止呕，标本兼顾，故疗效显著。

胁 痛

病例 1

李某，男，45 岁，农民。2015 年 8 月 17 日初诊。

自诉右胸胁刺痛 10 天，既往无慢性肝炎、慢性胆囊炎病史，本次起病于激烈争吵之后，呼吸及咳嗽加重，自觉喉中有痰，但咯吐不爽，痰中带少量血液，纳寐尚可，二便自调，形体肥胖，唇暗，舌淡紫，苔厚腻，脉细滑。

辨证：痰湿内停，瘀血阻络。

治法：化痰利湿，活血理气。

主方：黄芩温胆汤。

黄芩 15g，陈皮 12g，法半夏 8g，茯苓 18g，枳实 12g，桔梗 15g，竹茹 10g，郁金 15g，丝瓜络 15g，川芎 15g，土鳖虫 10g，水蛭 3g，炙甘草 6g。7 剂，水煎服。

2015 年 8 月 25 日二诊：诉服 4 剂后，胸胁刺痛明显减轻，痰量减少，痰中未见带血，后继服，症状均愈，纳可，寐安，大便正常。告愈。

按语：《医碥》言"左胁痛多属留血，或胁下有块；右胁痛多气郁，气郁则痰亦停"，《金匮翼》又云："肝生于左，肺藏于右，所以左属肝，肝藏血。肝，阳也；血，阴也。乃外阳而内阴也。右属肺，肺主气。气，阳也；肺，阴也。乃外阴而内阳也。由阴阳五脏气血分属，是以左胁之痛，多因留血，右胁之痛，悉是痰积，岂可一概而言乎。虽痰气固亦有流注于左者，然必与血相搏而痛，不似右胁之痛，无关于血也。"阐明了胁痛的部位与病机的关系，认为胁痛之病左为瘀血或痰瘀互结，右为痰气郁滞。

本案患者气郁不畅，水湿运化失司，则聚津为痰，痰浊内盛，随气升降，侵犯肝胆，气血受阻，故见右胸胁疼痛；痰浊壅盛，脾胃运化功能失常，因脾为生痰之源，导致喉中有痰，咳吐不爽；肝郁化火，横逆伤肺，灼伤肺络，则痰中带血丝；形体肥胖、唇暗、舌淡紫苔厚腻、脉细滑均为痰瘀互阻之象。综上本案以痰瘀阻滞为病机关键，因此采用化痰逐瘀法治疗，在黄芩温胆汤的基础上加活血化瘀药。加川芎为"血中之气药"，善于走散，可起到活血化瘀之功；丝瓜络"入经络，解邪热。热除则风去，络中津液不致结合而为痰，变成肿毒诸症，故云解毒耳"；土鳖虫活血化瘀；水蛭"破瘀血而不伤新血，专入血分而不伤气分"。全方合用，共奏化痰利湿、活血化瘀之功而获佳效。

病例 2

薛某，女，45 岁，职员。2010 年 9 月 6 日初诊。

自诉反复两胁隐痛 5 年，曾前往某院诊断为"①病毒性肝炎乙型慢性中度；②慢性胃炎"，近半年因劳累症状较前加重。刻诊：性情急躁易怒，形体偏瘦，面色不华。右胁下常隐痛，痛则连脘，胃纳不佳，嗳气频作。舌边红，苔薄白腻，脉弦细。

辨证：肝气郁结，肝胃不和。

治法：疏肝健脾和胃。

主方：柴胡疏肝散。

柴胡 18g，白芍 18g，川芎 15g，香附 15g，枳壳 15g，陈皮 12g，炒白术 18g，延胡索 15g，川楝子 12g，木香 6g，佛手 10g，吴茱萸 3g，旋覆花 12g，鸡内金 18g，甘草 6g。7 剂，水煎服。嘱其调畅情志，清淡饮食，适当运动。

2010 年 9 月 14 日二诊：诉上药服用 7 剂后胁痛、腹胀减轻，胃纳仍不佳，嗳气仍多，腹胀，肢痛。舌淡红，苔薄白，脉弦细。患者脘腹胀痛减轻，但嗳气不减，加大破气降逆之品，治以疏肝理气，和胃降逆。继续予以主方柴胡疏肝散治疗。

处方：柴胡 18g，白芍 18g，川芎 15g，香附 15g，枳壳 15g，青皮 12g，炒白术 18g，延胡索 15g，川楝子 12g，代赭石 18g，旋覆花 12g，鸡内金 18g，甘草 6g。7 剂，水煎服。

2010 年 9 月 25 日三诊：诉胁痛、腹胀消失，嗳气明显减轻，胃纳仍不香。舌淡红，苔薄白，脉弦细。气机调畅，脾胃之气渐复，加用健脾消食之品，助脾胃之气恢复，改用安胃煎治疗。

处方：柴胡 18g，白芍 18g，枳壳 15g，太子参 30g，白术 18g，茯苓 18g，山楂 18g，神曲 18g，麦芽 18g，木香 6g，砂仁 5g，甘草 6g。7 剂，水煎服。

2010 年 10 月 8 日四诊：上方又服 7 剂，腹痛腹胀诸症消失，胃纳较好，舌淡红，苔薄白，脉已转缓。脾胃之气渐复，守法续服，巩固疗效。

处方：柴胡 18g，白芍 18g，当归 15g，枳壳 15g，太子参 30g，白术 18g，茯苓 18g，山楂 18g，神曲 18g，麦芽 18g，木香 6g，砂仁 5g，甘草 6g。7 剂，水煎服。告愈。

按语：《素问》曰："余知百病生于气也，怒则气上，喜则气缓，悲则气消，恐则气下，寒则气收，炅则气泄，惊则气乱，劳则气耗，思则气结。"肝喜条达而恶抑郁，本病患者系肝气郁滞，横逆犯脾（胃），致中焦气机升降失常，运化腐熟功能减弱所致。嗳气频作，烦躁易怒，脉弦，此为肝气郁滞之象。患者肝病日久，肝失所养，失于条达所致，气机不畅。又见《素问》有云："气有余，则制己所胜而侮所不胜。"故治宜疏肝理气，健脾和胃；方拟柴胡舒肝散。二诊时因患者嗳气仍多，故在原方基础上去陈皮加青皮疏肝破气，降逆止呕。而后三、四诊时因患者胁痛症状消失，只脘腹胀痛，故以理气健脾、消食导滞为主，意在助脾胃之气恢复，方拟安胃煎治疗。《素问·阴阳应象大论》曰："谷气通于脾。六经为川，肠胃为海，九窍为水注之气。九窍者，五脏主之。五脏皆得胃气，乃能通利。"故用理气消导药物以行中焦，利五脏之气，特别是利肝气之郁滞。

黄　疸

病例 1

舟某，男，28 岁，农民。2008 年 4 月 10 日初诊。

患者既往有"慢性乙型肝炎"病史，平常未定期检查及治疗。2 周前，家人发现患者皮肤、目睛发黄，患者自觉小便黄，但未予重视。1 周前，患者自觉乏力、纳差，进食量仅为平常的 1/3，厌油腻，遂到某院就诊。查肝功能：ALT 729U/L，AST 568U/L，TBIL 534μmol/L。刻诊：身目黄染，色鲜明，尿如浓茶样，乏力，纳差，睡眠佳，大便秘结，舌暗红，边有瘀点，苔黄腻，脉弦滑。

辨证：阳黄（热重于湿）。

治法：清热利湿，活血退黄。

主方：茵陈蒿汤合四逆散。

茵陈 30g，大黄 12g，栀子 15g，山楂 18g，丹参 18g，柴胡 18g，赤芍 9g，虎杖 15g，白术 18g，枳壳 15g，益母草 15g，甘草 6g。7 剂，水煎服。

2008 年 4 月 20 日二诊：自诉诸症改善，胃纳好转，黄疸减轻，复查肝功能：ALT 346U/L，AST 223U/L，TBIL 541μmol/L。效不更方，原方加味继续治疗。

处方：茵陈 30g，大黄 8g，栀子 10g，山楂 18g，丹参

18g，柴胡 18g，赤芍 9g，虎杖 15g，白术 18g，枳壳 15g，板蓝根 18g，贯众 18g，益母草 15g，甘草 6g。7 剂，水煎服。

3 周后患者复查肝功能：ALT 60U/L，AST 42U/L，TBIL 82μmol/L。病情稳定，嘱清淡饮食。

按语： 茵陈蒿汤出自张仲景《伤寒论》："伤寒七八日，身黄如橘子色，小便不利，腹微满者，茵陈蒿汤主之。"本方是治疗湿热黄疸的第一要方，全方只有茵陈、大黄、栀子三味药组成，共奏泄热利湿退黄之功效。结合本例患者以黄疸为主症，黄色鲜明，伴大便秘结、纳差等中焦湿热征象，辨证属阳黄，热重于湿，治法当以清热利湿、活血退黄为主，故方选茵陈蒿汤合四逆散治疗。"治黄必活血，血活黄易却"，改白芍为赤芍，凉血活血退黄，配合虎杖清热利湿退黄，枳术丸健脾益气，顾护中州，山楂、丹参、益母草活血，甘草调和诸药。全方共奏清热利湿、活血退黄之功效，切中病机，故效如桴鼓。

病例 2

梁某，女，50 岁，农民。2014 年 10 月 14 日初诊。

患者既往患有"慢性乙型肝炎"病史，平常无规则诊治。半年前，患者自觉乏力、身目尿黄，在某院行彩超提示肝内光点增粗，予以护肝、退黄等治疗，但病情未能控制，黄疸逐渐加重。1 个月前，患者自觉乏力，身目尿黄加重，并出现双下肢浮肿，3 天前患者查肝功能：ALT 256U/L，AST 355U/L，ALB 24g/L，TBIL 122μmol/L。彩超提示肝硬化。刻诊：形体消瘦，面色黧黑如烟熏，眼轮深黑，口唇紫绀，身目黄染，乏力，胃纳、睡眠差，小便少，双下肢浮肿。舌暗淡，边尖齿痕，苔黄白相间腻，脉沉弦滑。

辨证：肝郁脾虚，湿瘀互结。

治法：疏肝健脾，活血退黄。

主方：逍遥散合茵陈五苓散。

茵陈30g，茯苓30g，猪苓18g，泽泻15g，白术18g，白芍18g，柴胡18g，当归15g，桂枝3g，太子参30g，枳壳12g，丹参18g，郁金15g，车前草30g，甘草6g。7剂，水煎服。

2014年10月24日二诊：诉服药1周后，患者乏力、纳差改善，舌暗淡，边尖齿痕，苔白腻，脉沉弦滑。复查肝功能：ALT 128U/L，AST 181U/L，ALB 28g/L，TBIL 128.5μmol/L，效不更方，在上方基础上继续治疗。

处方：茵陈30g，太子参30g，白术18g，茯苓30g，桂枝3g，猪苓18g，泽泻15g，白芍18g，柴胡18g，当归15g，枳壳12g，丹参18g，郁金15g，车前草30g，甘草6g。7剂，水煎服。

2014年11月2日三诊：继续二诊方坚持治疗2周，患者乏力、纳差明显改善，食量已近正常，双下肢浮肿及皮肤黄染消退，改用安胃煎加清热解毒，利湿退黄之品。

处方：茵陈30g，太子参30g，白术18g，茯苓30g，猪苓18g，枳壳12g，白芍18g，柴胡18g，当归15g，丹参18g，郁金15g，车前草30g，生地黄15g，甘草6g。7剂，水煎服。

按语：茵陈五苓散出自《金匮要略》，主治湿热黄疸，湿重于热，小便不利。本例患者黄疸顽固不退，病情进展快，仅半年时间即进展为肝硬化，而且症见面色黧黑如烟熏，伴双下肢浮肿、小便量少，结合舌脉，辨证属湿重于热，故以逍遥散合茵陈五苓散疏肝健脾，活血退黄。服药1周后，症状明显改善，效不更方，继以本方加减调治，终获佳效。

鼓 胀

谢某，男，56岁，农民。2013年10月15日初诊。

患者既往有"肝硬化"多年，近半年来反复出现腹水，全身乏力等，经积极治疗，但是症状仍反复出现。刻诊：腹满胀大，青筋显露，神疲乏力，面色晦暗，口干，食饮不佳，小便短少，大便秘结。舌暗苔薄，脉弦涩。

辨证：肝气不舒，日久瘀水互结。

治法：疏肝解郁，活血通络，行气利水。

主方：四逆散合异功散合桂枝茯苓丸。

柴胡18g，白芍18g，鳖甲18g，太子参30g，白术18g，茯苓30g，陈皮10g，桂枝10g，桃仁8g，牡丹皮10g，丹参18g，郁金15g，土鳖虫10g，黄芪30g，当归10g，生牡蛎30g，甘草3g。7剂，水煎服。

2013年10月24日二诊：诉体力渐增，腹满胀大好转，二便正常。舌暗苔薄，脉弦细。继续予以疏肝解郁，活血通络，行气利水之法。

处方：太子参30g，白术18g，茯苓18g，陈皮10g，桂枝10g，桃仁8g，牡丹皮10g，柴胡18g，白芍18g，鳖甲18g，丹参18g，郁金15g，土鳖虫10g，黄芪30g，当归10g，生牡蛎30g，麦芽18g，甘草3g。7剂，水煎服。

2013 年 11 月 5 日三诊：诉腹满胀大好转，纳食增，口干甚，舌暗苔薄，脉弦细。继续原方治疗。

处方：黄芪 30g，当归 10g，太子参 30g，白术 18g，茯苓 30g，陈皮 10g，桂枝 10g，桃仁 8g，牡丹皮 10g，石斛 15g，柴胡 18g，白芍 18g，鳖甲 18g，丹参 18g，郁金 15g，麦芽 18g，甘草 3g。7 剂，水煎服。

按语：针对肝硬化，杨老提出"瘀血郁肝是病原，气虚肝弱是病体"，而《金匮要略·妇人妊娠病脉证并治第二十》载："妇人宿有癥病……桂枝茯苓丸主之"。本患者的基本病机是疏肝解郁，活血通络，行气利水；故而选用四逆散合异功散合桂枝茯苓丸治疗。加生牡蛎、鳖甲咸寒以软坚散结。全方主以调气散结，活血通络利水。二诊患者体力渐增，腹满好转，减茯苓之量，以防利水伤阴之弊，同时加麦芽开胃健脾。三诊患者诸症好转，口干甚，故加用石斛，《神农本草经》中载石斛："主伤中，除痹，下气，补五脏虚劳、羸瘦、强阴"，既可防利水之阴伤，又可助诸药逐瘀下气，故而疗效显著。

不 寐

病例1

杨某，女，62岁，退休。2014年9月21日初诊。

自诉半年来睡眠质量明显下降，入睡困难，早醒，白天精神差，伴有健忘，不欲饮食，喜叹气，头晕耳鸣脑涨，时有腰膝酸软感，二便尚可。舌暗淡，边有齿痕，苔薄，脉细稍弦数。

辨证： 肝郁脾虚，心肾失养。

治法： 疏肝理脾，滋阴补肾，养心安神。

主方： 安神煎配伍健脾理气、滋养肾阴之品。

酸枣仁20g，川芎10g，知母10g，茯神30g，黄芪20g，太子参30g，白术15g，陈皮10g，百合18g，桑椹10g，枸杞子18g，夜交藤30g，鸡血藤30g，续断15g，威灵仙15g，山楂18g，神曲15g，柴胡18g，白芍18g，龙骨30g，桑白皮18g，大枣15g，炙甘草6g。7剂，水煎服。

2014年9月30日二诊：自诉服上方后，较易入睡，精神状态和饮食均较前改善，仍有健忘，头晕。舌淡尖稍红，苔薄，脉弦细。继续予以原主方治疗。

处方： 酸枣仁20g，川芎10g，知母10g，茯神30g，太子参30g，白术15g，陈皮10g，百合18g，桑椹10g，枸杞子

18g，夜交藤 30g，龟甲 18g，续断 15g，杜仲 5g，远志 9g，山楂 18g，神曲 15g，柴胡 18g，白芍 18g，龙骨 30g，炙甘草 6g。7 剂，水煎服。

按语： 本案的病机关键有两点：其一，心属火，心阳偏亢或者心气不足，心病上犯其母，下犯其子，故失眠可以影响到肝胆、脾胃，又因为心火与肾水存在水火既济、心肾相交的平衡关系，从而引起肾的功能失调；其二，心为君主之官，心主神明，五脏六腑皆藏神，进而影响五脏六腑。故选安神煎配伍健脾理气、滋养肾阴之品。方中酸枣仁、知母、茯神、远志养心安神，柴胡、白芍疏肝解郁，白术养血健脾，龙骨、夜交藤潜镇安神。本案体现五脏一体相互之间的关系，指导疾病治疗的原则，临床上收到较好的疗效。

病例 2

徐某，女，77 岁，农民。2014 年 8 月 11 日初诊。

患者自诉近两月以来难以入睡，睡前思绪不断，头痛，精神困倦，但不得入寐，睡眠轻浅，多梦，睡眠时间短，白天精神差，自感全身多处不适，恐惧多疑，喜忘，悲伤欲哭，口淡无味，胸憋纳差，大便日一行，小便可。经西医院诊查无明显病变。舌淡苔白，脉弦紧。

辨证： 肝郁气滞。

治法： 疏肝解郁，养血安神。

主方： 四逆散合孔圣枕中丹合甘麦大枣汤。

柴胡 18g，白芍 18g，枳壳 15g，姜半夏 8g，龟甲 18g，远志 8g，龙齿 18g，石菖蒲 15g，茯神 30g，紫苏梗 12g，延胡索 12g，合欢花 15g，鸡血藤 30g，炙甘草 6g。5 剂，水煎服。并告知患者病情并无大碍，要调畅情志。

2014 年 8 月 18 日二诊：患者诉睡眠时间延长，醒后疲劳感减轻，头痛减轻，其余症状如前。继续予以主方四逆散合孔圣枕中丹治疗。

处方：女贞子 18g，旱莲草 30g，柴胡 18g，白芍 18g，枳壳 15g，姜半夏 8g，龟甲 18g，远志 8g，龙齿 18g，石菖蒲 15g，茯神 30g，仙茅 15g，淫羊藿 15g，紫苏梗 12g，鸡血藤 30g，炙甘草 6g。7 剂，水煎服。

两月后患者因其他原因就诊，诉睡眠佳，未再出现明显失眠。

按语：肝气郁结，肝魂不敛，故出现如上睡眠症状，夜不寐，则昼不精，故白天疲乏；郁而气结，不通则痛，故头痛、身痛、胸憋；肝不疏土，则纳差；气结而痰凝，闭阻清窍，心不主神志而多疑恐惧，喜忘。且患者又年过七旬，阴阳失调，这也是造成此病的另一原因。故选四逆散合孔圣枕中丹合甘麦大枣汤治疗，加合欢花解郁安神，远志、石菖蒲合半夏、茯神涤痰开窍安神，鸡血藤活血通脉缓解周身疼痛不适感，同时加延胡索、紫苏梗调畅气机，以助四逆散之力。二诊考虑年过七旬，肾水衰少，水不滋木，也是失眠和上诉症状诱因，故用女贞子、旱莲草（即二至丸）滋补肝肾，配仙茅、淫羊藿，使阴得阳升而源泉不竭。四药合用，阴阳结合，调和阴阳，故与前方合治而愈。

眩 晕

病例 1

林某，男，61 岁，退休。2015 年 6 月 13 日初诊。

诉间断眩晕 10 余年，如坐舟车，感觉周身环境转动，伴呕吐，耳鸣如蝉，西医曾诊断为"梅尼埃病"。近两月症状加重，头晕目眩，头重昏蒙，摇晃欲倒，伴有急躁易怒，胸胁胀痛，胸闷恶心，胃部不适，腹胀纳呆，呕吐痰涎，大便溏泻。舌苔白腻，脉濡滑。就诊血压：136/84mmHg。

辨证：肝脾不和，痰湿阻窍。

治法：疏肝健脾止眩。

主方：小柴胡汤合半夏白术天麻汤。

柴胡 18g，黄芩 15g，法半夏 8g，野天麻 18g，钩藤 30g（后下），陈皮 12g，白术 18g，茯苓 18g，薏苡仁 30g，砂仁 6g，磁石 30g（先煎），神曲 15g，山楂 18g，甘草 6g。7 剂，水煎服。

2015 年 6 月 22 日二诊：诉眩晕减，耳鸣消，仍胃脘不适，舌质淡，苔薄黄腻。拟前法增加开胃之力。

处方：野天麻 18g，钩藤 30g（后下），柴胡 18g，黄芩 15g，法半夏 8g，陈皮 12g，茯苓 18g，白术 18g，薏苡仁 30g，山楂 18g，砂仁 6g，山药 18g，甘草 6g。7 剂，水煎服。告愈。

按语：《丹溪心法·头眩》："头眩，痰挟气虚并火，治痰为主，挟补气药及降火药。无痰则不作眩，痰因火动，又有湿痰者，有火痰者。"本案属忧郁恼怒太过，肝失条达，肝气郁结，肝气不舒，横逆犯脾，脾胃受损，健运失司，水湿内停，积聚生痰，痰阻中焦，清阳不升，头窍失养，发为眩晕。究其病因责之于肝，故选小柴胡汤疏肝解郁，半夏白术天麻汤健脾燥湿，化痰息风。方中柴胡、黄芩和解表里，天麻、钩藤平肝潜阳息风，半夏、陈皮、白术燥湿化痰，茯苓、薏苡仁、砂仁、山楂、神曲醒脾化湿和胃，再以磁石镇逆止呕，又止晕。二诊时患者耳鸣消，故去磁石、神曲，加山药开胃。方药对应，故疗效显著。

病例2

封某，女，69岁，农民。2013年11月9日初诊。

自诉患有脑梗死、冠心病、高血压病病史多年，服用降压药后血压控制在130/80mmHg左右。近半年头晕、头胀，伴有头昏，胸闷气短，乏力、心悸，语言略不利，右侧手足活动略不利，伴有下肢水肿。舌质红略向左侧歪，苔薄白，脉弦滑数有力。

辨证：肝阳上亢，肝风上扰。

治法：平肝潜阳，活血补肾。

主方：天麻钩藤饮。

天麻18g，钩藤30g，石决明30g，太子参30g，杜仲15g，怀牛膝15g，桑寄生18g，生龙骨30g，生牡蛎30g，麦冬18g，五味子8g，茯苓30g，栀子10g，地龙12g，赤芍9g，丹参18g，葛根18g，甘草6g。7剂，水煎服。

2013年11月20日二诊：诉服药后下午未再出现水肿，

心悸、胸闷明显缓解，偶有头晕。舌质淡略向左侧歪，苔薄白，脉弦。继续以前方出入。

处方：天麻18g，钩藤30g，石决明30g，杜仲15g，怀牛膝15g，桑寄生18g，生龙骨30g，生牡蛎30g，酸枣仁18g，白术18g，茯苓18g，地龙12g，赤芍9g，丹参18g，葛根18g，甘草6g。7剂，水煎服。嘱其调畅情志，清淡饮食。

按语：《素问·至真要大论》云："诸风掉眩，皆属于肝。"该患者头晕、舌歪、言謇乃肝风内动之象，肝阳上扰清窍，化火扰心致失眠，肝阳化风入络，则口眼歪斜。证属本虚标实，而以标实为主，治疗当以平肝潜阳，补肾活血，选用天麻钩藤饮为主方治疗。方中以天麻平肝阳、息肝风，善治眩晕；钩藤清肝热，息风止痉，共为君药。石决明、龙骨、牡蛎潜阳益阴，重镇安神；栀子清泻三焦火热，使肝经之热不致上扰，为臣药。桑寄生、牛膝、杜仲补益肝肾；地龙、赤芍、丹参、葛根活血通络；太子参、麦冬、五味子、酸枣仁养心安神；大剂量茯苓健脾利水，给水邪以出路，俱为佐药。诸药合用使亢阳平降，肝风自息，心肝之热得清，心肝之血得养，神志安宁，则眩晕、头痛、失眠自愈。

头 痛

病例1

刘某，女，31岁，农民。2009年11月19日初诊。

自诉1年前月经量突然增多，未引起重视。近半年头痛发作频繁，尤以出汗后为甚。多方服用中成药治疗，效果不显。刻诊：头痛头晕，呈空痛，颜面苍白，身疲乏力，纳食差，大便干，小便正常。舌质淡，苔薄白，脉细弱。

辨证：脾虚清窍失养。

治法：健脾益气，养血和营。

主方：归脾汤。

黄芪30g，太子参30g，白术18g，白芍18g，熟地黄18g，酸枣仁18g，远志8g，茯神30g，当归15g，炙何首乌18g，枸杞子18g，菊花18g，仙鹤草30g，木香6g，砂仁5g，甘草6g。7剂，水煎服。

2009年11月27日二诊：服上方7剂后头痛、头晕减轻，仍感乏力。药已中病，继进归脾汤为主方治疗。

处方：黄芪30g，太子参30g，白术18g，茯苓18g，熟地黄18g，当归15g，川芎10g，白芍18g，酸枣仁18g，枸杞子18g，菊花18g，仙鹤草30g，木香6g，砂仁5g，甘草6g。7剂，水煎服。嘱其以当归30g，生姜15g，羊肉200g煎汤，服汤吃肉以巩固疗效。

半年后随访，疾病恢复，未再复发。

按语： 本案据其头痛且晕、颜面苍白、身疲乏力、舌淡、苔薄白、脉细弱等临床表现，结合既往有大出血病史，辨为血虚头痛。故方用归脾汤健脾益气，养血和营。加枸杞子、何首乌二药以厚味填精，滋补肝肾，以达精血互化；仙鹤草，又名脱力草，善疗虚损劳伤，是一味滋补强壮要药，用于本方如虎添翼，效力不俗；增白芍、熟地黄补血以疗损。在病情缓解后，宗"药补不如食补"之古训，用仲景当归生姜羊肉汤来善后，故收效良好，且效力持久。故而获效。

病例 2

张某，男，27 岁，工人。2009 年 5 月 9 日初诊。

患者 3 个月前因争吵与他人打架，被人拳击头部，致头部刺痛，固定不移，尤以阴雨天为甚。经头颅 CT 诊断为头皮血肿，予以输液治疗，获效不佳。刻诊：颜色晦暗，面色略青，枕部稍肿，触痛明显，舌质暗，脉细涩。

辨证： 瘀血头痛。

治法： 活血通络止痛。

主方： 通窍活血汤。

黄芪 30g，当归 15g，桃仁 8g，红花 6g，赤芍 9g，川芎 15g，白芷 12g，藁本 10g，蜈蚣 2 条，全蝎 3g，鸡血藤 30g，甘草 6g。7 剂，水煎服。

2009 年 5 月 17 日二诊：诉头痛明显减轻，遇风寒刺激，微觉不适，继续予以活血通络之法。

处方： 黄芪 30g，当归 15g，桃仁 8g，红花 6g，赤芍 9g，川芎 15g，蜈蚣 2 条，全蝎 3g，甘草 6g。7 剂，水煎服。

3个月后随访，已康复如初。

按语： 本例患者有明确的头部外伤史，结合其头部刺痛，固定不移，舌质暗，脉细涩等临床表现，辨证为瘀血头痛。方用《医林改错》中的"通窍活血汤"，因药房缺麝香，故用辛温发散，芳香开窍之药白芷、藁本代之，以上行头目，激发血气，使其畅通无阻；再配全蝎、蜈蚣来搜风通络、止痛。且有《医学衷中参西录》记载，蜈蚣"其走窜之力最速，内而脏腑，外而经络，凡气血凝滞之处皆能开之"，用于瘀血头痛最为恰当；增鸡血藤养血活血通络；黄芪、当归益气养血。本案由于辨证准确，用药合理，故14剂尽以获全功。

中 风

病例1

梁某，男，63岁，退休。2011年9月11日初诊。

诉既往有高血压病多年，不规则服用降压药物，血压控制不详。近1个月出现左侧肢体无力，口舌歪斜，言语不利，曾于某院行头颅CT提示脑梗死。刻诊：半身不遂，口舌㖞斜，言语不利，头晕胀痛，恶心呕吐，面红，口苦咽干，便秘尿黄，舌红苔黄，脉弦滑数。平素嗜烟酒，血压：160/100mmHg。

辨证： 肝阳暴亢，风阳上扰。

治法： 平肝息风潜阳。

主方： 天麻钩藤饮合温胆汤。

天麻18g，钩藤30g，石决明30g，川牛膝15g，黄芩15g，栀子10g，杜仲15g，桑寄生15g，益母草18g，川楝子15g，陈皮10g，法半夏6g，茯苓18g，枳壳12g，竹茹10g，胆南星8g，石菖蒲10g，菊花18g，甘草6g。7剂，水煎服。

2011年9月20日二诊：患者诉服用药物后半身不遂、口舌㖞斜、言语笨拙等症状未再反复出现，眩晕头胀痛、恶心呕吐、便秘、尿黄消失，偶胁痛，舌暗红苔白，脉弦滑，改用四逆散合天麻钩藤饮治疗。

处方： 天麻18g，钩藤30g，石决明30g，川牛膝15g，黄芩 15g，柴胡 18g，白芍 18g，栀子 10g，杜仲 15g，桑寄生 15g，益母草 18g，川楝子 15g，枳壳 12g，甘草 6g。7 剂，水煎服。嘱患者尽可能减少食用辛辣刺激之品，规律口服降压药物，以防中风复发。

按语：患者平素过食辛辣烟酒刺激之品，致肝阳骤亢，阳化风动，夹痰横窜经络，致半身不遂，肢体强痉，口舌喎斜，言语不利；风阳上扰清窍，则见头晕胀痛，面红赤；肝火横逆犯胃，则见恶心呕吐，肝经郁热则见口苦咽干，便秘尿黄；舌红苔黄，脉弦滑数为肝阳上亢，肝经实火之证，治以平肝息风潜阳，选用天麻钩藤饮合温胆汤治疗。方中天麻、钩藤平肝息风，为君药；石决明镇肝潜阳，川牛膝引血下行，共为臣药；黄芩、栀子清肝泻火，杜仲、桑寄生补益肝肾，益母草活血利水，共奏平肝潜阳，滋补肝肾之功；加川楝子清肝火，加菊花平降肝阳；加胆南星、石菖蒲清热化痰；加陈皮、法半夏、茯苓、枳壳、竹茹清胆胃郁热，均为佐药。二诊中患者症状缓解，但胁痛，改用四逆散合天麻钩藤饮治疗，因而疗效显著。

病例 2

王某，女性，65 岁，退休。2015 年 3 月 22 日初诊。

患者诉患有脑梗死、2 型糖尿病、高血压病病史多年。曾于某院行头颅 MRI 提示：左侧额叶及桥脑右侧新发腔隙性梗死灶。刻诊：面色萎黄，言语含糊，左侧肢体麻木无力，胃纳尚可，夜寐可，小便频数，大便秘结，2 日 1 次。舌暗淡，苔薄白，脉细无力。

辨证：气虚血瘀。

治法：补气，活血，通络。

主方：补阳还五汤。

黄芪 30g，陈皮 12g，桃仁 9g，红花 6g，川芎 15g，赤芍 9g，地龙 12g，当归尾 15g，胆南星 8g，僵蚕 12g，生白术 18g，怀山药 18g，玄参 15g，水蛭 8g，酒大黄 9g，甘草 6g。7 剂，水煎服。

2015 年 3 月 30 日二诊：患者家属代诉患者口齿不清，左侧肢体麻木无力，大便干燥，每日 1 次，舌淡暗，脉缓无力，继用补阳还五汤加温通之品。

处方：黄芪 30g，桃仁 9g，红花 6g，川芎 15g，赤芍 9g，当归尾 15g，胆南星 8g，僵蚕 12g，地龙 12g，白术 18g，山药 18g，水蛭 8g，甘草 6g。10 剂，水煎服。

2015 年 4 月 12 日三诊：患者面色渐复，诉可自行行走，步履不稳，仍有左侧肢体麻木，大便质软，每日 1 次，舌淡苔薄白，脉缓。继续予以补阳还五汤加祛风通络化痰的药物。

处方：黄芪 30g，桃仁 9g，红花 6g，川芎 15g，赤芍 9g，当归尾 15g，胆南星 8g，威灵仙 15g，乌梢蛇 15g，石菖蒲 15g，僵蚕 12g，地龙 12g，水蛭 8g，甘草 6g。10 剂，水煎服。

2015 年 4 月 25 日四诊，患者言语清晰，可自行行走，但仍步履不稳，左侧肢体麻木缓解，舌淡苔白，脉细，继续予以补阳还五汤为主方治疗。

处方：黄芪 30g，桃仁 9g，红花 6g，川芎 15g，赤芍 9g，当归尾 15g，威灵仙 15g，乌梢蛇 15g，石菖蒲 15g，鸡血藤 30g，水蛭 8g，木瓜 12g，甘草 6g。10 剂，水煎服。

按语：本案中患者既往脑梗死，观其面色萎黄，左侧肢软无力，舌暗淡，苔薄白，脉缓无力，皆为气虚血瘀的临床表现，故针对该患者的治疗主要从补气、活血、通络入手。补阳还五汤出自王清任《医林改错·卷下》："此方治半身不遂，口眼㖞斜，语言謇涩，口角流涎，下肢痿废，小便频数，遗尿不禁。"方中重用生黄芪为君药，补益元气，意在气旺则血行，瘀去通络，当归尾活血通络而不伤血，地龙、赤芍、川芎、桃仁、红花、水蛭协同当归尾以活血祛瘀；陈皮、生白术、怀山药益气健脾，旨在顾护后天之本，资养气血；患者言语不利，加胆南星、僵蚕化痰开窍，玄参、大黄通便。本案体现了杨老运用虫类药治疗中风的思路：运用乌梢蛇祛风通络，现代药理研究证明其有抗炎、镇痛、镇静等作用；僵蚕僵而不腐烂，得清化之气，其煎剂有助小鼠对抗士的宁所致的惊厥的作用，可以与息风定痉作用相印证；水蛭通经活络，活血止血而不留瘀，瘀去而不加重出血，同时力专善走，周行全身，以行药力。全方共奏补气、活血、通络之功。

耳 鸣

病例1

薄某，男，69 岁，农民。2013 年 11 月 12 日初诊。

自诉双耳鸣如蝉鸣 1 年余，劳则尤甚，伴听力减退，右耳尤甚，头晕，气短乏力，纳差，嗳气，畏寒，右腰酸痛。舌淡苔白，脉弦，左脉缓略无力。既往有神经性耳聋、前列腺肥大、轻度腔梗病史。

辨证：脾气不足，精微不能上注耳窍。

治法：益气健脾，升清舒郁。

主方：益气聪明汤。

太子参 30g，黄芪 30g，磁石 30g，蔓荆子 18g，葛根 18g，川芎 15g，赤芍 9g，陈皮 12g，柴胡 18g，香附 15g，石菖蒲 15g，神曲 18g，炙甘草 6g。7 剂，水煎服。

2013 年 11 月 20 日二诊：仍耳鸣，但程度较前减轻，舌脉同前。继续予以益气聪明汤为主方治疗。

处方：太子参 30g，黄芪 30g，菊花 18g，蔓荆子 18g，葛根 18g，川芎 15g，赤芍 9g，陈皮 12g，柴胡 18g，香附 15g，川牛膝 15g，石菖蒲 15g，炙甘草 6g。7 剂，水煎服。

2013 年 11 月 28 日三诊：患者诉近 1 周来耳鸣次数及程度进一步减少，持续时间也大大缩短，继续在原方基础上加减治疗，并嘱其调情志，适度锻炼。

处方： 太子参30g，黄芪30g，菊花18g，蔓荆子18g，葛根18g，熟地黄18g，川芎15g，赤芍9g，陈皮12g，柴胡18g，香附15g，川牛膝15g，石菖蒲15g，炙甘草6g。7剂，水煎服。

按语： 脾胃乃后天之本，饮食不洁或肝木郁滞乘克脾土均可影响脾胃运化功能，导致水谷精微不能运四傍，日久发为耳鸣。上气不足当健脾，饮食不节，或思虑过度，伤及脾胃，气血不能上达于耳而鸣。上气即清阳之气，头为诸阳之首，清阳出上窍，而清阳之气有赖于中焦阳气的升发滋养。脾胃为后天之本，气血生化之源，脾虚中气不足，则清阳不升，上气虚衰，则脑转耳鸣，治当健脾益气通耳窍。方中太子参、黄芪甘温以补脾胃，甘草甘缓以和脾胃，葛根、蔓荆子轻扬升发，能入阳明，鼓舞胃气，上行头目，中气既足，清阳上升，则九窍通利，耳聪而目明矣。用柴胡、葛根之目的亦在于升举清阳；石菖蒲辛苦而温，芳香而散，具有补肝益心，开心孔，利九窍，明耳目，发音声，祛湿逐风，除痰消积，开胃宽中之功；川芎、赤芍、香附行气活血通络；磁石镇惊安神，平肝潜阳，聪耳明目；陈皮、山楂燥湿消导，以防磁石重镇壅滞。在随后的治疗中，患者症状缓解，故于前加菊花清肝明脑窍；加牛膝增强通络之力；加熟地黄补血疗损以治本。

病例2

李某，女，59岁，工人。2009年8月7日初诊。

诉右耳耳鸣如蝉鸣1年余，伴有腰腿酸软乏力，双目干涩，动则尿出，心悸。舌淡苔白，根部腻，脉沉。

辨证： 肾精不足，耳窍不养。

治法：补肾填精。

主方：左归丸。

熟地黄18g，山茱萸15g，山药18g，女贞子18g，旱莲草30g，黑芝麻20g，金樱子15g，芡实12g，五味子8g，磁石30g，神曲18g，炙甘草6g。7剂，水煎服。

2009年8月15日二诊：诉耳鸣减轻，未再出现遗尿，时有膝关节痛，舌淡苔白，脉细。前方合四妙丸。

处方：熟地黄18g，山茱萸15g，苍术15g，山药18g，怀牛膝15g，鸡血藤30g，女贞子18g，旱莲草30g，黑芝麻20g，黄柏10g，薏苡仁30g，磁石30g，神曲18g，炙甘草6g。7剂，水煎服。

2009年8月25日三诊：诉耳鸣症状出现次数减少，未出现遗尿，膝关节热痛消失，但患者近期时间乏力，舌苔薄白，脉细。继续予以左归丸为主方治疗。

处方：黄芪30g，当归15g，熟地黄18g，山茱萸15g，山药18g，怀牛膝15g，鸡血藤30g，女贞子18g，旱莲草30g，路路通18g，磁石30g，神曲18g，炙甘草6g。7剂，水煎服。

按语：肾为先天之本，肾开窍于耳，肾精不足，则其窍不得濡养而如蝉鸣响。脑为髓之海，髓海不足，则脑转耳鸣，胫酸眩冒。髓海不足于上，多由肾精亏损于下所致，治疗当以补肾为法，分清阴阳虚实。方中熟地黄为君，滋阴补肾，填精益髓；山茱萸补养肝肾，且味酸以固涩；山药甘平，健脾补虚，益精固肾；女贞子、旱莲草益肝肾，安五脏，强腰膝，明耳目，乌须发，补风虚，除百病。黑芝麻亦有补肝肾、益精血之效；磁石治肾家诸病，而通耳明目，神曲佐治磁石之壅滞；金樱子、芡实与五味子补肾固涩治遗尿，甘草调和诸药。二诊中患者就未出现遗尿，但时有膝关节热痛，考虑病久化热，故去金樱子、芡实、五味子之固涩，合四妙丸清热止热痛；三诊中患者诸症减轻，但出现乏力，考虑为病久耗气所致，故加黄芪、当归益气养血，增路路通以通耳窍。本案治疗上环环相扣，标本兼治，故疗效显著。

水 肿

病例 1

刘某，女，51岁，农民。2015年11月7日初诊。

反复颜面部浮肿2年余。患者2年前因感冒后出现颜面及四肢浮肿，在某人民医院诊断为"肾病综合征"，给予口服激素等治疗后，症状得到控制，但后稍劳累或感冒则复发。刻诊：面浮肢肿，怕冷恶风，腰困腿软，头昏头胀，神困疲乏，纳呆乏味，大便干，小便少而泡沫多。舌质淡，苔白腻，脉沉。尿常规示：尿蛋白（+++）。血压：150/93mmHg。

辨证： 肝肾不足，风邪外受。

治法： 滋补肝肾，祛风散邪。

主方： 六味地黄汤。

黄芪30g，益母草15g，山楂15g，紫苏梗12g，蝉蜕12g，生地黄18g，山药18g，茯苓30g，泽泻10g，牡丹皮10g，山茱萸15g，菟丝子15g。9剂，每日1剂，水煎服。

2015年11月18日二诊：患者诉服用药物6剂后，面浮肢肿则消失，但仍腰困腿软，头昏胀痛，纳食可，夜间休息一般，大小便正常。舌质淡，苔白腻，脉沉。尿常规示：尿蛋白（++）。血压：125/77mmHg。

辨证： 风邪去，肝肾不足。

治法：滋补肝肾，潜阳止昏。

主方：六味地黄汤。

天麻 18g，钩藤 30g，枸杞子 18g，菊花 18g，生地黄 18g，山药 18g，茯苓 18g，泽泻 10g，牡丹皮 10g，山茱萸 15g，珍珠母（包，先煎）18g。6 剂，每日 1 剂，水煎服。

2015 年 11 月 19 日三诊：患者诉昨日劳累后出现颜面部轻微浮肿，伴有面部发热，稍咳嗽，仍腰困，精神较前转佳，舌质淡，苔白腻微黄而厚，脉沉弦。

辨证：肝肾不足，气血虚弱。

治法：滋补肝肾，祛风养血。

主方：六味地黄汤。

金银花 18g，杏仁 15g，桑叶 18g，蝉蜕 12g，益母草 15g，紫苏叶 12g，生地黄 18g，山药 18g，茯苓 18g，泽泻 10g，牡丹皮 10g，山茱萸 15g，鸡血藤 30g，白茅根 30g，冬瓜子 30g，夏枯草 30g。6 剂，每日 1 剂，水煎服。

2 个月后患者介绍他人到杨老处就诊，诉服用三诊方 12 剂后，症状消失，复查尿常规，提示白蛋白（－），嘱避免风寒，饮食清淡。告愈。

按语：现代医学认为，糖皮质激素是治疗肾病综合征的首选药物，能有效抑制炎症反应、免疫反应和醛固酮及抗利尿等激素的分泌，影响肾小球基底膜通透性等综合作用，有助于利尿、消除尿蛋白，同时还能稳定溶酶体膜、降低毛细血管通透性，所以能减少尿蛋白的漏出。

本例患者，虽给予口服激素等治疗，症状得到控制，但后稍劳累或感冒则复发，就诊时面浮肢肿，怕冷恶风，为久病卫表不固之气虚所致，属于标实，故给予紫苏梗理气解表，蝉蜕疏风解表，黄芪益气解表。患者腰困腿软，头昏头胀，为肝肾不足所致，《灵枢·海论》载："脑为髓之海"，又"髓海不足，则脑转耳鸣，胫酸眩冒"，属于本虚，故给予生地黄滋阴补肾，填精益髓；菟丝子、山茱萸温补肝肾，收敛精气；山药健脾益阴兼能固精；泽泻清泄肾火，以防生地黄的滋腻；牡丹皮清泻肝火，并制山茱萸的温涩；大剂量使用茯苓，一则健脾，二则利湿，同时淡渗脾湿使山药补而不滞。血不利则为水，故给予黄芪、益母草、山楂益气活血，祛浊利水。

二诊时患者面浮肢肿则消失，但仍腰困腿软，头昏胀痛，考虑为肝肾不足所致，也就是本虚所致，《素问·至真要大论》曰："诸风掉眩，皆属于肝"，故于六味地黄汤的基础上加天麻、钩藤、珍珠母镇肝祛风止眩；加枸杞子、菊花清补肝肾。

三诊时患者因劳累后出现颜面部轻微浮肿，伴有面部发热，为劳而耗气，气虚发热所致，同时患者稍咳嗽，此时不能补益，补益则助邪，需要缓补，故在六味地黄汤的基础上，给予金银花清热解毒，杏仁开宣肺气，桑叶、蝉蜕、紫苏叶祛风解表，夏枯草清肝泄热；同时予以益母草、鸡血藤、白茅根活血利水；患者苔白腻微黄而厚，故予以冬瓜子化湿开中。组方环环相扣，用药得力，故收效甚佳。

病例 2

王某，女，45 岁，护士。2013 年 3 月 10 日初诊。

自诉 1 周前因受凉出现晨起眼睑水肿，服用利尿剂后症状仍未改善。刻诊：眼睑水肿，色泽光亮，两胁胀满连及后背，乏力，情绪易急，纳差，寐一般，大便可，小便黄。舌红，苔黄腻，脉弦滑数。

辨证：寒邪壅表，湿热蕴郁。

治法：解表除湿，和解少阳。

主方：麻黄连翘赤小豆汤合小柴胡汤。

炙麻黄 8g，连翘 18g，赤小豆 30g，桑白皮 18g，杏仁 15g，柴胡 18g，黄芩 15g，法半夏 8g，太子参 30g，炙甘草 6g。7 剂，水煎服。

2013 年 3 月 20 日二诊：诉服药后诸症皆缓，自觉不易汗出，周身疲乏。纳寐可，大小便调。舌暗红，苔薄黄，脉弦滑。改为小柴胡汤合桂枝汤调和营卫。

处方：柴胡 18g，黄芩 15g，法半夏 8g，太子参 30g，桂枝 10g，白芍 18g，大枣 18g，炙甘草 6g。

按语：张仲景《金匮要略·水气病脉证并治》云："诸有水者，腰以下肿，当利小便，腰以上肿，当发汗乃愈。"人体正常的水液运行，主要有赖于肺气的通调、脾气的转输、肾气的开阖。肺为水之上源，能通调水道，外邪侵袭，肺失宣降，不能通调水道，水道不通，泛溢肌肤则可发为水肿。本患者因受寒诱发，眼睑浮肿，舌苔黄腻，切脉滑数，是为寒邪壅表，湿热蕴郁而成。《伤寒论·辨阳明病脉证并治》载："伤寒，瘀热在里，身必发黄，麻黄连轺赤小豆汤主之。"故用麻黄宣散表邪，杏仁开宣肺气，助麻黄解表疏散；柴胡、黄芩清解半表半里之邪；连翘、桑白皮、赤小豆清热利湿；半夏和调脾胃，杜绝生痰之源；太子参、炙甘草益气和中，调和诸药。二诊时诸症皆缓，自觉不易汗出，周身疲乏，考虑营卫不和所致，改为小柴胡汤合桂枝汤调和营卫而病愈。

血 尿

病例1

记某，男，23岁，工人。2015年6月3日初诊。

自诉既往体健，1年前体检时发现尿中红细胞6~8/HP，未引起重视，后多次复查尿常规均提示尿中存在红细胞。刻诊：面色赤红，心烦，入寐难，夜间口干，盗汗，大便调，尿有热感，时有口腔溃疡，大便1日2~3次。舌红，边有齿痕，苔黄腻，脉弦滑。

辨证： 心火下移膀胱。

治法： 清心火分清泌浊。

主方： 导赤散。

淡竹叶15g，木通10g，生地黄18g，桑白皮18g，地骨皮18g，车前草30g，白茅根30g，酒大黄8g，滑石18g，甘草6g。7剂，水煎服。嘱忌辛辣之品。

2015年6月12日二诊：诉药后易汗出，心烦及入睡难略减，口腔溃疡好转，尿色黄，偶尿频急，大便正常。舌红，边有齿痕，苔黄腻，脉弦滑。尿常规：红细胞（++）。此乃心火下移小肠所致。继续予方以清心火分清泌浊，佐以养心。

处方： 太子参30g，麦冬18g，五味子8g，桑白皮18g，地骨皮 18g，淡竹叶 15g，木通 10g，生地黄 18g，白茅根 30g，酒大黄 6g，滑石 18g，甘草 6g。7 剂，水煎服。

2015 年 6 月 25 日三诊：诉症状完全消失。舌红，边有齿痕，苔黄腻，脉弦滑。尿常规：红细胞（－）。告愈。

按语： 本案患者乃心经热盛或移于小肠所致。心火循经上炎，而见心胸烦热、面赤、口舌生疮；火热内灼，阴液被耗，故见口渴、意欲饮冷；心与小肠相表里，心热下移小肠，泌别失职，乃见小便赤频急；舌红、脉弦滑，均为内热之象。心火上炎而又阴液不足，故治法不宜苦寒直折，而宜清心与养阴兼顾，利水以导热下行，使蕴热从小便而泄。予导赤散治疗。方中重用生地黄甘寒而润，入心肾经，凉血滋阴以制心火；淡竹叶甘淡，清心除烦，淡渗利窍，导心火下行；生甘草梢清热解毒，尚可直达茎中，并能调和诸药，还可防生地黄之寒凉伤胃，为方中佐使。三药合用，共收清热利水养阴之效，此外又加桑白皮、地骨皮清透虚热，加白茅根、车前草、大黄、六一散，清热凉血利湿使邪去血安。后因心热清而出现心气不足，故合用生脉散益气养阴，而获痊愈。

病例 2

司某，女，29 岁，工人。2011 年 7 月 19 日初诊。

患者既往有"慢性肾炎"病史 3 年，长期服用肾炎康复片和金水宝胶囊调理，但是仍反复查见镜下血尿。刻诊：双下肢轻度浮肿，自觉咽痛，倦怠乏力，腰困痛，纳食可，夜寐安，大小便调。舌质红，苔黄，脉细。

辨证： 气阴两虚。

治法： 益气养阴，凉血止血。

主方： 参芪地黄汤。

太子参30g，黄芪30g，生地黄18g，山药18g，山楂18g，山茱萸15g，茯苓30g，泽泻10g，牡丹皮10g，蒲公英30g，白茅根30g，小蓟20g，车前草30g，蒲黄15g，茜草15g。7剂，水煎服。嘱忌辛辣之品。

2011年7月28日二诊：患者诉水肿消退，腰酸微痛，晨起咽痛，乏力好转，纳食可，夜寐安，大便调，夜尿频。舌红苔薄脉细。证属气阴两虚证，继续予以益气养阴，凉血止血之法。

处方：太子参30g，黄芪30g，生地黄18g，山药18g，山楂18g，山茱萸15g，杜仲15g，续断15g，茯苓18g，泽泻10g，牡丹皮10g，白茅根30g，小蓟20g，车前草30g，桑螵蛸12g，蒲黄15g，茜草15g。7剂，水煎服。

2011年8月10日三诊：诉腰痛消，无咽痛，精神可，下肢酸胀，但是无肿胀，纳食可，夜寐安，二便调。舌红，苔薄，脉细。继续予以益气养阴，凉血止血之治法。

处方：太子参30g，黄芪30g，丹参18g，生地黄18g，山药18g，山楂18g，山茱萸15g，杜仲15g，续断15g，茯苓18g，泽泻10g，牡丹皮10g，白茅根30g，小蓟20g，车前草18g，蒲黄15g，甘草6g。7剂，水煎服。

按语：本例患者主要是尿血日久耗伤脾肾气阴所致。血本阴精，尿血日久必伤阴，且血能载气，血伤则气不能独存而致气伤。阴虚内热灼伤肾络，脾肾气虚无力统血脉内行，二者相加而致尿血。肾处下焦，为先天之本，肾气伤故见患者腰背酸痛、神疲乏力，少阴之脉循喉咙，气阴损伤可见咽痛、舌淡红、苔薄、脉细。其治当用益气养阴、凉血止血的方法。用参芪地黄汤益气养阴滋肝肾，加茜草、蒲黄、小蓟凉血止血。用车前草、白茅根加强清利湿热之力，同时用蒲公英清热解毒，散结利湿通淋。二、三诊时患者仍腰痛，且有遗尿，故于前方加杜仲、续断补肝肾，加桑螵蛸补肾缩尿。组方药性平和，无伤正助邪之弊。故而疗效颇佳。

白 浊

汪某，男，24岁，工人。2015年6月11日初诊。

患者诉近半年来小便频多，有尿不尽感，伴小腹隐痛感，会阴部上方，耻骨联合处有胀痛感，阴囊睾丸不适，偶有尿道口小便后或大便时滴白。舌淡红，苔薄白，脉弦细。

辨证：肝气郁滞。

治法：行气解郁通瘀，缓急止痛。

主方：四逆散。

柴胡18g，白芍18g，赤芍9g，枳实12g，橘核18g，荔枝核18g，乌药15g，川楝子12g，姜黄10g，麦芽18g，甘草6g。7剂，水煎服。

2015年6月20日二诊：诉服药后小腹隐痛消除，小便通畅，但时觉腰困，下午足心发热。前方已效，选用前列煎补肾调肝，化气行水。

处方：知母12g，黄柏12g，桂枝6g，生地黄18g，山茱萸15g，当归15g，山药18g，怀牛膝18g，土茯苓18g，丹皮10g，泽泻10g，柴胡18g，白芍18g，枳壳12g，车前子（包煎）18g，白茅根30g，生甘草6g。7剂，水煎服。

按语：本病病位在前列腺，属于足厥阴肝经所辖，肝经绕阴器，过少腹，布两胁。肝经气滞，不通则痛，故见前阴、耻骨联合部胀痛，小腹隐痛，痛引睾丸。肝气不疏，气化不利，无以分清泌浊，故见小便滴白。前列腺属精室，精室属奇恒之腑，精室畅则功用行。四逆散出自《伤寒论》，方中柴胡升发阳气，疏肝解郁，透邪外出；白芍敛阴养血柔肝；枳实理气解郁，泄热破结；甘草益脾和中，全方疏肝解郁，升清降浊，理气和血，使气机条达、气血调和。加用赤芍，加强活血祛瘀止痛的功效；加乌药、荔枝核、橘核行气止痛，温肾散寒；川楝子清泄肝热；姜黄行气活血，通淋排浊；伍用麦芽取其行气，消散瘀积之功，兼可顾护胃气，缓急止痛，安养心神。二诊时患者症状缓解，故选用经验方前列煎治疗。前列煎实则由六味地黄汤、滋肾通关丸、四逆散三方化裁而成。其寓意在于三方各有所主，各司其职，守病机而重治法，以法立方，以方为基础灵活运用，使阴阳得调，肝气得舒，湿浊得下，标本兼治而疾患得除。

淋证（神经源性膀胱伴尿路感染）

黄某，男，50岁，农民。2013年7月12日初诊。

患者既往有"慢性前列腺炎"病6年，嗜好烟酒。腰痛伴尿频尿急尿痛2天。刻诊：腰酸腰痛，左侧尤甚，尿频尿急尿痛，排尿不畅，大便干结，舌边尖红，苔薄黄腻，脉弦数。

辨证： 湿热下注，膀胱气化不利。

治法： 清热利湿通淋。

主方： 八正散合四妙丸。

苍术15g，黄柏10g，生薏苡仁30g，怀牛膝15g，萹蓄15g，瞿麦15g，蒲公英30g，车前草30g，王不留行15g，猪苓20g，荔枝核18g，酒大黄6g，栀子10g，木通15g，甘草6g。7剂，水煎服。

2013年7月20日二诊：诉仍腰酸，夜尿频，尿道轻微涩痛，舌红，苔薄腻，继续原治法治疗。

处方： 苍术15g，黄柏10g，生薏苡仁30g，牛膝15g，杜仲15g，续断15g，萹蓄15g，瞿麦15g，王不留行15g，猪苓15g，枸杞子18g，荔枝核18g，青皮10g，当归15g，甘草6g。7剂，水煎服。尿道涩痛缓解，病情稳定。

按语： 患者平素嗜好烟酒，酿生湿热之体，又感受外湿，内外合邪，湿热下注，膀胱气化不利，故尿频急痛；腰为肾之外府，湿热困阻，气机不畅，故腰痛；舌红，苔黄腻，大便干结，乃湿热蕴结之象，是以标实证为主，方选四妙丸合八正散加减以清热利湿通淋。方中苍术、黄柏清热燥湿，顾护阴分；萹蓄、瞿麦、车前草、薏苡仁、猪苓、木通、甘草清热利湿通淋，使邪有去路；蒲公英、栀子清热解毒；酒大黄通腑泄热；王不留行、牛膝、荔枝核行气活血通络。湿热得解，黄腻苔得化，则尿频急痛好转，服药后症见腰酸、夜尿频、尿道涩痛，乃正气受损，气阴未复，故去苦寒之蒲公英、车前草、栀子，加杜仲、续断、枸杞子、青皮、当归补肾行气活血，以巩固疗效。

遗 尿

病例1

王某，女，8岁，学生。2015年3月23日初诊。

自幼时夜梦中遗尿，尿后不能自醒，醒后方觉，近1年遗尿次数明显增多，几乎每夜必尿，小便清长，伴记忆力差，睡眠差。查体：面色少华，形体消瘦，心肺腹（－）。舌质淡苔薄白，脉沉细。

辨证：肾虚不摄，心气不足。

治法：调补心神，缩尿止遗。

主方：桑螵蛸散。

桑螵蛸10g，益智仁10g，石菖蒲6g，太子参30g，龟甲12g（先煎），黄芪15g，茯神15g，金樱子15g，芡实15g，白术12g，当归8g，甘草3g。6剂，每日1剂，水煎300mL，分3次服用。并嘱避免贪凉，夜间不宜剧烈活动。

2015年3月30日二诊：服药期间遗尿3次，夜间有尿意时可自醒，但睡眠仍差，舌红，苔脉同前。继续予以主方桑螵蛸散。

处方：桑螵蛸10g，益智仁10g，远志6g，石菖蒲6g，太子参30g，龟甲12g（先煎），龙齿15g（先煎），黄芪15g，茯神15g，金樱子15g，芡实15g，白术12g，当归8g，甘草3g。

7剂，每日1剂，水煎300mL，分3次服用。嘱托同前。

2015年4月7日三诊：未再遗尿，面色较前红润，食欲转佳。用二诊方继服7剂以巩固，随访半年未见复发。

处方：桑螵蛸10g，益智仁10g，远志6g，石菖蒲6g，太子参30g，龟甲12g（先煎），龙齿15g（先煎），黄芪15g，茯神15g，金樱子15g，芡实15g，白术12g，当归8g，甘草3g。7剂，每日1剂，水煎300mL，分3次服用。嘱托同前。

按语：遗尿乃心肾两虚，水火不交所致。肾与膀胱相表里，肾虚不摄则膀胱失约，以致小便自遗。心藏神，肾之精气不足，不能上通于心，心气不足，故睡眠差、面色少华；肾虚则脑失所养，故记忆力减退。桑螵蛸散加减方中桑螵蛸味甘咸平，补肾固精止遗；益智仁辛温，暖肾固精缩尿；龟甲甘寒，滋阴潜阳，益肾健骨，补血养血；太子参、白术味甘能益气健脾，资助后天化生之源；茯神益心气，宁心神；当归、黄芪养血益气，气血双补；石菖蒲辛、苦、温，开窍醒神，宁神益志，金樱子酸涩，涩精气，止小便遗泄；芡实甘涩，健脾利湿，又益肾固精止带，甘草调和药性。二诊遗尿症状较前改善，但睡眠仍差，故加远志安神益智，龙齿安神，实则有孔圣枕中丹之意。三诊疾病向愈，故守方巩固。辨证准确，切中病机，用药精炼，故疗效显著。

病例2

杨某，女，49岁，农民。2015年9月17日初诊。

诉6个月前因与家人争吵后咳嗽或大笑时小便自出，不能控制，隐疾难言，颇为苦恼。睡眠可，食欲欠佳，舌质淡苔白，脉弦细。平素性格急躁。

辨证：肾虚脾弱，肝气横逆。

治法：益肾健脾，调肝理气。

主方：六味地黄汤合四君子汤合四逆散。

太子参 30g，白术 18g，茯苓 18g，生地黄 18g，山药 18g，泽泻 10g，牡丹皮 10g，山茱萸 15g，益智仁 10g，柴胡 18g，白芍 18g，枳壳 12g，甘草 6g。7 剂，日 1 剂，水煎 600mL，分 3 次服。

2015 年 9 月 24 日二诊：症状较前有改善，近又出现咳嗽，大便干，舌质淡边尖红苔白，脉弦细。继续予以主方六味地黄汤合四君子汤合四逆散。

处方：黄芪 30g，白术 18g，防风 15g，茯苓 18g，生地黄 18g，山药 18g，桑叶 18g，泽泻 10g，牡丹皮 10g，山茱萸 15g，益智仁 10g，柴胡 18g，白芍 18g，杏仁 15g，枳壳 12g，甘草 6g。5 剂，日 1 剂，水煎 600mL，分 3 次服。

2015 年 9 月 29 日三诊：日常活动未再出现小便自出，咳嗽止，余无异常，遵一诊方再服 7 剂。

处方：太子参 30g，白术 18g，茯苓 18g，生地黄 18g，山药 18g，泽泻 10g，牡丹皮 10g，山茱萸 15g，益智仁 10g，柴胡 18g，白芍 18g，枳壳 12g，甘草 6g。7 剂，日 1 剂，水煎 600mL，分 3 次服。

2015 年 10 月 8 日四诊：未再出现大笑或用力咳嗽时小便自出。改服中成药补中益气丸、六味地黄丸 1 个月，每日服 3 次，每次 8g。告愈。

按语：患者年近五十，肾气渐衰，封藏不固，膀胱气化失司，脾运化功能衰退，津液输布失常，又因肝失疏泄，故小便自出。杨老认为其本在肾、脾，与肝密切相关。六味地黄汤、四君子汤、四逆散加减方中生地黄滋阴益肾，山茱萸补益肝肾、涩精止遗，山药补脾益肾；茯苓健脾渗湿；泽泻利湿泄浊；丹皮清热，太子参、白术益气健脾；柴胡疏肝理气，白芍柔肝养血；枳壳理气，益智仁固精缩尿，甘草调和诸药。二诊将太子参改为黄芪，加防风以扶正祛风，加桑叶、杏仁以祛风止咳。三诊咳嗽消失，故选取一诊方治疗。四诊症状消失，选用补中益气丸、六味地黄丸缓图固本。标本兼顾，故收效颇佳。

腰　痛

张某，女，68岁，农民。2007年12月1日初诊。

患者诉1年前无明显诱因出现腰痛，伴有右下肢疼痛，多于弯腰时加重。腰椎CT示：腰椎间盘突出，腰椎骨质增生。多方治疗，效果欠佳。刻诊：腰及右下肢酸胀疼痛，得热痛减，遇寒痛增，伴四肢不温，不能久立或久坐，目眩，脱发，耳鸣，舌红，少苔，脉细数。西医诊断：腰椎间盘突出。

辨证： 肾虚腰痛。

治法： 补肝肾，益气血。

主方： 独活寄生汤。

独活15g，羌活15g，桑寄生18g，杜仲15g，秦艽15g，防风15g，怀牛膝15g，细辛6g，茯苓18g，桂枝3g，川赤芍15g，太子参30g，当归15g，白芍18g，生地黄18g，山茱萸15g，鸡血藤30g，甘草6g。7剂，水煎服。

2007年12月10日二诊：诉症状稍有缓解，平素易于感冒，怕风，易出汗，腰背部胀痛，影响活动，夜间休息差，大便干，舌红，少苔，脉细弦。患者要求丸剂口服，故在补肝肾，益气血的同时佐以疏肝药，改用四逆散合六味汤合玉屏风散合方治疗。

处方： 柴胡60g，白芍60g，枳壳50g，生地黄60g，山药

60g，茯苓50g，泽泻20g，丹皮20g，生首乌100g，杜仲60g，续断60g，独活50g，骨碎补60g，黄芪100g，防风40g，白术60g，火麻仁100g，龙骨60g，牡蛎60g，大枣100g，当归30g，田七60g。1剂，为丸，每日口服3次，每次6g。

3个月后随访，患者腰痛、右下肢疼痛明显缓解，继服1个月丸剂，诸症基本消失。

按语： 腰为肾之府，乃肾之精气所溉之域。本案腰椎间盘突出所致腰腿痛，内因不外乎肾虚。母病及子，日久肝肾亏虚，骨失所养而致发生骨质改变，故用独活寄生汤为主方进行治疗。方中羌活、独活祛风除湿，防风、细辛、秦艽、桂枝协助前药祛除风寒湿；当归、生地黄、川芎、白芍、鸡血藤养血和血；太子参、茯苓、甘草健脾益气；山茱萸补益肝肾，以上诸药合用，具有补肝肾，益气血之功。且白芍、甘草相合，尚能柔肝缓急，当归、川芎、牛膝、桂枝活血，寓"治风先治血，血行风自灭"之意。二诊时患者要求丸剂口服，给予四逆散疏肝行气除胀；玉屏风散益气固表；六味地黄汤滋补肝肾；增杜仲、续断、独活、骨碎补以加强补肝肾之力；生首乌、火麻仁润肠通便；龙骨、牡蛎重镇安神；大枣、当归、田七补益活血通络。以上诸药制成丸剂，药证合拍，疗效满意。

紫　癜

病例 1

于某，女，43 岁，工人。2014 年 9 月 10 日初诊。

患者因既往患有血小板减少性紫癜症，经用激素等治疗后血小板升至 $50 \times 10^9/L$，而激素撤退又降到 $10 \times 10^9/L$。患者多方求治，疗效甚微，深以为苦，故来求诊。刻诊：双下肢散在紫癜，月经淋漓不断，经血色淡，质地清稀，伴有头昏神疲，乏力纳差，寐差多梦，面部浮肿，面色少华，舌淡黯，边有齿痕，苔薄白，脉细弱。

辨证：脾气亏虚。

治法：益气摄血，养血止崩。

主方：归脾汤合补中益气汤。

生黄芪 30g，太子参 30g，炒白术 18g，云茯苓 18g，山药 18g，白芍 18g，龙眼肉 15g，当归 15g，熟地黄 18g，山萸肉 15g，仙鹤草 30g，三七粉 6g（分两次吞服），升麻 6g，柴胡 18g，陈皮 12g，阿胶 10g（烊化），棕榈炭 10g，炙甘草 6g。7 剂，水煎服。

2014 年 9 月 25 日二诊：患者诉症情明显好转，阴道出血消失，身困乏力、神疲倦怠诸症减轻，复查血常规示：血小板 $83 \times 10^9/L$。上方稍事加减，制成蜜丸，以巩固疗效。

处方：生黄芪 150g，当归 60g，熟地黄 90g，党参 100g，炒白术 80g，白芍 80g，仙鹤草 80g，山药 80g，龙眼肉 80g，茯苓 80g，柴胡 30g，炙甘草 30g。

依法将上药按比例制成蜜丸，每丸重 10g，早晚各服 1 丸。

2014 年 9 月 25 日三诊：患者诉连服 3 个月蜜丸后，复查血常规示血小板已升至 126×10^9/L，月经周期已经恢复正常，身体完全康复，并送锦旗以表感谢。后随访一年未见复发。

按语：结合患者症状，辨为脾气亏虚证，在确立益气摄血，养血止崩之法的基础上，选归脾汤合补中益气汤治疗。方中黄芪补气升阳举陷，太子参大补元气固本；术、苓、山药健脾燥湿以助运化，共达健脾资血之源又统血归经；熟地黄滋阴养血，白芍补血敛阴，阿胶补血止血，《神农本草经》载："阿胶主心腹内崩了……四肢酸痛，女子下血，安胎"，当归补血活血，且黄芪配当归含有"当归补血汤"之意；仙鹤草、棕榈炭、三七收敛化瘀止血，三者均有明显的促凝血作用，朱良春常以仙鹤草配以黄芪、大枣为基本方治疗血小板减少性紫癜、过敏性紫癜，疗效颇佳；龙眼肉补益心脾，养血安神，山萸肉补益肝肾，收敛固涩，《药性论》云："止月水不定，补肾气……添精髓"；升麻、柴胡、陈皮取其小量升轻之意，以助健脾升气之力，甘草调和诸药。患者服用 2 个月后，症情明显好转，血小板也有所上升，宗慢性病"效不更方"之理，仍用归脾汤合补中益气汤治疗，制成蜜丸连服 3 个月，病告痊愈。

病例 2

赵某，男，19 岁，学生。2011 年 5 月 16 日初诊。

患者数月前突然出现鼻衄,色鲜红量多。在某院查血常规示血小板 $5.5 \times 10^9/L$,急送至某大医院,诊断为"血小板减少性紫癜",经激素冲击治疗后好转出院,出院时血小板升至 $50 \times 10^9/L$,激素减量后又下降至 $10 \times 10^9/L$,并反复出现鼻衄。2008 年 3 月患者又去同一医院求治,并用同样疗法使血小板升至 $40 \times 10^9/L$,出院后又降至 $10 \times 10^9/L$ 以下,并出现满月脸,面部痤疮等。刻诊:满面通红,面部痤疮,口唇红如涂朱砂,四肢散见针尖大小出血点,颜色鲜红,口干,多食易饥,寐差,大便干,2~3 日一行,舌质红,苔薄黄腻,脉滑数有力。

辨证: 热伤血络,热迫血溢。

治法: 清热凉血止血。

主方: 犀角地黄汤。

水牛角 30g(先煎),生地黄 18g,赤芍 9g,丹皮 10g,仙鹤草 30g,知母 12g,芦根 18g,天花粉 10g,玄参 12g,藕节炭 15g,大小蓟各 15g,白茅根 15g,麦冬 10g,侧柏炭 10g,炙甘草 6g。7 剂,水煎服。

2011 年 5 月 25 日二诊:诉面部痤疮消退,四肢未再出现出血点,但觉手足心热,夜间盗汗,失眠,舌脉同前。继续予以犀角地黄汤。

处方: 水牛角 30g(先煎),生地黄 18g,赤芍 9g,丹皮 10g,仙鹤草 30g,知母 12g,天花粉 10g,玄参 12g,藕节炭 15g,黄柏 10g,地骨皮 18g,胡黄连 10g,青蒿 12g,鳖甲 18g(先煎),五味子 6g,酸枣仁 18g,麦冬 18g,炙甘草 6g。7 剂,水煎服。

2011 年 7 月 8 日三诊:诉自行连续服用 1 个月后,复查血

小板上升至 126×10^9/L。随访 1 年，未见复发。

    按语： 此例患者确诊 ITP 后积极寻求西医治疗，而疗效不稳定，患者无奈之际求助于中医。来诊时结合具体舌脉，辨证为热伤血络，热迫血溢证，以清热凉血止血法治之，方用犀角地黄汤加味。方中水牛角、生地黄、赤芍、丹皮清热凉血，以治其本；仙鹤草、藕节炭收敛止血补虚，《本草纲目拾遗》中记载："藕节粉……和血脉，散一切瘀血，生一切新血"，大小蓟、白茅根、侧柏炭凉血止血，《本草汇言》载："侧柏叶，止流血，去风湿之药也。凡吐血、衄血、崩血、便血，血热流溢于经络者，捣汁服之立止。"知母、芦根、天花粉、玄参、麦冬清热泻火养阴，以助治本，甘草调和诸药。患者以此为基础方加减治疗六月，标本同治，鼻衄基本消失，但出现手足心热、夜间盗汗、失眠等阴虚火旺之象。故于原方去芦根、大小蓟、白茅根、侧柏炭，加入滋阴降火，养心安神之黄柏、地骨皮、胡黄连、青蒿、鳖甲、五味子、枣仁，以求标本同治，故而收效较佳。

坐骨神经痛

陆某，男，50岁，农民。1988年6月10日初诊。

患者诉体质素差，面容消瘦，眼内陷，自述坐骨神经痛，痛处不移，行走困难，腰膝酸软，纳呆，失眠多梦，脚转筋，舌淡、瘦小，苔白微腻，脉沉细无力。

辨证： 血虚湿阻。

治法： 养血渗湿通络。

主方： 四妙散合四物汤。

苍术12g，黄柏12g，怀牛膝15g，薏苡仁30g，当归15g，川芎10g，熟地黄15g，白芍30g，地龙10g，秦艽15g，续断18g，络石藤30g，甘草6g。2剂，水煎服。

1988年6月15日二诊：诉症状大为减轻，现仍腰膝酸软，纳呆，失眠多梦，脚转筋，舌淡，苔白，脉细。改用独活寄生汤为主方治疗。

处方： 木瓜12g，首乌藤30g，独活15g，桑寄生18g，秦艽15g，防风15g，杜仲15g，怀牛膝15g，桂枝3g，太子参30g，白术18g，茯苓18g，当归15g，熟地黄15g，川芎15g，白芍18g，山楂18g，麦芽15g，甘草6g。3剂，水煎服。

按语： 此例患者素体虚弱，阴精亏损，筋骨失其濡养，外邪乘虚而入，这是内因；外因是农忙梅雨季节，直接受湿邪侵袭，促成下肢痹痛；以四妙散清热渗湿，又作引药下行，四物汤养血活血，加秦艽除湿，续断补肝肾，地龙、络石藤通络，标本兼治疗效好。二诊时患者湿浊去，考虑肝肾两虚，气血不足，选用独活寄生汤益肝肾，补气血，加白术健脾除湿，木瓜、首乌藤舒筋活络。

下肢肿胀

张某，男，55岁，工商银行职工。1988年6月15日初诊。

诉双下肢肿胀，瘀阻疼痛难忍3日，既往有脑血栓史和风湿病史。舌淡红，苔薄腻，脉濡缓。

辨证：气滞血瘀。

治法：清热利湿，活血通络。

主方：四妙散合补阳还五汤。

苍术12g，黄柏12g，怀牛膝15g，薏苡仁30g，黄芪30g，当归15g，桃仁8g，红花8g，地龙10g，赤芍12g，石兰藤30g，甘草6g。2剂，水煎服。

1988年6月18日二诊：诉疼痛明显好转，肿势也消近三分之一，守上方仍以四妙散为主治疗。

处方：苍术12g，黄柏12g，怀牛膝15g，薏苡仁30g，黄芪30g，桃仁6g，红花6g，地龙10g，僵蚕12g，白芍30g，甘草6g。4剂，水煎服。

1988年6月25日三诊：诉4剂后痛势大减，肿已消退，能行走，但不能持久，照上方以四妙散为主作成丸剂，调服月余后痊愈。

按语：下肢肿胀，瘀阻疼痛，苔腻，脉濡缓，辨证为气滞湿阻，选用四妙散的主要目的在于四妙散清利下焦湿热。

又因病位在下，用四妙散的第二目的在于载药下行，因有脑血栓史，取补阳还五汤补气活血通络，加僵蚕、石兰藤有祛风通络之功，因其配方恰当，后又在此基础上化裁，而收显效。

痛 风

吴某，男，55 岁，公务员。2014 年 5 月 14 日初诊。

诉 10 余年前进食海鲜后，突发右第一跖趾关节红肿热痛，疼痛剧烈难忍，在当地医院诊断为"痛风"，经秋水仙碱及抗炎治疗后缓解。此后上述症状常反复发作，逐渐发展到全身关节疼痛不适。近 3 个月患者因应酬饮酒后诱发痛风加重，苦不堪言，需使用激素控制。刻诊：全身关节疼痛，尤以凌晨为甚，伴灼热感，日轻夜重，耳轮、跖趾、指间、掌指、肘关节等处可见痛风石，肢端时有麻木，形体消瘦，乏力纳差，舌质暗红苔薄黄腻，脉涩。查血尿酸 574μmol/L，

辨证：风湿热痹。

治法：清热利湿，祛瘀通络。

主方：四妙丸。

黄柏 10g，苍术 15g，川牛膝 15g，薏苡仁 30g，姜黄 15g，车前草 18g，土茯苓 30g，忍冬藤 20g，连翘 18g，泽泻 30g，乌梢蛇 10g，独活 15g，川芎 15g，白芍 30g，炙甘草 6g，桃仁 8g，红花 6g，甘草 3g。共 10 剂。

2014 年 5 月 25 日二诊：诉疼痛大减，夜间已能安眠，舌质暗红苔薄黄微腻，脉弦。继续予以主方四妙丸。

处方：黄柏 10g，苍术 15g，川牛膝 15g，薏苡仁 30g，姜

黄 15g，车前草 18g，土茯苓 30g，忍冬藤 20g，泽泻 10g，乌梢蛇 10g，川芎 15g，白芍 18g，炙甘草 6g，甘草 3g。共10 剂。

2014 年 6 月 10 日三诊：诉全身关节红肿热痛已基本消失，食欲恢复正常，夜寐正常，舌质淡，苔白腻，脉弦。查血尿酸已降至 341μmol/L。告愈，嘱禁酒，少食豆类物质。

按语： 痛风是嘌呤代谢障碍和血尿酸持续升高引起的一种临床综合征。表现为痛风性关节炎、肾结石及痛风性肾病等。本例患者全身关节酸痛，痛处有灼热感，为风湿热邪，闭阻经络，气血郁滞不通，日久致局部红肿热痛；病程日久，浊邪与瘀血互结，凝聚成石，窃居关节、肌腠、尿路，形成痛风石；痛久邪盛正虚，故身体消瘦乏力；湿邪内停，上扰于胃则食欲不振；舌质暗红，苔薄黄腻，脉涩，为湿热内蕴夹瘀之象。故投以清热利湿之四妙丸治本，以舒经活络之品缓解疼痛治标，配桃仁、红花、姜黄活血祛瘀以通经络。久病必虚，正如朱丹溪《脉因证治》中所言："是风湿热下陷入血分阴中，阳气不行"，因而配以芍药甘草汤养阴和营，缓急止痛；更加乌梢蛇透骨搜风。诸药合用，标本兼治，因而收到满意疗效。

肩 痹

孔某，女，61岁，农民。2012年8月17日初诊。

诉反复右肩疼痛1年余，经针灸推拿等治疗，症状缓解，但停止后很快复发，颇为痛苦。刻诊：右肩疼痛，活动受限，痛有定处，得寒则剧，得热则减，伴沉重麻木，活动不便，面色无华，头晕目眩，神疲乏力，心悸，失眠多梦，腰膝酸软。舌淡苔白，脉细弱。X线片示右肩关节结构未见异常。

辨证：肝肾亏虚，气血不足，风寒湿邪外袭。

治法：补肝益肾，益气养血，祛风除湿。

主方：独活寄生汤。

羌活15g，独活15g，桑寄生18g，秦艽15g，防风15g，细辛3g，杜仲15g，怀牛膝15g，桂枝6g，当归15g，熟地黄18g，山楂18g，川芎15g，白芍18g，太子参30g，白术18g，茯苓18g，桑枝15g，片姜黄15g，甘草6g。7剂，水煎服。

2012年8月25日二诊：诉肩关节疼痛减轻，关节活动有所改善。继续予以主方独活寄生汤。

处方：独活15g，桑寄生18g，秦艽15g，防风15g，细辛3g，杜仲15g，怀牛膝15g，桂枝6g，当归15g，鸡血藤30g，熟地黄18g，山楂18g，川芎15g，白芍18g，太子参30g，白术18g，茯苓18g，桑枝15g，片姜黄15g，甘草6g。7剂，水煎服。

2012年9月5日三诊：诉肩关节疼痛消失，关节周围压痛不明显，关节活动范围基本正常。嘱避免风寒湿邪，加强功能锻炼。告愈。

按语： 本病中医称"漏肩风"，又称"肩凝症"，患者年龄多在50岁左右，故又有"五十肩"之称。《素问·逆调论》曰："营气虚则不仁，卫气虚则不用，营卫俱虚则不仁且不用。"本病多为五旬之人，肝肾亏虚，营卫虚弱，筋失濡养，卫外不固，复因感受风寒湿邪，遂致经络不通，气血阻滞而成肩痛。因此，用独活寄生汤治疗本病甚为合拍。方中当归、鸡血藤、白芍、熟地黄、川芎、山楂养血活血行瘀滞；桂枝配芍药调和营卫；太子参、白术、茯苓健脾益气；桑寄生、杜仲、牛膝补益肝肾，强筋壮骨；羌活、独活、秦艽、防风祛风化湿；桂枝、细辛、姜黄温阳散寒；上肢痹痛杨老常加羌活、桑枝、姜黄以增强疗效。诸药合用，补肝肾，益气血，祛风湿，止痹痛，疗效显著。

黄褐斑

刘某，女，46岁，公务员。2015年5月8日初诊。

自诉平素月经不调，时前时后，近1年前面部出现散在色斑，曾于医院外运用外用药，效果不显。刻诊：双颊部大片色斑，平于皮肤，压之不褪色，抚之不碍手，时有心情急躁不安，小腹胀痛不舒，胃纳尚可，夜寐一般，大便黏腻不爽，小便色黄。舌淡暗，苔白腻，脉弦滑。

辨证： 气滞血瘀兼痰湿。

治法： 疏肝健脾除湿，养血活血祛斑。

主方： 四逆散合桃红四物汤合香砂六君子汤。

柴胡18g，白芍18g，枳壳12g，桃仁8g，红花6g，玫瑰花10g，太子参30g，当归15g，熟地黄15g，川芎10g，白术18g，茯苓18g，陈皮10g，法半夏8g，木香6g，砂仁5g，甘草6g。10剂，水煎服。

2015年5月20日二诊：诉自觉性格较前平和，小腹未再出现胀痛，自觉面部色斑有所消退，但面部油腻感明显，仍大便黏腻。其余同前。药已见效，继续予以前法治疗。

处方： 柴胡18g，白芍18g，枳壳12g，甘草6g，桃仁8g，红花6g，玫瑰花10g，太子参30g，当归15g，熟地黄15g，川芎10g，白术18g，茯苓18g，陈皮10g，法半夏8g，山楂18g，薏苡仁30g。10剂，水煎服。

2015年6月4日三诊：诉面部散在色斑，面积及色素沉着较前明显改善，但盗汗明显，时有潮热，疑感染结核病，颇为焦虑。告知多为更年期表现，嘱舒畅情志，改用二仙汤合四逆散合桃红四物汤。

处方：仙茅15g，淫羊藿15g，黄精15g，柴胡18g，白芍18g，枳壳12g，桃仁8g，红花6g，玫瑰花10g，太子参30g，当归15g，熟地黄15g，川芎10g，白术18g，茯苓18g，甘草6g。10剂，水煎服。

2015年6月16日四诊：颜面部斑已经完全消退，余无其他不适。舌淡，苔白腻，脉弦。要求继续巩固。予以逍遥丸3瓶，每日口服3次，每次10粒以巩固。

按语：《灵枢·经脉》曰："血不流，则髦色不泽，故其面黑如漆柴者"，"妇人以血为本""气为血之母"。《难经·二十二难》曰："血主濡之。"气行则血行，气滞则血瘀，气血不足不能输布于面，则面色无华，气血不行，久之瘀阻于面，晦暗成斑。结合患者脉证，辨证为气滞血瘀兼痰湿内蕴。以四逆散合桃红四物汤合香砂六君子汤，疏肝健脾除湿，养血活血祛斑。二诊时患者面部油腻，故合山楂、薏苡仁祛湿。三诊中患者表现出肾气不足之象，故合用"二仙"益肾气。诸药合用，调节冲任气血，调畅经脉，让沉着于面颊上的色素逐渐淡化，从而取得良效。

痛　经

王某，女，29岁，已婚，干部。2015年5月5日初诊。

反复痛经3年。患者诉3年来反复痛经，曾多次在某院妇科调经治疗，未见好转。4月4日行经小腹剧痛，腰臀酸楚，拒按，经来量不多。胸胁乳房胀痛，舌紫黯，苔薄黄，脉细弦。

辨证：肝气郁滞，气血瘀阻。

治法：疏肝理气，活血调经。

主方：四逆散。

柴胡18g，白芍18g，枳壳15g，当归15g，桃仁8g，红花5g，益母草18g，香附12g，延胡索12g，甘草6g。3剂，水煎服。另嘱，平时服逍遥丸，下次月经前来就诊。

2015年6月4日二诊：诉经水已临，腹痛未作，胸胁乳房胀痛已减，苔薄黄，脉细弦。改为四逆散合寿胎丸进行治疗。

处方：柴胡18g，白芍18g，枳壳15g，菟丝子15g，桑寄生18g，续断15g，杜仲15g，益母草18g，香附12g，延胡索12g，甘草6g。3剂，水煎服。

3个月后随访已恢复正常。

按语：妇女正值经期或经行前后，出现周期性小腹疼痛，或痛引腰骶甚则剧痛昏厥者，称为"痛经"，亦称"经行腹痛"。《金匮要略·妇人杂病脉证并治》："带下，经水不利，少腹满痛，经一月再见。"《诸病源候论》载："妇人月水来腹痛者，由劳伤血气，以致体虚，受风冷之气客于胞络，损伤冲任之脉。"《景岳全书·妇人规》说："凡妇人经行作痛，挟虚者多，全实者少即如以可按拒按及经前经后辨虚实，固其大法也，然有气血本虚而血未得行者亦每拒按，故于经前亦常有此证，此以气虚血滞无力流通而然。"本例病机关键是气滞血瘀、寒邪凝滞，导致不通、不荣则痛。故用四逆散为主方治疗，加桃仁、红花、益母草活血化瘀；延胡索、香附行气，助桃仁、红花活血。二诊时患者经水临近，予以补肾疏肝，选用四逆散疏肝，寿胎丸益肾，同时加用行气活血的药物，故获效满意。

月经后期

黄某，女，27 岁，已婚，干部。2015 年 6 月 8 日初诊。

诉平时月经尚调，此次停经 50 多天，无其他不适，要求通经。既往患者产育两胎，患慢性腹泻 10 年，曾服附子理中丸治疗有效。面容苍白晦暗，脉沉而缓。

辨证：脾肾阳虚，血海虚空。

治法：温肾调经。

主方：四物汤。

肉桂 3g，熟地黄 18g，川芎 10g，赤芍 9g，白芍 18g，当归 15g，桃仁 8g，丹皮 10g，香附 15g，菟丝子 15g，覆盆子 15g，枸杞子 18g。7 剂，水煎服。

2015 年 6 月 15 日二诊：诉已行经 2 天，经量中等，经色正常。继续原方加减。

处方：熟地黄 18g，川芎 10g，白芍 18g，当归 15g，香附 15g，菟丝子 15g，覆盆子 15g，枸杞子 18g，干姜 8g，甘草 6g。7 剂，水煎服。

按语：《医学心悟》"方书以趱前为热，退后为寒"，《景岳全书》曰："凡血寒者，经水必后期而至。"故月经落后，虽有血虚、血寒、气滞三种类型不同的证候，而血寒为常见。但血寒引起的月经落后，又有虚实两种。由于行经时过食生冷，或感受寒邪，客于胞宫，血为寒凝，经脉不通，除月经落后外，兼有少腹疼痛，得热则减，畏寒肢冷等寒实见证。此病例，患者患有慢性腹泻，曾服附子理中丸，温肾健脾而腹泻好转。可知其肾阳虚弱，里寒凝涩，气化不行，致血海虚寒，月经落后不行，此为虚寒。无小腹疼痛的兼证，可与寒实证相鉴别。采用温肾调经法，方用肉桂、菟丝子、覆盆子、枸杞子以温补肾阳，配伍四物汤，加理气活血药，以促经血之流通，故而获效。

月经先后无定期

杨某，女，16岁，学生。2009年3月17日初诊。

患者诉14岁月经来潮，平素月经规律，近半年来由于准备升学考试，月经周期或提前或退后8～15天，量少，色暗红，无血块，有经行腹痛及经前乳胀痛。刻诊：月经不规则，口苦，纳可，眠差，易腰酸软，夜间腰部胀而不舒，手足心热，下午、夜间尤甚，情绪易激惹，大便2～3日1次，小便正常。舌红苔白，脉弦细。

辨证： 肝肾气郁。

治法： 疏肝益肾。

主方： 定经汤合寿胎丸合二至丸。

菟丝子15g，当归15g，熟地黄18g，白芍18g，山楂18g，柴胡18g，茯苓18g，山药18g，杜仲15g，续断15g，桑寄生18g，女贞子18g，旱莲草30g，火麻仁30g，甘草6g。6剂，水煎服。

2009年4月16日二诊：诉正值月经周期第1天，量较往常稍多，有血块，经前乳胀、腰部酸软，仍手足心热，脉证同前，改用四逆散合寿胎丸合二至丸进行治疗。

处方： 柴胡18g，白芍18g，枳壳12g，女贞子18g，旱莲草30g，山楂18g，山药18g，菟丝子15g，杜仲15g，续断

15g，桑寄生 18g，甘草 6g。5 剂，水煎服。

按语："肝主疏泄"，若情志抑郁，致使肝气逆乱，气乱则血乱；"肾主藏精"，若素体肾气未足，以致开合不利；肝失疏泄，肾失封藏，肝肾同源，相互影响，冲任失调，血海蓄溢失常，以致月经周期错乱，时而提前，时而退后。审证求因，该患者平素学习压力大，性情易激惹，提示肝郁，初潮后肾气本未充，再者肝影响肾之开合，肝气郁而肾精亏虚，气血疏泄无度，导致月经先后无定期。结合舌脉，当辨证为肝郁肾虚，故用定经汤合寿胎丸合二至丸以疏肝补肾，养血调经而诸症自解。

崩　漏

病例 1

黎某，女，44 岁，工人。2005 年 9 月 14 日初诊。

患者平时月经正常，但 20 余天前，月经来潮，至今不断，初始几天量大，血色鲜红，十余日后血色逐渐发暗，血量少，但仍每天淋漓不止，卧床休息时量少，下床活动时量多，乏力，倦怠。舌红苔白，脉沉细。

辨证：脾气亏虚，统摄无力。

治法：益气健脾，养血止血。

主方：归脾汤。

太子参 30g，黄芪 30g，白术 18g，茯苓 18g，山药 18g，当归 15g，白芍 18g，酸枣仁 18g，杜仲 15g，续断 15g，炒地榆 15g，乌贼骨 18g，茜草炭 15g，金银花 18g，黑荆芥 6g，甘草 6g。7 剂，水煎服。

2005 年 9 月 22 日二诊：诉服用上药后，月经停止，不再有崩漏症状，患者明显感觉气力增加，舌脉同前。继续予以主方归脾汤进行治疗。

处方：太子参 30g，黄芪 30g，白术 18g，茯苓 18g，山药 18g，山茱萸 15g，当归 15g，酸枣仁 18g，杜仲 15g，续断 15g，地榆 15g，甘草 6g。7 剂，水煎服。

2005 年 11 月 6 日三诊：诉月经来潮一次，无明显异常。要求中成药巩固。给予归脾丸每日 3 次，每次 9g，口服。

按语： 患者长期劳倦，忧思伤脾，脾气渐虚，统摄无力，再由一时劳累或生气而引发出血不止，当属气虚崩漏，故拟定益气健脾，补血止血法。用归脾汤为主方治疗。方中黄芪、太子参补气为君，合白术以增其健脾之力；当归、白芍补血活血，加川续断、杜仲以补肾共为臣药；黑荆芥、乌贼骨、茜草炭、炒地榆、金银花共奏凉血止血之力为佐。由于立法得当，配伍良好，故奏良效。二诊患者崩漏停止，故减少收涩止血之药，三诊中患者月经恢复正常，故以归脾丸以助后天气血之生化与摄纳，疗效颇佳。

病例 2

董某，女，41 岁，工人。2005 年 5 月 8 日初诊。

近 6 个月来，经血淋漓不断，血色鲜红，质地稍稠，伴头晕耳鸣，腰膝酸软，心烦不安，大便干。舌质红，苔薄黄，脉细数。B 超提示：无器质性病变。曾孕 4 产 2，1 年前曾行流产。

辨证： 肾阴不足，虚火动血。

治法： 滋阴补肾，佐以止血。

主方： 胶艾四物汤合二至丸。

阿胶 8g、艾叶 10g、当归 15g、熟地黄 18g、白芍 18g、茜草 18g、乌贼骨 18g、女贞子 18g、旱莲草 30g、太子参 30g、麦冬 18g、五味子 8g、杜仲 15g、荆芥 6g、甘草 6g。6 剂，水煎服。

2005 年 5 月 15 日二诊：诉服上方 6 剂后，经血得止，心慌头晕诸症均减，舌质红，苔白，脉细。拟补肾调经法。

　　处方：黄芪30g，当归15g，熟地黄18g，白芍18g，白术18g，茯苓18g，女贞子18g，旱莲草30g，太子参30g，麦冬18g，五味子8g，杜仲15g，续断15g，荆芥6g，甘草6g。7剂，水煎服。

　　2005年6月25日三诊：诉服药后无明显不适，体力较前充沛，舌质红，苔白，脉弦细。

　　处方：黄芪30g，当归15g，熟地黄18g，白芍18g，白术18g，茯苓18g，女贞子18g，旱莲草30g，太子参30g，麦冬18g，五味子8g，杜仲15g，续断15g，甘草6g。7剂，水煎服。

　　2005年7月6日四诊：服上药后月经来潮，量中等，持续5天，无明显不适。继续调治2个月，月经正常来潮。

　　按语：孕产多次，伤阴耗血，肾水亏虚，虚火妄动，扰动血室，冲任失守，故经乱无期，经血淋漓不断。阴虚血热则血色鲜红，质稍稠。肾阴不足，无以充髓荣脑，则腰膝酸软，头晕耳鸣。水不济火则心烦不安、大便干、舌质红、苔薄黄、脉细数等证候皆出，故治宜滋阴养血，清热补肾，佐以止血。案中胶艾汤旨在养血补血，合用二至丸补益肝肾以滋阴，加入生脉饮益心气，养阴生津，诸药合用使阴血得以补，肾水得以滋，虚火得以治，血室得以宁，故月经恢复正常，诸症得以消除。

病例3

　　韩某，女，24岁，工人。2014年8月11日初诊。

　　诉月经3日前来潮，经血迄今未止，量或多如注，或淋漓不断，色红，血块多。刻诊：小腹坠痛，腰酸乏力，头晕，呈贫血貌。舌淡，苔薄，脉沉细。

辨证：脾肾亏损，冲任不固，血不归经。

治法：益肾健脾，化瘀固冲。

主方：固冲汤。

黄芪30g，白术18g，山茱萸15g，山药18g，白芍18g，龙骨30g，牡蛎30g，乌贼骨18g，茜草18g，当归15g，丹参18g，甘草6g。7剂，水煎服。

2014年8月20日二诊：诉上药服用7剂后，血量明显减少，呈点滴状，色红，无血块，但仍觉腰酸，小腹微坠，头晕乏力，舌淡红，苔薄白，脉细。继续予以健脾益肾法。

处方：黄芪30g，太子参30g，白术18g，茯苓18g，山茱萸15g，山药18g，白芍18g，杜仲15g，续断15g，桑寄生18g，乌贼骨18g，茜草18g，当归15g，丹参18g，甘草6g。7剂，水煎服。

2014年8月28日三诊：诉经血止，自我感觉良好，原诸症皆见明显改善。舌淡，苔薄，脉细。效不更方，继续守方调整治疗，巩固疗效。

处方：黄芪30g，太子参30g，白术18g，茯苓18g，熟地黄18g，山茱萸15g，山药18g，杜仲15g，续断15g，桑寄生18g，当归15g，丹参18g，山楂18g，甘草6g。7剂，水煎服。

按语：本例崩漏由脾肾亏损，冲任不固所致，而久漏多瘀，瘀不去则血不止。固冲汤出自张锡纯的《医学衷中参西录》，方以"固冲摄血为主，辅以健脾益气"。方中用白术、山药、黄芪，意在补脾益气、固冲摄血；龙牡、海螵蛸收敛止血；山茱萸、白芍补肝肾、养阴血；茜草、当归、丹参祛瘀止血，诸药合用，恰如方名，奏固冲摄血之功。二诊时患者血减，故于前方去龙骨、牡蛎，加太子参、茯苓助黄芪益气；加杜仲、续断、桑寄生补肝肾。三诊时患者经血止，故在二诊的基础上守方调整而愈合。

闭 经

病例1

李某，女，21岁，学生。2011年8月29日初诊。

患者平素月经规律，但是2年前出现月经推后，逐渐量少而停经，曾于停经6个月后行B超提示经前子宫内膜薄（3mm），卵巢小卵泡多个。给予激素治疗。但是停用药物后又出现月经停闭。刻诊：月经停闭，心烦易怒、口干口苦，腰酸、脱发、易惊多梦、纳呆、腹胀便干、舌暗红苔薄、脉弦数。

辨证：肝郁肾虚，冲任失调。

治法：疏肝补肾，调理冲任。

主方：丹栀逍遥散。

柴胡18g，牡丹皮10g，山栀子10g，白术18g，茯苓18g，当归15g，白芍18g，黄芪30g，龟甲18g，熟地黄18g，枸杞子18g，黄精15g，何首乌20g，威灵仙15g，菟丝子15g，夜交藤30g，合欢皮15g，全瓜蒌18g，山楂18g，甘草6g。7剂，水煎服。因患者在外就学，故嘱每月月经期前1周服用本方。

2012年1月10日二诊：病史同前，诉连续服用前方3个周期，停药后患者月经按月来潮，症状缓解，情绪稳定。嘱每月月经前7天服用丹栀逍遥丸。

按语： 中医认为月经的正常潮汛是在脏腑、气血、经络的共同作用下完成的。但肝失疏泄，气血不和，阴阳失调，脏腑功能失常，导致月经失调。《素问·举痛论》中曰："怒则气上，喜则气缓，悲则气消，恐则气下，惊则气乱……思则气结"，故选用丹栀逍遥散疏肝补肾，调理冲任。

病例 2

袁某，女，35 岁，农民。2012 年 9 月 14 日初诊。

自诉月经停闭 8 个月余，曾在多处就诊，效果不显。刻诊：月经停闭，易怒，潮热，出汗，纳食可，夜寐安，大便秘结，2 日 1 次，小便频。舌质淡，苔白，脉沉细。曾血液化验提示：血清促卵泡刺激素（FSH）53.42mIU/mL，血清促黄体生成素（LH）23.12mIU/mL，雌二醇（E_2）432.6pmol/L，催乳素（PRL）96.18mIU/L，睾酮（T）1.12nmol/L，孕酮（P）5.78nmol/L。B 超示子宫内膜 11mm。

辨证： 肝肾阴虚。

治法： 滋肾养肝调经。

主方： 左归丸。

生地黄 18g，山茱萸 15g，山药 18g，龟甲胶 18g，鹿角胶 18g，太子参 30g，天冬 15g，菟丝子 15g，枸杞子 18g，酸枣仁 18g，鳖甲 18g，川牛膝 15g，甘草 6g。7 剂，水煎服。

2012 年 9 月 22 日二诊：自觉症状明显好转，月经昨日来潮，量少，色暗，有血块，舌脉同前。改为四逆散合失笑散疏肝行气活血。

处方： 柴胡 18g，白芍 18g，枳壳 12g，蒲黄 10g，五灵脂 10g，山茱萸 15g，山药 18g，熟地黄 18g，益母草 18g，山楂 18g，甘草 6g。5 剂，水煎服。

2012 年 10 月 20 日三诊：病史同前，目前无其他不适，舌脉同前。要求中药巩固。继续予以四逆散合失笑散治疗。

处方：柴胡 18g，白芍 18g，枳壳 12g，山茱萸 15g，山药 18g，熟地黄 18g，益母草 18g，鸡血藤 30g，山楂 18g，甘草 6g。5 剂，水煎服。

2012 年 10 月 24 日四诊：诉昨日月经来潮，嘱以后每月月经前口服逍遥丸，告愈。

按语：杨老认为继发性闭经的主要病机是肝肾阴虚，治疗应以滋肾益肝为主法。选方用药方面，杨老用左归丸滋肾阴，龟鹿二仙胶益精血，加天冬加强滋补肾阴，酸枣仁养心安神，兼能润肠通便，鳖甲滋阴潜阳，补益精血，并去滋腻之熟地黄改生地黄，《本草新编》称生地黄"通经，止漏崩，俱有神功"，二诊正值患者经期，故以疏肝行气活血通经为主，选用主方四逆散合失笑散。后继合用养阴填精为法调治，效果良好。

带 下

袁某，女，34 岁，职工。1988 年 5 月 3 日初诊。

自述腰脊，少腹疼痛带下多色黄，有腥臭味，口苦，胸胁疼痛，脉滑数，苔黄滑腻。

辨证：湿热带下。

治法：清热利湿，疏肝解郁。

主方：自拟二四合方。

苍术 12g，黄柏 12g，薏苡仁 30g，茵陈 20g，土茯苓 30g，柴胡 18g，白芍 18g，枳壳 15g，龙胆草 15g，车前子 20g，甘草 6g。4 剂，水煎服。

1988 年 5 月 8 日二诊：诉服药后带下减少，腰、胸胁疼痛明显好转，无明显口苦，舌质淡，微黄腻，脉弦。改用自拟二散合方治疗。

处方：柴胡 18g，白芍 18g，枳壳 15g，怀牛膝 15g，山药 18g，泡参 18g，茯苓 18g，白果 18g。2 剂，水煎服以收功。

按语：本例带下是肝郁湿热下注及脾所致，故选自拟二四合方治疗，方中四妙散清利湿热，四逆散疏肝解郁，复诊时，湿热已减，故改用自拟二散合方健脾渗湿以治本，药简而效速。

滑胎（习惯性流产）

李某，女，21岁，工人。2014年5月20日初诊。

自诉既往曾经3次堕胎，本次停经42天，行尿妊娠试验提示阳性，本次阴道少量出血3天，昨日前往某院诊断为"习惯性流产"，给予相关处理，患者家属不放心，今日要求中药保胎。刻诊：小腹微痛，腰酸，阴道少量出血，纳可，眠可，大便干，小便正常，精神尚可。舌质暗，苔白，脉细滑。辅助检查：血人绒毛膜促性腺激素21850.21mIU/mL，孕酮21.30ng/mL。

辨证：脾肾亏虚，胞络失养。

治法：补肾健脾，调补冲任。

主方：寿胎丸合泰山磐石散。

桑寄生18g，菟丝子15g，续断炭15g，阿胶10g，太子参30g，白术18g，黄芩炭15g，山药18g，杜仲炭15g，旱莲草30g，紫苏梗12g，砂仁6g，升麻6g，炙甘草6g。5剂，水煎服。

2014年5月26日二诊：病史同前，诉阴道出血于服药后第3天已止，服药期间无明显不适感，腹痛减轻，腰微酸，纳可，眠可，大便干，小便正常，舌脉同前。复查彩超结果示宫内早孕，胚胎存活。继续予以主方寿胎丸合泰山磐石散。

处方：桑寄生 18g，菟丝子 15g，续断 15g，阿胶 10g，太子参 30g，白术 18g，黄芩 15g，山药 18g，杜仲 15g，旱莲草 30g，紫苏梗 12g，砂仁 6g，火麻仁 30g，炙甘草 6g。7 剂，水煎服。

2014 年 6 月 5 日三诊：诉服上药后无明显不适，无腹痛，无腰酸，纳可，眠可，二便正常。孕酮 29.60ng/mL。继续予以主方寿胎丸合泰山磐石散。

处方：桑寄生 18g，菟丝子 15g，续断 15g，阿胶 10g，太子参 30g，白术 18g，山药 18g，杜仲 15g，旱莲草 30g，紫苏梗 12g，砂仁 6g，炙甘草 6g。7 剂，水煎服。

2014 年 6 月 15 日四诊：诉一切安好，无任何不适。孕酮 33.20ng/mL。继续予以主方寿胎丸合泰山磐石散。

处方：太子参 30g，白术 18g，山药 18g，桑寄生 18g，菟丝子 15g，续断 15g，阿胶 10g，杜仲 15g，旱莲草 30g，紫苏梗 12g，砂仁 6g，炙甘草 6g。7 剂，水煎服。

2014 年 7 月 11 日五诊：病史同前，行彩超示中孕、单活胚。嘱定期围保，不适随诊。

按语：习惯性流产，又称复发性流产，指连续发生 3 次及 3 次以上的自然流产。中医称"滑胎"。中医认为导致滑胎的主要病机有冲任损伤及胎元不固两方面。杨老结合自身临证体会，认为本病的主要病机为脾肾亏虚，胞络失养。肾藏精、主生殖，胞络系于肾，肾虚则胎失所系，冲任不固；脾胃为后天之本，气血生化之源，若脾胃虚弱，则气血生化失源，统摄无权，冲任亏虚，胎元失固。本例患者曾 3 次堕胎，考虑为脾肾亏虚，胞络失养，胎元不固所致，故选用寿胎丸补肾安胎；泰山磐石散调和脾胃气血。故以桑寄生、菟丝子补肾益精，固冲安胎。现代药理研究表明菟丝子能够参与体内多种免疫调节过程，是一种免疫增强剂，具有增强体液免疫及细胞吞噬功能的作用，且可调节生殖内分泌，营养神经。桑寄生为历代医家作为治疗腰膝酸痛、风寒湿痹、胎漏血崩等证候之良药。以太子参、白术、黄芩、山药、杜仲补肾健脾。明代医家方约之有云："妇人有娠则碍脾，运化迟而生湿，湿生热"，《女科经纶》云："脾为一身之津梁，主内外诸气，而胎息运化之机，全赖脾土，故用白术以助之"，亦云："丹溪先生用黄芩、白术为安胎之圣药。盖白术健脾燥湿，条芩清热故也。"故以黄芩、旱莲草，滋阴养血，清热安胎，加紫苏梗、砂仁、升麻和胃宽中，炙甘草调和诸药。诸药相辅相成，共达补肾健脾，调补冲任之功。后以此为基础方加减，但是均紧扣病机，故而疗效显著。

围绝经期综合征

周某，女，48岁，工人。2010年9月11日初诊。

自诉近两年来反复出现烘热汗出，情绪烦躁，自行口服丹栀逍遥丸等中成药治疗，症状仍反复出现。刻诊：自觉烘热汗出，情绪烦躁易怒，时有胸闷、憋气，心慌，眠差，多梦，口干口苦，头昏，纳呆，大便干，每3日1行，舌红，苔黄，脉弦细。月经紊乱半年余。

辨证：肝肾阴虚，肝郁化热。

治法：滋补肝肾，疏肝清热。

主方：滋水清肝饮。

生地黄18g，山药18g，山茱萸15g，牡丹皮10g，茯苓18g，泽泻10g，焦栀子10g，柴胡18g，白芍18g，当归15g，炒酸枣仁18g，女贞子18g，旱莲草30g，火麻仁30g，珍珠母（先煎）30g，夜交藤30g，甘草6g。10剂，每日1剂，水煎服。

2010年9月22日二诊：烘热汗出、情绪烦躁易怒、睡眠较前明显好转，仍有心慌，胸闷，纳呆，便秘，舌脉同前。继续用滋水清肝饮合润肠丸。

处方：生地黄18g，山药18g，山茱萸15g，牡丹皮10g，茯苓18g，泽泻10g，焦栀子10g，柴胡18g，白芍18g，当归15g，枳壳15g，炒酸枣仁18g，女贞子18g，旱莲草30g，火麻仁30g，杏仁15g，珍珠母30g（先煎），甘草6g。7剂，每日1剂，水煎服。

2010年9月30日三诊：患者诸症平稳，心慌、胸闷、纳呆、便秘较前改善。继用滋水疏肝法。

处方：生地黄18g，山药18g，山茱萸15g，牡丹皮10g，茯苓18g，泽泻10g，焦栀子10g，柴胡18g，白芍18g，当归15g，枳壳15g，炒酸枣仁18g，女贞子18g，旱莲草30g，甘草6g。10剂，水煎服。

按语：《素问·上古天真论》载："女子七岁，肾气盛，齿更发长；二七而天癸至，任脉通，太冲脉盛，月事以时下，故有子……七七，任脉虚，太冲脉衰少，天癸竭，地道不通，故形坏而无子也"，这阐述了女性生长发育、生殖与衰老的自然过程。杨老认为，肾阴阳平衡失调常诱发本病。患者年近半百，肾阴亏虚，虚火上扰心神，神不守舍故睡眠不安，梦多易醒；阴虚火旺逼津外泄，故潮热汗出；肾阴亏虚，外府失养，故腰酸；肾阴亏虚，不能滋养肝木，肝阳上亢，扰乱清窍，故头痛；肾阴亏虚，不能滋养肝木，肝之阴血亏虚，肝气易郁化火，故月经前乳房胀痛；阴虚火旺，虚火上炎，故舌红，苔黄；阴虚阳亢，故脉弦细。故治以滋阴养血、清热疏肝，方用滋水清肝饮、二至丸滋养肝肾，疏肝清热，珍珠母平肝潜阳，酸枣仁、夜交藤养肝疏肝以安神，火麻仁润肠通便。诸药合用，全方共奏滋补肝肾，疏肝清热之功。二诊中患者仍大便干结，考虑肝肾不足，阴血不足，故合用润肠丸养血润肠通便，三诊中患者诸症改善，故用滋水清肝饮、二至丸调理治本。

不 孕

病例1

谈某，女，32岁，工人。2014年11月9日初诊。

诉结婚8年不孕，男方曾于某院检查无异常发现，患者既往于某院行输卵管造影，提示通畅，B超提示：子宫发育稍小，经期性激素检查提示正常。刻诊：月经周期为28~30天，经期3~5天，经量适中，色稍暗，时有头晕，耳鸣，腰痛腿软，精神疲倦，小便清长。舌淡，苔薄，脉沉细，两尺尤甚。

辨证：肾气不足。

治法：补益肾气，填精益髓，调经助孕。

主方：毓麟珠。

太子参30g，白术18g，茯苓18g，当归15g，生地黄18g，川芎10g，白芍18g，杜仲15g，川椒10g，菟丝子15g，鹿角霜15g，紫河车10g，甘草6g。10剂，水煎服。

2014年11月20日二诊：诉口服上药后未有不适，舌脉同前。继续予以补肾益气助孕。

处方：太子参30g，白术18g，茯苓18g，当归15g，生地黄18g，川芎10g，白芍18g，杜仲15g，淫羊藿15g，仙茅15g，巴戟天15g，菟丝子15g，鹿角霜15g，紫河车10g，路路通10g，甘草6g。10剂，水煎服。

2015年1月15日三诊：诉自行以二诊方服用至今，本次月经过期10天未至，故来就诊。查尿HCG阳性，血人绒毛膜促性腺激素（β-HCG）1551mU/mL，孕酮（P）50nmol/L。嘱停用药物，注意生活起居。

按语：《妇人规》载："妇人所重者在血，血能构精，胎孕乃成"，"欲察其病惟于肾经见之，欲治其病惟于肾经之阴分调之"。《妇人规》中又云："种子之方，本天宗轨"，"妇人固精欲房宝以致不涸者，其病皆在肾经，此症最多，当辨而治之"。可见益肾的重要性。结合患者症状，辨证为肾气不足，故以毓麟珠为主方以补益肾气，填精益髓，调经助孕。方中太子参、白术、茯苓、甘草以补气；配当归、生地黄、川芎、白芍以养血；加菟丝子、杜仲、紫河车、鹿角霜补肾强腰膝而益精髓，佐川椒温督脉以扶阳。全方既养先天肾气以生髓，又补后天脾气以化血，并佐以调和血脉之品，冲任得养，胎孕乃成，故以此出入而获孕。

病例2

郑某，女，25岁，工人。2014年4月11日初诊。

患者诉5年前曾生一男婴，但不幸于3年前夭折，颇为忧郁。为求生育，至今未采取避孕手段，但是一直未受孕，半年前其丈夫在某医科大学附属医院行相关检查，均提示正常。故前来找中医调治。刻诊：月经先期，经行不畅，量可，色紫暗有血块，经前胸胁乳房胀痛，经来后自行消失，心烦易怒，纳呆。舌质淡，苔薄黄，脉弦细。

辨证：忧思过度，肝气郁结。

治法：疏肝解郁，条达气机。

主方：丹栀逍遥散。

牡丹皮 10g，栀子 10g，柴胡 18g，白芍 18g，白术 18g，茯苓 18g，陈皮 10g，当归 15g，香附 15g，郁金 15g，路路通 12g，延胡索 15g，川楝子 12g，甘草 6g。7 剂，水煎服。

2014 年 4 月 20 日二诊：服用药物后纳食增加，胸胁胀闷好转，乳房胀痛减轻，舌脉同前。予以主方逍遥散。

处方：柴胡 18g，白芍 18g，枳壳 12g，白术 18g，茯苓 18g，当归 15g，香附 15g，路路通 12g，延胡索 15g，山楂 18g，甘草 6g。7 剂，水煎服。嘱于每次经前乳胀时开始服药，服至经来第二日止。

2014 年 9 月 24 日三诊：诉每次月经期均按时口服上方，自己一切安好，但本次月经已经超过半月未至，门诊行彩超提示已有身孕。嘱舒畅情志，安心养胎。

按语：本例患者因子早夭，忧郁伤肝，肝气郁结，以致不孕。女性乳房属胃，乳头属肝，木横克土，故经前胸胁乳房胀痛。故拟定疏肝解郁，调达气机之治法，选用丹栀逍遥散疏肝调畅气机，加延胡索、川楝子、香附、郁金、路路通行气通络，终而成孕。

产后身痛

杨某，女，25岁，农民。2014年11月6日初诊。

产后周身麻木酸痛1月余。2014年10月1日患者足月顺娩一女婴，产后3天出院，次日便感鼻塞，恶风，周身麻木，酸痛困重，全身乏力，双肩关节抬举时疼痛，当时某医投小柴胡颗粒，服药后鼻塞、恶风改善，但周身麻木酸疼感始终存在，颇为痛苦。既往无"类风湿性关节炎"等病史。刻诊：周身麻木酸疼，下午自觉身体困重，伴头昏，心悸，夜间多梦，大便干，小便正常。舌质淡，苔薄白，脉弦细。

辨证： 血气亏虚，兼夹风湿。

治法： 养血益气祛风，通络散寒除湿。

主方： 黄芪桂枝五物汤合独活寄生汤。

黄芪30g，太子参30g，茯苓18g，生地黄18g，川芎10g，当归15g，桂枝10g，白芍30g，独活15g，桑寄生18g，秦艽15g，防风15g，怀牛膝15g，鸡血藤30g，火麻仁30g（冲），甘草6g。7剂，每日1剂，水煎600mL，分早晚2次服用。

2014年11月14日二诊：诉身体麻木酸困疼痛减轻，已经无头昏、心悸，夜间休息可，二便正常。舌质淡，苔薄白，脉弦细。继续予以黄芪桂枝五物汤合独活寄生汤为主方加减。

处方： 黄芪30g，太子参30g，白术18g，茯苓18g，防风

15g，生地黄 18g，川芎 10g，当归 15g，桂枝 10g，白芍 18g，独活 15g，桑寄生 18g，秦艽 15g，怀牛膝 15g，鸡血藤 30g，火麻仁 30g（冲），山楂 18g，甘草 6g。7 剂，每日 1 剂，水煎 600mL，分早晚 2 次服用。告愈。

按语： 妇女产褥期间，出现肢体或关节酸楚、疼痛、麻木、重著者，称为"产后身痛"，或称"产后风""产后关节痛""产后痛风""产后痹证"等。杨老认为，产后身痛的主要机理为产后血气亏虚，四肢百骸空虚，营卫失调，腠理不密，复感风、寒、湿邪，邪气乘虚而入，留着经络、关节，使气血运行受阻，瘀滞不通则痛。故养血益气，祛风除湿通络为治疗的关键。本例患者，产后气血不足，百骸空虚，血虚经脉失养，故出现周身麻木；血虚不能上荣，故头昏、心悸；心藏神，心血不足，神失所养，故夜间多梦；气血不足，风寒湿乘虚而入，故肢体酸疼困重；血虚肠道失养，故大便干。其病机关键在于血气亏虚，兼夹风湿，拟定养血益气祛风，通络散寒除湿之法；选用黄芪桂枝五物汤合独活寄生汤，同时加鸡血藤养血活血通络，火麻仁润肠通便。二诊中患者症状均有缓解，但考虑到气血不足，卫阳必有所伤，故于一诊方中合用玉屏风散益卫，方药恰中病机，故而疗效显著。

子宫肌瘤

吴某，女，49岁，农民。2014年8月14日初诊。

患者诉近3年来月经愆期，或错前或退后，或来时淋漓不断，曾前往某院就诊，行B超检查提示子宫肌瘤约有6cm×8cm×8cm大小。刻诊：月经迁延半月有余，胸胁胀满，口苦，食欲不振，面白，肢倦神疲，腰酸困，时有少腹不适，有坠胀感。舌质淡，苔薄黄，脉弦细。

辨证：肾虚血瘀，肝失疏泄。

治法：补肾调肝，活血消癥。

主方：四逆散合桂枝茯苓丸。

柴胡18g，白芍18g，枳壳12g，桂枝10g，茯苓18g，桃仁9g，牡丹皮10g，红花6g，杜仲15g，续断15g，桑寄生18g，甘草6g。6剂，水煎服。

2014年8月21日二诊：药后月经停止，胸胁胀满减轻，口苦缓解，仍腰酸困、少腹不适，有坠重块感。舌脉同前。继续予以主方四逆散合桂枝茯苓丸治疗。

处方：柴胡18g，白芍18g，桂枝10g，茯苓18g，牡丹皮10g，桃仁9g，乳香10g，没药10g，枳壳15g，杜仲15g，续断15g，桑寄生18g，山药18g，甘草6g。7剂，水煎服。

2014年8月28日三诊：诉服药后无明显不适，仍腰酸困，偶有少腹胀，有坠重块感。舌脉同前。继续予以前法治疗。

处方： 柴胡 18g，白芍 18g，枳壳 12g，桂枝 10g，茯苓 18g，桃仁 9g，牡丹皮 10g，乳香 10g，没药 10g，杜仲 15g，续断 15g，桑寄生 18g，山药 18g，甘草 6g。7 剂，水煎服。

2014 年 9 月 4 日四诊：诉腰酸困进一步缓解，无下腹不适，纳可，寐安，二便调，舌质淡，苔薄白，脉弦细。遵效不更方的原则，继续前法治疗。

处方： 柴胡 18g，白芍 18g，枳壳 12g，桂枝 10g，茯苓 18g，桃仁 9g，牡丹皮 10g，乳香 10g，没药 10g，杜仲 15g，续断 15g，桑寄生 18g，甘草 6g。7 剂，水煎服。

2014 年 8 月 15 日五诊：腰酸明显缓解，纳可，寐安，二便调，舌质淡红，苔薄白，脉沉。上方继续服 3 个月。复查 B 超示：子宫大小为 6.7cm×5.3cm×4.2cm，子宫后壁可见 1.0cm×1.2cm×1.8cm，1.5cm×2.0cm×2.0cm 两个低回声团块，提示子宫及肌瘤均已缩小。

按语： 本案患者年过七七，天癸将竭，肾气亏虚，气为血之帅，气虚则运血无力，血痛不行，阻滞冲任胞宫，日久渐成癥瘕，乃致腰酸，经期延长，量多色紫有块。治宜补肾调肝，活血化瘀消癥。予四逆散疏肝解郁，桂枝茯苓丸活血消癥，加红花增强活血祛瘀之力；加杜仲、续断、桑寄生补益肝肾。二诊中患者月经停止，但是考虑到肌瘤的存在，故于一诊方中出入，并加山药益肾，乳香、没药消癥。后以此为基础，获得好的疗效。

乳腺增生

病例1

李某，女，36岁，农民。2010年9月18日初诊。

患者近半年来情志郁闷，心烦易怒，3个月前发现双乳房有肿块，行经期间两侧乳房胀痛，自行口服"逍遥丸"，症状改善不明显。刻诊：双侧乳房外上象限可触及椭圆形肿块，边界不清，皮色不变，触痛明显，生气时明显，口苦，寐差多梦，月经量少，二便调。舌淡苔薄白，脉细弦。

辨证：肝郁气结，乳络阻滞。

治法：疏肝理气，活络散结。

主方：四逆散合消瘰丸。

柴胡18g，白芍18g，枳壳12g，甘草6g，香附10g，鳖甲18g，青皮10g，玄参15g，浙贝母15g，川芎10g，牡蛎18g，橘核18g，夏枯草30g，延胡索15g。6剂，水煎服。

2010年9月25日二诊：双侧乳房肿块约有缩小，疼痛缓解，仍口苦、寐差多梦。舌淡苔薄白，脉细弦。继续前法治疗。

处方：柴胡18g，白芍18g，枳壳12g，首乌藤30g，鳖甲18g，青皮10g，玄参15g，浙贝母15g，川芎10g，牡蛎18g，橘核18g，夏枯草30g，延胡索15g，甘草6g。6剂，水煎服。

按语：《外科正宗》云："忧郁伤肝，思虑伤脾，积想在心，所愿不得志者，致经络痞涩，聚结成核。"本例患者因忧思郁结，情志内伤，致气血营卫失调，肝郁气滞，脾失健运，气血凝滞，阻于乳络，以致积聚成核。故选用四逆散疏肝；消瘰丸、鳖甲、夏枯草散结；同时随症加用川芎、香附、青皮、延胡索、橘核理气活血，疗效显著。

病例 2

况某，女，38 岁，工人。2015 年 8 月 5 日初诊。

诉平素怕冷，性格急躁，常与家人拌嘴而导致胸闷，食欲不振，乳房胀痛，近半年来症状加重，故来就诊。刻诊：左乳房异常胀痛，可触及核桃大肿块，皮色如常，较硬，重压疼痛，推之移动，活动度良好，时有咳痰，纳呆，夜间多梦，大小便正常。舌淡，苔薄，脉沉弦。

辨证：肝郁气滞，血瘀痰结。

治法：疏肝健脾，行气活血，软坚散结。

主方：柴胡疏肝散。

柴胡 18g，白芍 18g，川芎 10g，枳壳 15g，陈皮 10g，香附 15g，白术 18g，穿山甲 6g，皂角刺 15g，丝瓜络 15g，牡蛎 30g，夏枯草 30g，天花粉 18g，浙贝母 15g，鹿角霜 15g，甘草 6g。3 剂，水煎服。

2015 年 8 月 10 日二诊：诉胀痛明显缓解，仍可触及核桃大肿块，仍纳呆、多梦，大小便正常。舌脉同前。继续予以主方柴胡疏肝散合消瘰丸。

处方：柴胡 18g，白芍 18g，川芎 10g，枳壳 15g，陈皮 10g，香附 15g，牡蛎 30g，浙贝母 15g，玄参 18g，白术 18g，丝瓜络 15g，夏枯草 30g，鹿角霜 15g，山楂 18g，甘草 6g。7

剂，水煎服。

2015年8月10日三诊：诉无明显胀痛，肿块明显缩小，纳食可，夜间休息一般，大小便正常。舌脉同前。要求丸剂长期口服。

处方：柴胡50g，白芍50g，川芎30g，枳壳30g，陈皮30g，香附30g，牡蛎90g，浙贝母45g，穿山甲10g，玄参50g，白术50g，丝瓜络45g，夏枯草60g，鹿角霜30g，山楂30g，甘草20g。制成水丸，每日口服3次，每次6g。

2015年10月8日四诊：诉一切安好，无任何不适。嘱舒畅情志，如有复发可继续用丸剂方巩固。告愈。

按语：《中医临床备要》载乳腺增生是"肝脾失调，气滞痰结所致。"肝主疏泄，肝气不舒，气机不畅，血行受阻，产生瘀滞；肝郁化热，热灼津液，煎熬日久成痰；肝气犯胃，脾失健运，聚湿生痰。故而肝郁气滞，血瘀痰凝是其主因，选用柴胡疏肝散为主方疏肝健脾，行气活血；加白术健脾祛湿，穿山甲、皂角刺、丝瓜络通肝络；浙贝母、牡蛎、夏枯草软坚散结；天花粉生津液；加鹿角霜温补肾阳。二、三诊中患者胀痛明显缓解故减弱通络之力，以主方柴胡疏肝散合消瘰丸治疗，疗效显著。

周围性面瘫

左某，女，41岁，工人。2015年8月31日初诊。

患者面瘫已1月余，但失治误治，症状缓解不明显，后又给予针灸治疗，症状始终缓解不明显。后经朋友介绍来杨师处就诊。就诊时症见：右眼下垂，露睛流泪，不能闭合，额纹消失，口角向左侧歪斜，流涎，不能鼓嘴吹气，面肌时有抽动；纳食尚可，睡眠差，心烦，大小便正常。舌苔薄白，脉细数。追问病史，患者平素体虚，易于感冒。本病多由正气不足，脉络空虚、卫外不固，风邪乘虚入中经络，导致气血痹阻，面部经络失于濡养，以致肌肉纵缓不收而发。

辨证：气虚风邪袭络，经脉失养。

治法：益气祛风，养血和络。

主方：补阳还五汤合牵正散。

黄芪30g，红花5g，桃仁8g，地龙10g，川芎10g，当归15g，全蝎5g（洗），蝉蜕12g，珍珠母30g（先煎），麦冬18g，僵蚕12g，钩藤30g（后下）。5剂，每日1剂，水煎600mL，分3次服用。嘱避免风寒，注意休息。

2015年9月8日二诊：自诉服用上药后自觉症状较前明显减轻，仍右眼下垂，露睛流泪、口角向左侧歪斜，流涎，不能鼓嘴吹气，面肌无抽动，伴头昏，无视物旋转。纳食尚可，睡眠一般，大小便正常。舌苔薄白，脉细数。继续以益气祛风，养血和络之法治疗。

处方：川芎 10g，夏枯草 30g，僵蚕 12g，蝉蜕 12g，地龙 10g，当归 12g，威灵仙 15g，赤芍 9g，桃仁 8g，红花 4g，黄芪 30g，天麻 18g，钩藤 30g（后下）。5 剂，每日 1 剂，水煎 600mL，分 3 次服用。其余嘱托同前。

2015 年 9 月 14 日三诊：诉症状较前进一步改善，患侧眼裂缩小，稍能眨眼而不能闭合，口歪减轻，面肌偶有抽动，头昏，无视物旋转。纳食尚可，睡眠差，大小便正常。舌苔薄白，脉细数。继续以益气祛风，养血和络之法治疗。

处方：地龙 10g，麦冬 18g，红花 5g，桃仁 8g，黄芪 30g，赤芍 9g，川芎 10g，当归 15g，全蝎 5g（洗），僵蚕 12g，天麻 18g，钩藤 30g（后下）。5 剂，每日 1 剂，水煎 600mL，分 3 次服用。

2015 年 9 月 21 日四诊：诉右眉尚不能上抬，右目闭合不全，口角轻微左歪，鼻唇沟平坦未复，面肌时有抽动。舌苔薄白，脉弦数。守方守法，继续给予补阳还五汤合牵正散加减。

处方：天麻 18g，全蝎 4g（洗），钩藤 30g，僵蚕 12g，地龙 10g，当归 15g，川芎 10g，赤芍 9g，黄芪 30g，威灵仙 15g，珍珠母 30g（先煎），秦艽 18g。5 剂，每日 1 剂，水煎 600mL，分 3 次服用。

2015 年 9 月 28 日五诊：诉右眉已能上抬，右眼裂较左眼裂基本正常，口角轻微左歪，面肌已无抽动。舌苔薄白，脉细数。守方守法，继续给予补阳还五汤合牵正散加减。

处方：红花 4g，全蝎 4g（洗），地龙 10g，僵蚕 12g，天麻 18g，蝉蜕 12g，当归 15g，川芎 10g，赤芍 9g，桃仁 8g，钩

藤 30g（后下）。5 剂，每日 1 剂，水煎 600mL，分 3 次服用。

2015 年 10 月 7 日六诊：诉诸症消失，两眼裂正常，口角无明显歪斜，面肌已无抽动。但纳食较前差，食后腹部胀满，舌苔薄白，脉细。

处方：当归 15g，僵蚕 12g，蝉蜕 12g，全蝎 4g，鸡血藤 30g，紫苏梗 12g，太子参 30g，白术 18g，茯苓 18g，天麻 18g，钩藤 30g，黄芪 30g，地龙 10g，桃仁 8g，红花 5g，赤芍 9g，川芎 9g。5 剂，每日 1 剂，水煎 600mL，分 3 次服用。

2015 年 11 月 21 日七诊：患者诉服用六诊方后诸症消失，后再原方 7 剂巩固。本次因生气后出现右侧耳根疼痛，右眼不能睁大，口苦，要求中药巩固而就诊。此为少阳郁滞，风邪阻络所致，治法当以和解少阳，疏风通络为主，以小柴胡汤合牵正散加减。

处方：柴胡 15g，黄芩 15g，法半夏 8g，太子参 30g，全蝎 5g，僵蚕 12g，蝉蜕 12g，地龙 15g，夏枯草 30g，香附 10g。5 剂，每日 1 剂，水煎 600mL，分 3 次服用。告愈。

按语：特发性周围性面瘫属于中医学"僻""卒口僻"及"口㖞"等范畴，多数医家认为本病以风邪为主，常夹痰夹瘀，导致经络受阻，气血失和，筋脉失养而致本病。杨老予以立足治本，兼顾局部，杂合之治法治疗，常获得满意效果。他指出，面瘫的发生与正气的强弱关系密切，正气虚弱，风邪乘虚而入，又风常与痰湿相合，阻碍经络，碍阻血行。病发日久，正气更虚，邪气缠绵，更难治愈，故容易反复。凡面瘫经积极治疗，症状缓解不明显，需要考虑到运用益气祛风通络之法，并根据辨证，照顾大局，方能取得理想疗效。

本例患者，就诊之际，已迁延月余，正气已耗故选补阳还五汤补气活血通络，方中黄芪大补元气，使气旺血行络通，当归活血兼养血，化瘀而不伤血，赤芍、桃仁、红花、川芎助当归活血化瘀，地龙有通经活络之效。面瘫之证，风邪必有所乱，故取牵正散之意，以白附子祛风、化痰、通络，僵蚕、全蝎息风、化痰、镇痉；因患者舌苔薄白，无明显湿邪，故去白附子；舌苔无瘀象，故去赤芍；加蝉蜕增强祛风力度；珍珠母以重镇安神；麦冬生脉清心安神。二诊见患者症状较前改善，故守法不变，继续沿用益气祛风，养血和络之法；予以补阳还五汤补气活血通络；加天麻平肝息风，通络止痛，钩藤清热平肝，息风止痉，施今墨用此二药治疗眩晕、失眠等，疗效显著；僵蚕、蝉蜕息风止痉，祛风止痛，化痰散结；夏枯草清热散结；威灵仙通络止痛。三诊见患者症状较前进一步改善，继续予以补阳还五汤补气活血通络；牵正散祛风化痰，通络止痉；加天麻、钩藤平肝息风，通络止痛；麦冬生脉清心安神。四、五诊见患者症状较前进一步改善，但面肌时有抽动，此为顽风未除之故，故守法不变，继续沿用益气祛风，养血和络之法，并加强祛风之力。继续予以补阳还五汤补气活血通络；牵正散祛风化痰，通络止痉，用天麻、钩藤平肝息风，通络止痛；威灵仙、秦艽祛风湿，通经络；《名医别录》载："疗风无问久新，通身挛急"。六诊时，患者自觉症状基本消失，但脾胃功能较差，而脾为后天之本，气血生化之源，应该予以益气健脾，祛风通络之品以标本兼顾，故选四君子汤、补阳还五汤、牵正散加减。加蝉蜕、天麻、钩藤增强祛风之力，鸡血藤增强养血活血之功。七诊杨老师辨证为少阳郁滞，风邪阻络，以和解少阳，疏风通络为法，选小柴胡汤合牵正散加减。方中柴胡解郁阳以化滞阴，利气机而和肝脾；黄芩协助柴胡清少阳之邪热,清泄少阳半里之热;太子参健脾扶正,逼邪外出,法半夏燥湿化痰。配牵正散祛解郁风,加蝉蜕、地龙增通络之力;夏枯草清热平肝,香附增强疏肝理气之力。诸药合用,使气机疏畅,邪出正扶,面瘫得治。

带状疱疹

王某，男，62 岁，退休。2013 年 6 月 1 日初诊。

患者诉 4 天前右胁及背部出现成簇水疱，痛如刀割、针刺，曾于某院皮肤科就诊，诊断为带状疱疹，予泛昔洛韦、甲钴胺片等治疗 4 天后，疱疹有所控制，但疼痛尚无减轻，影响休息。刻诊：右胁肋部疱疹，皮损发红，触之灼痛，口苦，难以入睡，大便干结，小便黄赤。舌质红，苔黄，脉弦数。

辨证：肝胆湿热，毒滞脉络。

治法：清肝泄热解毒，通络缓急止痛。

主方：龙胆泻肝汤合五味消毒饮合芍药甘草汤。

龙胆草 9g，木通 10g，车前子 18g，黄芩 15g，金银花 18g，连翘 18g，蒲公英 18g，紫花地丁 18g，栀子 10g，当归 15g，生地黄 18g，泽泻 10g，柴胡 18g，白芍 18g，枳壳 15g，甘草 6g。7 剂，水煎服。

2013 年 6 月 9 日二诊：诉皮损消退，触痛减轻，大便通畅，夜寐良好。舌质淡红，苔白，脉弦细。改用丹栀逍遥散。

处方：牡丹皮 10g，栀子 10g，柴胡 18g，白术 18g，白芍 18g，当归 15g，茯苓 18g，薄荷 10g，黄芩 15g，金银花 18g，连翘 18g，紫花地丁 18g，甘草 6g。7 剂，水煎服。

2013 年 6 月 17 日三诊：患者诉疼痛基本消失，右胁肋部色素沉着，二便均调。继续用逍遥散加通络之品。

处方：柴胡 18g，白术 18g，白芍 18g，当归 15g，茯苓 18g，薄荷 10g，牡蛎 30g，鸡血藤 30g，甘草 6g。7 剂，水煎服。

20 天后随访，患者疼痛消失，色素基本消退。

按语：杨老提出带状疱疹"从肝络论治"，急性期往往有肝经郁热，选用以龙胆泻肝汤或者丹栀逍遥散为主方治疗；慢性期往往肝络瘀滞，经脉不通，选用桃红四物汤或者瓜蒌红花汤为主方治疗，疗效显著。

本例患者一来病程短，属于急性期，二来有口苦，寐差，大便干结，小便黄赤，舌质红，苔黄，脉弦数的肝热征，故断定肝经郁热无疑，选用龙胆泻肝汤清泻肝热，合五味消毒饮清热解毒，合芍药甘草汤止痛。二、三诊时患者肝热减轻，故改用丹栀逍遥散清肝经郁热，其治疗思路清晰，用药精到，故具有很好的疗效。

带状疱疹后遗神经痛

病例1

吴某，女，61岁，农民。2012年4月21日初诊。

主诉：右胁疼痛2个月。患者2个月前无明显诱因出现右胁疼痛，夜间12点至凌晨4点疼痛加重，触之疼痛明显，其疼痛位置不固定。经西药（具体药物不详）治疗未见明显缓解。现遗留右胁连及右少腹疼痛，拒按，腹胀满，口苦，口干欲饮水，纳呆，寐差，大便5日未解，小便色黄。舌红，边有齿痕，苔黄厚，脉弦滑。

辨证：少阳阳明同病。

治法：清解少阳，通下阳明。

主方：大柴胡汤合桃红四物汤。

柴胡18g，黄芩15g，白芍30g，太子参30g，法半夏8g，桃仁8g，红花6g，当归15g，生地黄18g，川芎10g，白芍18g，大黄8g，枳实12g，路路通15g，金银花18g，连翘18g，甘草6g。7剂，水煎服。

2012年4月29日二诊：诉服用上方后诸症减轻，但善太息，仍口苦，纳食增，寐可，大小便正常。改用丹栀逍遥散。

处方：牡丹皮10g，栀子10g，柴胡18g，白术18g，白芍30g，茯苓18g，当归15g，枳壳15g，路路通15g，瓜蒌皮

18g，红花 6g，薄荷 10g，甘草 6g。10 剂，水煎服。

2012 年 5 月 10 日三诊：续服上方 10 剂后，诸症消除，要求继续口服中药以巩固。

处方：柴胡 18g，白芍 18g，枳壳 15g，白术 18g，茯苓 18g，当归 15g，路路通 15g，瓜蒌皮 18g，红花 6g，薄荷 10g，甘草 6g。10 剂，水煎服。

按语：带状疱疹后遗症是临床常见的皮肤病之一，部分中老年患者皮损消退后可遗留顽固神经痛，影响其生活质量。本例患者疼痛部位在右胁为少阳经所过之处，不通则痛，脉弦滑为少阳经脉不通；大便质干难解，苔黄厚属阳明里实已成，故用大柴胡汤疏解少阳清下热结。患者右胁疼痛，故合用桃红四物汤通络止痛，加路路通增强通络之力，金银花、连翘清解余毒。二诊见患者善太息，为肝脾不和之象，故选丹栀逍遥散调和肝脾，加枳壳增强理气；加路路通、红花通络，瓜蒌皮宽胸理气。诸药合用，共奏疏解少阳，清解阳明，调肝健脾之功。

病例 2

李某，女，32 岁，临床医师。2014 年 6 月 3 日初诊。

患者诉 1 个月前右侧胸背部出现散在疱疹，疼痛剧烈，诊断为"带状疱疹"，自行服用阿昔洛韦片、甲钴胺片、卡马西平片等药物治疗后，皮疹逐渐消退，但停用卡马西平片后神经痛仍明显，至今迁延未愈。刻诊：右侧胸背部未见明显疱疹，但触摸时疼痛剧烈，倦怠乏力，食欲差，夜寐差，口干，大便正常，小便黄少。舌红，苔黄腻，脉弦。

辨证：气阴两虚，余毒未清。

治法：缓急止痛，扶正养阴，兼清余邪。

主方：瓜蒌红花甘草汤合芍药甘草汤。

瓜蒌皮18g，红花10g，桃仁15g，全蝎3g，白芍30g，生黄芪30g，当归15g，生地黄18g，金银花18g，连翘30g，蒲公英30g，柴胡18g，炙甘草6g。7剂，水煎服。

2014年6月10日初诊二诊：服上药后触摸时疼痛感减轻，仍夜寐差，时有眼皮跳，脉弦细。继续用瓜蒌红花甘草汤合芍药甘草汤。

处方： 钩藤30g，酸枣仁18g，杏仁15g，瓜蒌皮18g，红花10g，白芍30g，生黄芪30g，当归15g，生地黄18g，玄参15g，金银花18g，连翘30g，柴胡18g，炙甘草6g。10剂，水煎服。后随访，痛消眠佳，已无不适，告愈。

按语： 本案患者为带状疱疹后遗神经痛，根据小便黄少，舌红苔黄腻，脉弦提示湿热未尽，余毒未清；倦怠乏力，食欲不振，眠差、口干，提示气阴两虚。本案既有"不通之痛"，又有"不荣之痛"。程钟龄《医学心悟·心痛》载："如人果属实痛，则不可补，若属虚痛，必须补之。虚而寒者，则宜温补并行……"，《张氏医通·诸痛门》载："故表虚而痛者，阳不足也，非温经不可；里虚而痛者，阴不足也，非养营不可"，故而采用补虚祛邪法。方中瓜蒌皮、桃仁、红花、全蝎生津活血通络；大剂量白芍、甘草，取其酸甘化阴、缓急止痛之意止痛；用生黄芪、当归、生地黄滋阴补血，益气通络，以补其虚；用金银花、连翘、蒲公英，清热解毒，利湿散结，以祛其邪；以柴胡引药入肝，清肝经之邪。本方组织缜密，配伍精当，药证相合，故而痛减。二诊时患者痛减，仍眠差，时有眼皮跳，考虑为风邪未尽，肝血不足，故于一诊方减少清热解毒通络之品，加钩藤祛风，酸枣仁养肝血安神，故收全功。

痛　证

李某，男，33岁，农民。1998年5月23日初诊。

诉近10日来左脚背连踝疼痛，肿似馒头，无外伤史，痛处不红，按之不凹，头身重痛，胸痞脘闷10余天，脉濡数，苔白黄腻。

辨证：湿热浸淫，气血不运。

治法：清热除湿，活血通络。

主方：四妙散合羌活渗湿汤。

苍术12g，黄柏12g，怀牛膝15g，薏苡仁30g，独活15g，川芎10g，防风15g，藁本10g，赤芍12g，佩兰15g，防己12g，甘草6g。2剂，水煎服。

1998年5月26日二诊：诉诸症大减，头身重痛已减，足背、踝肿消失，舌苔白已退，仍以四妙散为主方治疗。

处方：苍术12g，黄柏12g，怀牛膝12g，薏苡仁30g，独活15g，赤芍12g，防己12g，甘草6g。2剂，水煎服。告痊愈。

按语：此患者为农民，但极少参加农业劳动，今年亲自平整秧田，在水中浸泡10余天，又遇上梅雨季节，感受湿邪，瘀阻经脉，产生以上诸症。故兵分两路，以羌活渗湿汤治上半身之湿气，四妙散除下半身之湿邪，赤芍活血通络，藿香、佩兰芳香化浊而收功。后以四妙散加味治疗而获得痊愈。

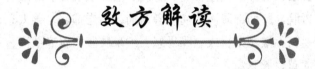

效方解读

安胃煎

组成： 太子参 30g，柴胡 18g，白芍 18g，枳壳 12g，白术 18g，苍术 10g，茯苓 18g，陈皮 12g，厚朴 12g，甘草 6g。

功效： 健脾疏肝平胃。

主治： 肝郁脾虚型胃痛、胁痛、痞满及呕吐、反酸等。胸胁、胃脘、胁肋部胀满疼痛或者窜痛，情志抑郁，善太息，嗳气呃逆，吞酸嘈杂，或急躁易怒，纳呆腹胀，腹痛欲泻，舌苔白或薄黄，脉弦。

方义分析： 方中太子参补中益气、健脾养胃，白术健脾燥湿，苍术燥湿醒脾，茯苓利水渗湿、健脾益气养心，三药合用，以助太子参健脾助运之功，使运化有权；柴胡清轻升散解郁而透达阳气、疏理土中滞气，白芍平肝阳、柔肝体，与柴胡合用疏肝理脾而和胃；枳壳行气而宽中，陈皮理气而健脾，厚朴燥湿下气而除满，与柴胡合用升降调气，使气机通畅郁滞得散；甘草补脾益气，调和诸药。全方立足中焦，调和肝脾，使升降有权，气机通畅，奏疏肝健脾平胃之效。研究证实，加味四逆散可促进胃排空和小肠推进，平胃散有较强的促进大鼠胃排空功能，四君子汤复方及其活性物质均有不同程度调节胃肠功能作用的效果，从侧面也证实其组方的科学性。

加减： 大便干结加火麻仁 30g，芦根 18g，天花粉 18g；口苦口黏明显加藿香 10g，黄连 3g；胃脘部胀满不舒明显加木香 6g，砂仁 5g；反酸打嗝明显加乌贼骨 30g，紫苏梗 12g。

方歌： 安胃煎将肝胃疗，四逆异功平胃调。

疏肝健脾兼平胃，肝胃诸疾此方挑。

典型案例

杨某，女，38 岁，农民。2014 年 11 月 16 日初诊。

2011 年春节因饮食不当出现上腹部饱胀，不欲进食，给予奥美拉唑胶囊、胃康灵胶囊口服后症状缓解，此后上腹部饱胀反复出现，病初胀痛与进食有关，其后胀痛与进食无明显关系，多次至某医科大学附属医院检查，提示慢性非萎缩性胃炎，Hp（－）。给予口服药物（具体不详），辅以情志疗法，症状均无明显缓解。现上腹部胀痛，疼痛与进食无关，生气后症状尤为明显，兼右胁部时有刺痛，时有胸闷，乏力，口苦，夜寐差，纳食差，舌质淡，苔白腻而厚，脉弦。平素性格急躁，常因小事发火生气。

辨证： 肝郁脾弱，木郁土壅。

治法： 疏肝解郁，健脾平胃。

主方： 安胃煎加减。

柴胡 18g，白芍 18g，太子参 30g，白术 18g，苍术 10g，茯苓 18g，陈皮 12g，枳壳 12g，厚朴 12g，延胡索 15g，川楝子 12g，佛手 15g，紫苏梗 12g，甘草 6g。6 剂，每日 1 剂，水煎 600mL，分 3 次服。

2014 年 11 月 23 日二诊：诉胸闷基本消失，上腹部胀痛较前缓解，右胁部仍时有刺痛，兼口苦，夜间休息较前改善，纳食改善，舌质淡，苔白腻，脉弦细。继用平胃煎加减。

处方： 柴胡 18g，白芍 18g，太子参 30g，白术 18g，苍术

10g，茯苓 18g，陈皮 12g，枳壳 12g，厚朴 12g，香附 10g，川楝子 12g，佛手 15g，甘草 6g。6 剂，每日 1 剂，水煎 600mL，分 3 次服。嘱舒畅情志。

2014 年 11 月 30 日三诊：3 天前因受凉出现胸闷、恶风，上腹胀满较前明显好转，无口苦，纳食可，夜间休息一般，舌淡红舌苔薄白，脉浮数。加解表行气之品。

处方：香附 10g，紫苏叶 12g，陈皮 12g，柴胡 18g，白芍 18g，太子参 30g，白术 18g，茯苓 18g，枳壳 12g，川楝子 12g，佛手 15g，甘草 6g。4 剂，每日 1 剂，水煎 600mL，分 3 次服。

2014 年 12 月 5 日四诊：上腹胀满明显缓解，无胸闷胁痛，无口苦，纳食可，夜间休息一般，舌淡红舌苔薄白，脉弦。

处方：乌贼骨 200g，浙贝母 200g，党参 200g，白术 80g，茯苓 80g，木香 40g，砂仁 30g，延胡索 50g，柴胡 80g，白芍 80g，枳壳 60g，黄连 40g，山楂 100g，麦芽 100g，佛手 40g，甘草 20g。为水丸，每日服用 3 次，每次 8g，饭后服用。

6 个月后电话随访症状消失，未再复发。

安神煎

组成： 柴胡 18g，白芍 18g，枳壳 12g，酸枣仁 15g，知母 12g，茯苓 18g（或茯神 30g），川芎 10g，夏枯草 30g，丹参 18g，甘草 6g。

功效： 理气养血安神。

主治： 失眠症。主要表现为性格急躁，睡眠时间、深度的不足，或者入睡困难，或寐而不酣，时寐时醒，或醒后不能再寐，甚至彻夜不寐者。舌质红，苔薄或黄，脉弦或细数。

方义分析： 方中柴胡苦辛微寒，能条达肝气、疏肝解郁；白芍苦酸微寒，能养肝敛阴、柔肝止痛；枳壳苦辛酸温，行气散结、泄热除痞，与白芍相配，一升一降，肝脾共调，加强疏肝之力；与白芍相伍，又能理气和血，使气血调和；酸枣仁甘酸而平，能养心益肝、宁心安神；茯苓甘淡而平，能健脾宁心；知母苦甘寒，能清热泻火、滋阴润燥，与酸枣仁相伍，安神除烦之力增强；川芎辛温，能调养肝血、舒达肝气；夏枯草辛苦寒，能清热泻火、疏解肝热；丹参苦微寒，能活血凉血、除烦安神；甘草和中而调诸药。诸药合用，共奏理气养血安神之功。

加减： 患者合并心烦、小便黄，合导赤散（淡竹叶 10g，木通 10g，生地黄 18g）；如有心慌心悸，合生脉散（太子参

30g，五味子8g，麦冬18g）；如因高血压病而表现为面红目赤、头痛头昏、性情急躁，合天麻18g，钩藤30g，夏枯草30g；如有大便干，加火麻仁30g，柏子仁18g；如有头闷，合菊花15g，蔓荆子15g；如夜间潮热明显，合青蒿鳖甲汤（青蒿10g，鳖甲18g，生地黄18g，丹皮10g）；如有口苦、口黏，合竹茹10g，法半夏8g，陈皮12g，枳壳12g；如有纳食差，加焦神曲、焦麦芽、焦山楂各15g。

方歌：安神煎将失眠疗，四逆酸枣两方藏。

枯草丹参再加用，理气养血安神彰。

典型案例

杨某，男，48岁。2015年3月13日初诊。

间断不易入睡伴头昏头胀2年，加重半个月。2年前患者无明显诱因出现心烦、头胀、性情急躁、动则发怒，夜间入睡困难，即使入睡，噩梦不断，兼有口干口苦。患者曾在某院就诊，给予甜梦胶囊等药对症处理后，症状缓解，但时有发作。半个月前，患者因与同事发生争吵后出现入睡困难加重，彻夜不寐，患者再服用甜梦胶囊，效果不显。现于杨教授处以求进一步治疗。诊见：血压158/104mmHg，心率87次/分，入睡困难，睡后多梦，醒后不能再寐，头昏头胀，双眼干涩，伴有心慌、心烦，纳食可，口苦，大便偏干，每天一行，小便黄，舌质红，苔微黄腻，脉弦数。既往史：确诊高血压病4年，血压波动在140~160/90~110mmHg，因没有明显症状，未服任何药物。

辨证：肝血不足，气机不畅，神明被扰。

治法：养血生脉安神，舒畅气机。

主方：安神煎加减。

　　天麻18g，钩藤30g，太子参30g，柴胡18g，白芍18g，麦冬18g，枳壳12g，酸枣仁15g，知母12g，茯神30g，五味子8g，川芎10g，竹茹10g，丹参18g，枸杞子15g，火麻仁30g，甘草6g。7剂，每天1剂，水煎，分3次服用，每次200mL。另：硝苯地平缓释片，每次10mg，每天1次，口服。

　　2015年3月20日二诊：服药后，血压132/82mmHg，睡眠较前改善，每晚平均能睡5小时，时有头昏、心慌，大小便正常，于上方去天麻、钩藤、火麻仁，加夏枯草30g。7剂，用法同前。

　　2015年3月28日三诊：诊时血压138/88mmHg，诉已经能正常入睡，每夜可睡7小时左右，少梦，无头昏、心慌等不适，于二诊方去太子参、麦冬、竹茹，继服7剂，用法同前。

　　2015年4月5日四诊：自诉睡眠佳，心境开阔，按照三诊方又服7剂，诸症悉除。随访3个月，未再复发。

带下两阶方

在湿热明显时（第一阶段），选用二四合方。

组成：柴胡 18g，白芍 18g，枳壳 12g，苍术 15g，黄柏 10g，生薏苡仁 30g，怀牛膝 15g，怀山药 18g，土茯苓 30g，生甘草 6g。

功效：调肝解郁，渗湿解毒。

主治：湿热带下，也用于肝郁脾虚，湿注下焦之阴痒、湿疹等。

方义分析：方中柴胡苦辛微寒，能疏肝解郁清热，黄柏苦寒，清热燥湿，泻火解毒（《珍珠囊》："黄柏之用有六：泻膀胱龙火……壮骨髓，六也"），共为君药。苍术辛苦温，能燥湿健脾；薏苡仁性味甘淡凉，能利水渗湿，健脾清热；怀牛膝苦干酸平，能补肝肾，强筋骨，利尿通淋，共为臣药。白芍苦酸微寒，归肝脾经，能养血柔肝；枳壳辛苦温，能健脾行气止痛；怀山药甘平，能益气养阴，补脾益肾；土茯苓甘淡平，能解毒除湿，共为佐药。甘草甘平，能缓急，调和诸药。

在湿热已退或不明显时（第二阶段），选用二散合方。

组成：太子参 30g，白术 18g，茯苓 18g，怀山药 18g，芡实 12g，柴胡 18g，白芍 18g，陈皮 12g，枳壳 12g，甘草 6g。

功效：健脾渗湿疏肝。

主治：白带过多或者湿热带下治疗后的调治。

方义分析：方中太子参味甘，微苦，微温，补益脾肺，益气生津，可益脾气，养胃阴；柴胡苦辛微寒，能疏肝解郁清热，两药合用，疏肝理脾，共为君药。白芍苦酸微寒，归肝、脾经，能养血柔肝；白术苦、甘，温，归脾、胃经，能健脾益气，燥湿利水；茯苓甘、淡，平，归心、肺、脾、肾经，能渗湿利水，益脾和胃，宁心安神；怀山药甘，性平，归脾、肺、肾经，能补脾养胃，生津益肺，补肾涩精，清热解毒，四药通用能健脾燥湿，肝脾共调。陈皮、枳壳辛苦温，能健脾行气止痛；芡实味甘、涩，性平，归脾、肾经，益肾固精，补脾止泻，除湿止带。《本草经百种录》："鸡头实，甘淡，得土之正味，乃脾肾之药也。脾恶湿而肾恶燥，鸡头实淡渗甘香，则不伤于湿，质黏味涩，而又滑泽肥润，则不伤于燥，凡脾肾之药，往往相反，而此则相成，故尤足贵也。"三药合用，理气调带不伤正。甘草甘平，调和诸药。

加减：带下腥秽臭气甚者加茵陈30g，白茅根30g；如带下秽浊如脓，加芦根18g，天花粉18g，红藤30g；如带下赤白，加赤芍15g，白头翁15g；如阴痒，加金银花30g，土茯苓30g；如脾虚，加党参18g，白扁豆15g；如伴有腰困痛，带下淡黄如蛋清，加菟丝子12g，杜仲18g，续断18g。

典型案例

齐某，女，36岁，工人。2014年11月19日初诊。

带下色黄伴阴痒1年余。自诉带下量多，绵绵不断，色黄质黏，甚则秽浊如脓，气重而阴痒，病程已1年余。经中西医治疗，内服外用无不尝试，收效甚微，查所用处方，有用易黄汤加减者，有用龙胆泻肝汤加减者。刻诊：带黄浊如脓，质黏气臭，阴痒甚剧，苦不堪言，面色不华，精神不振，小腹时有隐痛，经期加剧，睡眠差而多梦，纳食一般，大便偏干，小便黄。苔薄黄，舌偏红，脉滑微数。曾于某院检查提示：子宫内膜炎。从其丈夫处得知，患者性情平素易于激动，易生闷气。

辨证：肝郁脾虚，湿注胞宫。

治法：调肝解郁，渗湿解毒。

主方：二四合方。

柴胡 18g，白芍 18g，枳壳 12g，苍术 15g，黄柏 10g，生薏苡仁 30g，怀牛膝 15g，怀山药 18g，土茯苓 30g，生龙骨 30g，川楝子 12g，茵陈 30g，白茅根 30g，生甘草 6g。10 剂，每日 1 剂，水煎，分 3 次口服。

2014 年 11 月 30 日二诊：诉服用 10 剂后，带下量减，色转白，痒止，睡眠可，舌质淡，苔微黄，脉细。湿热已化，应健脾疏肝，选用二散合方治疗。

处方：太子参 30g，白术 18g，苍术 10g，茯苓 18g，怀山药 18g，怀牛膝 18g，车前子 20g，芡实 12g，柴胡 18g，白芍 18g，陈皮 12g，枳壳 12g，甘草 6g。15 剂，每日 1 剂，水煎，分 3 次口服。

服用 15 剂后诸症消失。随访 3 个月未发。

四二地黄汤

组成：柴胡 18g，白芍 18g，枳壳 12g，女贞子 18g，墨旱莲 30g，熟地黄 18g，山茱萸 15g，怀山药 18g，怀牛膝 18g，茯苓 18g，泽泻 10g，丹皮 10g，甘草 6g。

功效：疏肝理气调经，调补肾中阴阳。

主治：月经不调。

方义分析：方中柴胡疏肝理气、条达气机；白芍养血柔肝、补血调经；熟地黄、山茱萸补益肝肾、填精生血，共为君药。怀牛膝补益肝肾通经；怀山药健脾益气、滋脾养阴，女贞子、墨旱莲补肝肾之阴，杨丁友报道重剂墨旱莲治疗更年期所致月经失调疗效显著，共为臣药。泽泻利湿泄浊；牡丹皮清解虚热；茯苓淡渗脾湿；枳壳条畅气机，为佐药。甘草调中，为使药。诸多药物运用，取其疏肝理气、调肝益肾之功效，缓解由肝气不舒、肝肾同病的病理状态，疗效显著。

加减：腰酸明显者，加杜仲 18g，续断 18g；小便频数伴有腰困腿软者，加淫羊藿 18g，仙茅 15g；小便不利，舌苔厚者，加小蓟 18g，生薏苡仁 30g；手足心热者，加地骨皮 12g，青蒿 12g；气短乏力者，加太子参 30g，黄芪 30g，白术 18g；小腹胀满不舒、遇风明显者，加小茴香 6g，川楝子 10g；月经深红者，加茜草 15g，侧柏叶 15g，丹参 12g；出血多者，加海螵蛸 18g，仙鹤草 15g；室女月经来而又止者，加菟丝子 15g，续断 18g。

典型案例

李某，女，32 岁，个体经营户。2014 年 12 月 7 日初诊。

自诉从 2013 年 11 月出现月经量少，后去某院给予口服黄体酮后，月经基本正常，但是停用黄体酮又出现月经量少，甚为苦。刻诊：心情焦虑，诉乳房时有胀痛，夜间足心发热，须放置于被外，腰困腿软，不欲活动，食欲尚可，二便调，舌淡，苔薄黄腻，脉沉细弦。

辨证：肝郁肾虚，冲脉失养。

治法：疏肝理气调经，调补肾中阴阳。

主方：四二地黄汤。

柴胡 18g，白芍 18g，枳壳 12g，女贞子 18g，墨旱莲 30g，熟地黄 18g，山茱萸 15g，怀山药 18g，杜仲 18g，续断 18g，怀牛膝 18g，茯苓 18g，泽泻 10g，丹皮 10g，甘草 6g。6 剂，每天 1 剂，水煎 600mL，分 3 次服。

2014 年 12 月 14 日二诊：月经未至，仍腰困，心烦口苦，少腹略有胀感，乳房偶有胀痛，其余无特殊不适。于一诊方加王不留行 12g，以增强理气通络之力。

处方：柴胡 18g，白芍 18g，王不留行 12g，枳壳 12g，女贞子 18g，墨旱莲 30g，熟地黄 18g，山茱萸 15g，怀山药 18g，杜仲 18g，续断 18g，怀牛膝 18g，茯苓 18g，泽泻 10g，丹皮 10g，甘草 6g。3 剂，每天 1 剂，水煎 600mL，分 3 次服。

2014 年 12 月 18 日三诊：诉服用 2 剂时月经至，色黑有血条，其余情况可，脉细。于一诊方加益母草 18g。

处方：柴胡 18g，白芍 18g，枳壳 12g，女贞子 18g，墨旱莲 30g，益母草 18g，熟地黄 18g，山茱萸 15g，怀山药 18g，杜仲 18g，续断 18g，怀牛膝 18g，茯苓 18g，泽泻 10g，丹皮 10g，甘草 6g。6 剂，每天 1 剂，水煎 600mL，分 3 次服。

患者月经 4 日左右完，后于每月月经来潮前 7 日服用一诊方，3 个月后随访月经恢复正常。

方歌： 月经不调有妙方，四二地黄汤调好。

四逆二至六味用，牛膝活血引血导。

黄 30g，猪苓 15g，熟地黄 18g，山茱萸 15g，怀山药 18g，黄芪 15g，当归 15g，怀牛膝 15g，白芍 18g，柴胡 10g，土茯苓 30g，丹皮 11g，泽泻 15g，水煎 500ml，分 3 次服。

关 3 个月 ⋯⋯⋯⋯ 已经⋯⋯⋯⋯ 日中 P 乃渐渐⋯⋯⋯ 下⋯⋯

方解：⋯⋯⋯⋯⋯⋯⋯⋯⋯⋯⋯⋯⋯⋯⋯⋯⋯⋯⋯⋯

⋯⋯⋯⋯ 药⋯⋯⋯⋯ 小⋯⋯⋯⋯⋯⋯⋯⋯ 所指⋯⋯⋯⋯

前列煎

组成： 知母 12g，黄柏 12g，肉桂 3g（或者桂枝 6g），生地黄 18g，山茱萸 15g，当归 15g，怀山药 18g，怀牛膝 18g，土茯苓 30g，丹皮 10g，泽泻 10g，柴胡 18g，白芍 18g，枳壳 12g，车前子 30g（包煎），白茅根 30g，生甘草 6g。

功效： 补肾调肝，化气行水。

主治： 慢性前列腺炎。

方义分析： 前列煎实则由六味地黄汤、滋肾通关丸、四逆散三方加减而成。其寓意在于三方各有所主，各司其职，守病机而重治法，以法立方，以方为基础灵活运用。方中生地黄滋阴补肾、填精益髓，山药补脾以运中土亦能固肾，山茱萸滋补肝阴，同时泽泻利湿而泄肾浊，牡丹皮清泻虚热，改茯苓为土茯苓以加强渗湿之功，国医大师班秀文指出：土茯苓一味，不仅有渗利下导、利水通淋之功，而且能解毒杀虫，祛除秽浊，凡小便淋浊秽浊、梅毒溃烂、疮疔痈肿，非此莫属。以上六药，共达滋肾阴、祛湿浊之功。由于本病一般病史较长，正气耗伤，而致湿热之邪留滞而缠绵难愈，只祛湿热不补肾助阳滋阴是不能痊愈的，故除选择六味地黄汤之意外，更选滋肾通关丸。用黄柏以清热除湿，知母滋肾水而育阴，肉桂（或者少许桂枝）反佐助阳，俾阴得阳化，则膀胱气化出焉，而小便自然通利。全国著名中医男科专家曾庆琪教授指出：从患本病伊始，肝气不舒即伴随出现，若其拖延日久，肝郁气滞更加明显。在患病的过程中，可因郁助病、因郁致变，严重时可因郁病甚；遣方用药，除了针对病机、症状之外，情志因素对本病的影响不可小觑，需加用疏肝理气、畅达气机之品。杨老借鉴其临床经验，选用柴、芍、枳、草，意在取四逆散之意以疏肝解郁，条达肝气。此外，还选用当归、怀牛膝活血通络；白茅根、牛膝又引湿下行。诸药共用，阴阳得调，肝气得舒，湿浊得下，标本兼治而疾患得除。

加减：一般情况下，可不改变药味而调整药物剂量，多能取效。病程日久，加桃仁8g，红花6g；湿热明显者，加败酱草18g；白浊明显者，加萆薢12g，莲子12g；腰部疼痛明显，或腰膝酸软者，加续断18g，杜仲18g；下腹部酸胀不适，不可名状者，加延胡索12g，川楝子12g。

典型案例

陈某，37岁，出租车司机。2014年11月17日初诊。

患者因间断性尿频、尿急、会阴部胀痛1年，加重2天就诊。患者自诉为出租车司机，经常憋尿，1年前自觉尿频、尿急、会阴部坠胀不适，曾于某医科大学附属医院行前列腺液常规检查及培养示：白细胞（++），卵磷脂小体（++），无细菌生长。西医诊断为慢性无菌性前列腺炎，经给予静脉滴注盐酸左氧氟沙星治疗，症状缓解。2天前患者因家事与家人争吵，出车又有憋尿，导致症状加重，精神忧郁，睡时遗精，舌淡，苔薄黄，脉弦细。

诊断：精浊。

辨证：肾气不足，肝失疏泄，气化不利。

治法：补肾调肝，化气行水。

主方：前列煎。

生地黄18g，山茱萸15g，当归15g，知母12g，黄柏12g，怀山药18g，怀牛膝18g，土茯苓30g，丹皮10g，泽泻10g，柴胡18g，白芍18g，枳壳12g，车前子30g（包煎），肉桂3g，生甘草6g。7剂，水煎服。

2014年11月25日二诊：自诉尿频、尿急症状明显缓解，会阴部仍有胀痛，睡眠尚可，舌淡，苔薄白，脉弦。

处方：生地黄18g，山茱萸15g，当归15g，知母12g，黄柏12g，怀山药18g，怀牛膝18g，茯苓18g，丹皮10g，泽泻10g，柴胡18g，白芍18g，枳壳12g，橘核12g，车前子12g（包煎），肉桂3g，生甘草6g。7剂，水煎服。

2014年12月2日三诊：诉尿频、尿急、会阴部胀痛等症状基本消失，继续予以二诊方5剂以巩固。嘱舒畅情志，避免久坐，少食辛辣。

处方：生地黄18g，山茱萸15g，当归15g，知母12g，黄柏12g，怀山药18g，怀牛膝18g，茯苓18g，丹皮10g，泽泻10g，柴胡18g，白芍18g，枳壳12g，橘核12g，车前子12g（包煎），肉桂3g，生甘草6g。7剂，水煎服。

随访3个月未见复发，告愈。

按语：本例患者，患慢性前列腺炎数年余，虽通过现代医学积极治疗，症状控制，但患者的病理基础没有改变。本次患者因工作劳累，加之与家人争吵，情志不舒而在此出现症状反复。故一诊中予以补肾调肝、化气行水之法，给予前列煎治疗。二诊中，患者自觉症状较前改善，故稍调整用量，并加橘核理气散结止痛，增强疏通之力。三诊中，患者症状消失，杨老嘱继续给予二诊方以巩固，并嘱舒畅情志，避免久坐，少食辛辣，故疾病向愈。

调肝健脾止泻汤

组成： 葛根 18g，黄芩 15g，黄连 10g，木香 6g，炒白术 18g，白芍 18g，防风 15g，陈皮 12g，甘草 6g。

功效： 调和肝脾，厚肠止利，清热除湿。

主治： 各种急慢性胃肠炎、肛痔等疾病。症见腹痛腹泻，里急后重，排便不爽，肛门灼热，或下利黏液血便等。

方义分析： 腹泻一症乃临床胃肠疾患之常见症、多发症。如《医方考》中所云："泻责之脾，痛责之肝；肝责之实，脾责之虚，脾虚肝实，故令痛泻"，痛泻并作，不离肝脾。脾虚则水液运化失司，致湿停成饮，湿聚成痰，渐之遏阻阳气之宣通而化生郁热，日久湿与热合，多现土家湿中夹热之象。脾虚而肝乘，加之湿热蕴结于胃肠，阻滞气机，故临床多见痛泻、里急后重等症。此病本在肝脾，标在湿热气阻，临证当以调理肝脾为主，兼以清热行气化湿。调肝健脾止泻汤由葛根芩连汤、痛泻要方两方组成。方中葛根辛凉轻清，入阳明，起阴气，升津以止泻；黄芩、黄连性味苦寒，清热燥湿以止利；木香味厚而气薄，辛行苦降，行气以止痛；白术苦温，补脾燥湿，白芍酸寒，柔肝缓急以止痛，二药相伍，土中泻木，抑肝扶脾；陈皮理气健脾，燥湿和胃；防风辛能舒肝，风能胜湿，甘可悦脾；甘草味甘补中，调和诸药。全方用药精当，配伍巧妙，共奏调和肝脾、厚肠止利、清热除湿之功。

加减：兼有腹中挛痛伴胸胁胀满，与情绪刺激相关者，加柴胡 18g，枳壳 12g；兼见下利脓血赤多白少伴舌红口渴者，加白头翁 18g，黄柏 10g；兼见病久乏力，神疲倦怠而属脾虚者，加太子参 30g，茯苓 18g；兼见腹痛急迫拒按，里急后重，肛门灼热，舌红苔黄脉滑数而属湿热蕴结者，可酌加红藤 18g，败酱草 18g，蒲公英 30g 清热散结以解毒；苔白腻，加藿香 10g，佩兰 15g。

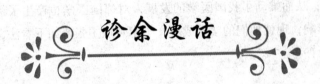

诊余漫话

金元四大家的学术成就和特点

中医学在金元时期出现了自成一家的医学流派，其中著名的有刘完素、张从正、李杲、朱震亨，各自著书立说，自成家法，对中医学理论展开了激烈讨论，被后世称为"金元四大家"；从而推动了我国医学的发展，对邻国医学也产生了极大的影响，现就他们的学术成就，学术观点主张谈如下看法，供同行参考。

一、金元四大家各自的学术主张及论点

（一）刘完素

刘完素，字守真，金代（今河北省河间县）人，自号通玄处士，人称河间先生。25 岁开始研究《素问》，至 60 岁从未间断，拒绝了金朝招聘，不愿为官，行医于民间。其主要著作有《内经运气要旨论》《宣明论》《三消论》《素问玄机原病式》《素问病机气宜保命集》。

金朝时期，在我国北方，金和蒙古的统治者不断地进行掠夺战争，人民颠沛流离，热性病流行，诸医只知搬用《伤寒论》中的辛热剂，疗效不佳。刘氏认为："此一时，彼一时，奈五运六气有所更，世态居民有所变。"提出火热致病的理论，以"火热论"著称。"火热是人生命之本，潜则无

恙，亢则为害，亢为元气之贼"，确立"六气皆从火化"的论点，倡用凉药，使用寒凉药有独特的研究，因此后人称他为"寒凉派"。他在诊治疾病的过程中特别注意辨证施治，例如辨别喘证有寒有热，异常精辟。在各疾病中，无不随证候寒热而选用方剂，治疗中风既用白虎续命汤（石膏、知母、甘草），又用附子续命汤（附子、干姜、甘草）；破伤风既用大芎黄汤（川芎、羌活、黄芩、大黄），又用雄黄散（雄黄、防风、草乌）；疟疾既用白芷汤（白芷、石膏、知母），也用菖术汤（菖术、草乌、杏仁）。由此说明刘氏虽善用寒凉，但并不是纯粹的寒凉派，其代表方剂有"防风通圣散""双解散"。

（二）张从正

张从正，字子和，号戴人，金代睢洲考城（今河南省兰考县）人。拜刘完素为师，主要著作有《儒门事亲》。当时医学界对扶正与驱邪两者的关系，存在着不同的看法，一派认为扶正即所以祛邪，另一派认为驱邪即所以扶正。他根据驱邪即所以扶正的观点，提出"攻病三法"，反对扶正即所以祛邪的观点。张子和曰："夫病之一物，非人身素有之也，或自外而入、或由内而生，皆邪气也"，一经致病则应设法祛之于体外。其具体方法则以《伤寒论》的汗、吐、下三法为原则，凡风寒之邪所发的疾病，在皮肤和腠理之间的可用汗法；风痰宿食，在胸膈、上脘的可用吐法；寒湿痼冷或热客下焦等在下疾病可用下法。他的汗、吐、下三法运用非常广泛，在他所著的《儒门事亲》中提到："凡能引起吐涎、嚏气、流泪等都属吐法；灸、蒸、熏、渫、洗、熨、烙、针刺、砭射、导引、按摩，凡解表者皆汗法也；催生、下乳、磨积、逐水、破经、泄气,凡下行者,皆下法也。"后人称他为"攻下派"。其主要论点是"六门三法"(六门即风寒暑湿燥火六气分证)。然而在三法中则是实则应攻,虚则用补,有邪应当先攻邪,邪去则正自复,攻邪应因势利导,就其近而驱之;养生当用食补,治病当用药攻,药不宜久服,中病即止的观点。其常用的方剂:麻黄汤、大小青龙汤、三承气汤、瓜蒂散等广泛地应用于临床,取得较好的效果。

(三)李杲

李杲,字明之,晚年字号东垣老人,真定(今河北省正定县)人。20岁时,其母死于庸医之手,因而立志学医,从师于张元素,他除了研究《内经》《难经》以外,对处方用药很有研究,其主要著作有《内外伤辨惑论》《脾胃论》《兰室秘藏》。李氏创内伤学说,提出"内伤脾胃,百病由生",认为:"真气又名元气,乃先身生之精气也,非胃气不能滋之",且"脾胃之气既伤,元气亦不能充,而诸病之所由生也",脾胃乃人身元气之本,元气是人体生命活动的动力和源泉,强调了脾之气的升降。他说:"饮食入胃,而精气先输脾,归肺,上行春夏之令,以滋养周身。乃清气为天者也,升已而下输膀胱,行秋气之令,为传化糟粕,转味而出,乃浊阴为地者也"。李氏还把《内经》中邪气盛则实,精气夺则虚的理论进一步运用到内伤病方面,提出火与元气不相立,此盛彼衰。"脾胃气衰,元气不足,而心火独盛。心火者,阴火也。起于下焦,其系于心,心不主令,相火代之。相火、下焦包络之火,元气之贼也,火与元气不两立,一胜则一负,脾胃气虚,则下流于肾,阴火得以乘其土位"。在治疗上不用寒凉,直接温火特别重视开发脾胃之阳气以抑火，提出"甘温除热"善用升麻、柴胡等升提药物，因此后人称他为"补土派"，其代表方剂为：补中益气汤、升阳益胃汤。

（四）朱震亨

朱震亨，字彦修，号丹溪，后人称他为丹溪翁，桑洲义乌（今浙江省义乌县）人，承刘完素之余绪。主要著作有《格致余论》《金匮钩玄》《局方发挥》《伤寒辨疑》《本草衍义补遗》《外科精要》等书。在学术上着重强调保养阴分的重要性，提倡节欲，倡"相火论"及"阳常有余阴常不足"之说。丹溪"相火论"继承河间的"火热论"，东垣"阴火"学说，认为"人身之火有二，一为君火，一为相火。君火为心火、相火在肝肾，膀胱、三焦、心包，胆亦有相火。相火主动乎，天非此火不能生物，人非此火不能有生"，"阴虚则病，阴绝则死"进一步完善了内生火热的理论，以"天为阳，地为阴，而天大地小，日为阳月为阴，而日常圆，月常缺"这种取象比类的方法说明人体阴阳气血有余不足。同时他指出人体之阴精迟成而早衰，人之相火易动，相火妄动则阴精泄泻，"心动则相火易动，动则精自走，相火翕然而起，虽不交会，亦暗流而疏泄矣"等情欲伤阴的机理。因此在治疗方面主张滋阴降火，反对《局方》善用燥烈温补之品，被后人称为"养阴派"，其代表方剂为：越鞠丸、大补阴丸、琼玉膏。

二、金元四大家对医学的贡献

金元四大家的学术观点及理论依据几乎都没有离开《内经》《难经》《伤寒杂病论》的理论体系，但他们又不拘泥于"古方",勇于开拓创新,演变成各种派别,自成体系。

刘完素则不尊仲景之法,通过自己的实践把使用寒凉药物的经验,提高到理论上来,从而矫正了众医家习用温燥药的习气,提出辛凉解表,泻热养阴,不但能医病,而且能医医,做到理论联系实践,研究和发展了《内经》理论,在实践中进一步创立了"寒治热"的治疗法则,自制双解、通圣辛凉之剂,为后世温病学派奠定了理论基础。

张从正则继承了刘完素的学术思想,用药偏于寒凉,对病因病理、病证、诊断、治法有较新的认识,他认为外邪是病之因,提出"攻病三法"。治法应以祛邪为主,扩大了《伤寒论》中关于汗、吐、下三法的运用范围,积累了丰富的临床经验,对滥用补法的现象具有针砭作用。

李杲继承了张元素的医学理论和经验,理论联系实际,不拘泥于"古方"提出的"内经学说",对内伤疾病有独特的见解,着重阐明脾胃在生理病理上的意义,强调开发脾胃之气的重要性,但他忽视了脾胃之阴,在治疗上惯用甘温除热助阳药物,对脾胃之阴照顾不够;清代叶天士才提出了养胃阴的见解,使脾胃内伤的处理得以完善。

朱丹溪在学术上则是承河间之余绪,不满足于现状,深入研究刘、张、李三家学说,吸收诸家之长,融合自己的见解,并有所发展,创立"相火论",提出"阳常有余阴常不足"的学术观点,强调情欲伤阴及养生措施,为后世养阴学派奠定了基础,使脾胃内伤得以完善。

金元四大家不仅对我国医学界做出了贡献,而且对邻国医学也产生了影响,早在十五世纪末,金元四大家的学说就传入日本，在日本有专门尊李杲、朱丹溪的学派出现。目前我们总结金元四大家的学术思想，目的是继承他们的独到见解，吸取精华，去其糟粕，要"师古方，裁新方"，起承先启后的作用，更好地为医疗实践服务。

浅谈中医舌诊

一、概说

舌诊是诊断学中望诊的重要组成部分，是中医诊断学的特色。

中医对舌诊的研究有很悠久的历史，著成了两千多年前的《内经》一书里，就载有"心开窍于舌""心主血""脾脉系舌本""肾脉挟舌本"等理论。到了公元 13 世纪的元代就有专门讲舌诊的专书，如杜清碧所编的《敖氏伤寒金镜录》。到了明代薛立斋在该书的基础上增添了一些自己的心得，把它编入薛氏丛书中。清代更有发展，舌诊的专著有了张登所著的《伤寒舌鉴》《舌鉴辨证》，提出了不少新的舌诊内容。其他的如《医源》《医碥》《医门棒喝》《伤寒指掌》《通俗伤寒论》等，虽非舌诊专书，也都对舌诊作了深刻的研究，各有心得和发挥。尤其是叶桂《温热论》中的验舌辨证，成为温热病诊断上的重要内容。近代名医，曹炳章又广集前人舌诊资料，编成《辨舌指南》一书，更丰富了舌诊内容。从上面这些情况看来，舌诊由简而繁逐渐发展，是历代医家不断总结经验逐步整理提高的结果。继承发扬中医学，是历史赋予我们每个医务人员的神圣责任。舌诊的整理亦是当前的重要工作之一，今天所讲的中医对舌诊的知识是我的一点肤浅看法，其目的在于抛砖引玉，把广大中医同道中丰富的宝贵的经验引发出来加以总结，使舌诊内容更进一步发扬光大。有不当之处，请同道斧正。

二、舌诊内容

中医舌诊，主要是分别观察舌苔和舌质的变化。

观察舌苔：一察苔质的厚、薄、干、滑、腻、黏。二察苔色的白、黄、灰、黑等不同颜色的变化。然后根据苔质、苔色的变化情况，来判断病邪在表还是在里，疾病属寒还是属热。正常舌苔，是薄薄的一层白苔，仔细观察，可以看到细微的一丝一丝像毫毛一样的结构，就如一层刚刚出土的嫩草。舌苔每时每刻都在生长，但因用食舌体运动等，舌苔又会不断地自动脱落。因此，舌苔总是保持着正常的厚度和结构。又因为口腔里有适量的唾液，所以舌表面是润泽的，这些都是健康人的舌苔表现。舌苔如果生长过多，而脱落很少，舌苔变得厚起来，就是病态。如舌面上像涂了一层米糊，原来一丝一丝的结构看不清，在放大镜下观察，这种舌苔的丝状乳头数目和分枝增多，空隙中藏着一些黏液和食物残渣，也有一些上皮细胞的碎片，白细胞和细菌，中医称这种舌苔为腻苔。表示病人有痰湿和食滞，多见于老年性慢支炎，以及胃肠炎，风湿病和妇女白带增多等的疾病，都会出现这种腻苔。治疗上根据情况多用除湿的药物来治疗。又如：临床上常常可以看到有些病人，舌面上有些地方有苔，有些地方没有苔，这两种舌苔交界的地方很不规律，有些像地图。多见于阴虚的孩童和有蛔虫的患者。有的人的舌苔长得少脱得多，舌苔过薄，甚至舌面光滑无苔，中医中这种现象往往提示伤阴。多见于患有慢性病，如肺痨、瘿气（甲亢），晚期肝炎、肾炎的患者，以及长期营养不良的人。对这类患者，常用养阴药进行治疗。

察苔色：临床上除了看舌苔的厚薄外，还要看苔色。如舌苔变黄，提示患者有热，在发高热的患者中常见。患者舌苔发黑，而且干焦多裂，属病情危重，内热重而津液耗损，就急需用增液养阴清热药治疗。如果患者舌苔发黑而滑润，往往提示患者有严重的内脏寒湿或者肾亏的病证，应当用热药温化或温补治疗。

观察舌苔可判断疾病的进退，如人患了外感疾病，舌苔颜色由白而黄，由黄而黑，常表示疾病在发展，病情在加重；如舌苔颜色由黑变黄，由黄变白，表示病情逐渐好转。若舌苔从无到有，由薄而厚表示病情在进展，反之，表示病邪在逐渐消退好转。

察舌质：中医认为，察舌质比察舌苔更重要，因为舌质可清晰地反映病变。察舌质，包括观察舌质的颜色与舌体的形状。正常的舌质是淡红色，因为血液供应良好，颜色比较鲜明润泽，舌头的边缘厚薄适中且圆滑整齐。如舌质变红变白或变青紫，都是异常的表现。如舌质变白，就表示血虚或者阳虚有寒；如果舌质变红，则表示血热或者阴虚有热；如果舌尖上或舌边上有些小红点，也属有热，如阳虚有寒，就应该用温补壮阳药物治疗，如果阴虚有热，就应该用养阴清热的药物治疗；如果舌体上有颗颗紫色斑点，或者整个舌体呈青紫色，中医提示为血瘀。这种表现可见于一些患有心脏病，肝硬化，消化道溃疡，月经病的患者，以及恶性肿瘤患者。

察舌体形态，可分为软、硬、胀、斜、瘪、震颤。如果舌体胖嫩而有牙齿压痕，提示阳虚水肿；舌体萎缩，提示体质虚弱而有慢性耗损。高血压患者出现舌震颤，舌体麻木舌头偏斜等现象时，要注意预防脑出血的可能。

三、现代医学对舌诊的认识

多年来现代医学曾经对舌的病变进行过大量研究，并获得了不少发现。研究证明，人体缺乏 B 族维生素时舌黏膜会出现萎缩；甲状腺素过多的时候，舌面上可以看到光红无苔；患有贫血时，舌质变淡白而萎缩；血液中缺氧时，舌质变青紫；唾液腺分泌减少时，舌体干燥并出现裂纹。近年来，国外医学界认识到，舌黏膜是全身新陈代谢的一面镜子，是对身体变化较为敏感的组织。

四、察舌时的注意事项

诊察舌苔一定要排除一些假象，才能获得正确的诊断。首先要了解正常舌苔可以有变异；正常舌苔是薄白而润，舌质淡红。据统计，健康的人中，仅 77% ~ 78% 的人舌苔表现为正常舌苔，另一部分则可出现一些异常舌苔。如吸烟的人，舌苔较厚，并有灰、黄、黑的苔色；经常失眠的人，舌尖常有红刺增生；素喜辛辣食物的人，苔色偏红。这些改变均可视为正常情况下可有的变化，不用视为病理舌象。其次要注意伸舌姿势，一定要使舌体放松，呈扁平状，不用力紧绷。如伸舌用力过度，使呈锥形，会使舌的颜色加深，淡红可变为红舌，红舌可误看为降舌。伸舌的时间不宜过长，过长会使舌静脉回流障碍，舌质可转为紫色。如需细看，可嘱患者将舌收回，休息片刻后再伸出，以避免产生此类假象。看舌苔时应嘱受检者口尽量张大，否则易漏看舌根部，有时舌体前半部分苔色尚为白色，而舌根部已转黄，表示邪已化热入里，对辨证有一定意义。服用一些西药的患者，也可表现出一些病理舌象，如长期使用肾上腺皮质激素或甲状腺激素的人，舌质常较红；应用抗癌化疗的患者，舌苔常常比较干燥；使用广谱抗生素的患者，舌体上常出现黄褐色或灰黑色舌苔，如果不注意会导致辨证错误。至于染苔，以及灯光强弱，刮苔之误差，亦可引起误诊，应多加注意。

简而言之，舌诊是中医诊断中很有特色的一种诊断方法，也是一门深奥的学问。加强舌诊研究，可以为实现我国中医学科学现代化做出应有的贡献。

中医治痰病的体会

痰饮既是病理产物，又是致病因素。其形成是由于人体在某种致病因素的作用下，导致脏腑的功能失调而产生。痰饮形成后，又能直接或间接地作用于人体某一脏腑组织，导致多种疾病。

一、痰饮的成因和特点

痰饮多由外感六淫，内伤七情，或饮食所伤等因素所导致，使肺、脾、肾及三焦的气化功能失常，水液代谢障碍，以致水津停滞而成。又因水液代谢与肺、脾、肾及三焦的生理功能关系最为密切，肺主宣发肃降，通调水道，敷布津液；脾主运化水液；肾主水液蒸腾气化；三焦为水液运行之道路，故肺、脾、肾及三焦功能失常，又均可聚湿而生痰。

痰饮阻滞于经络，可影响气血的运行和经络的生理功能。停滞于脏腑的，可影响脏腑的功能和气机的升降出入。痰随气升降流行，内而脏腑，外而筋骨皮肉，泛滥横溢，无处不到。因而有"百病多由痰作祟"之说。正如《冯氏锦囊秘录》中所说："痰之为物，随气升降，无处不到，或在脏腑，或在经络，所以为病之多也。"

二、痰证的分类表现和证治

痰证的表现极为复杂，临床上将痰分为湿痰、寒痰、热痰、燥痰、风痰五大类。

湿痰者见痰多易咳，胸脘痞闷，眩晕呕恶，肢体困倦，舌苔白腻，脉沉滑；寒痰者见咳嗽，咳痰，痰白清稀，遇寒加重，舌苔白滑，脉沉迟而滑；热痰者见咳痰黄稠，胸闷烦热，舌红苔黄，脉滑数；燥痰者见干咳少痰或痰稠而黏，咳痰不爽，甚则咳痰带血，咽喉干燥，舌苔黄，脉数；风痰者见咳嗽咽痒，咳痰色白或见眩晕头痛，胸闷呕恶，舌苔薄白或白腻，脉浮或弦滑。

对于痰证的治疗，主要应治其生痰之源，脾为生痰之源。同时，治痰还应注意理气，临床上，我们以二陈汤为基础方，加减治疗痰证。拟方：陈皮12g，法半夏8g，云茯苓18g，枳壳15g，竹茹15g，杏仁15g，浙贝母15g，甘草6g。属寒痰者加干姜6g，细辛3g以温化寒痰；属热痰者加黄芩15g，瓜蒌壳15g以清热化痰；属燥痰者加玄参15g，桔梗15g以润燥化痰；咳喘发热重加石膏30g，知母12g以清肺止咳平喘；痰稠难咳加胆南星8g以清热化痰；胸痛甚加延胡索12g，郁金12g以理气止痛；兼胁痛者加柴胡18g，白芍18g以疏肝解郁；咳痰带血加茜草18g，白茅根30g以清热凉血止血；湿痰者加莱菔子15g以消食化痰；大便秘结者加熟大黄6g以泻热通便。

三、体会

痰病学的形成和发展是一个漫长的过程，古代医家在各自的实践中，从不同的角度，不断地补充、完善、整理、提高，从而大大丰富了中医痰病学的内容，形成了一个以痰为中心的辨证施治体系。《五十二病方》有用虻（贝母）和漏芦等治疗痰证和痰瘀相间的病证。《金匮要略》中专列"痰饮""水气""咳嗽"三篇，对后世治疗狭义痰饮，水气咳嗽等疾病开拓了先河。巢元方在《诸病源候论》中列出了"诸疾""痰饮""痰癖"等病候，还专门记载了"痰厥头痛"，实为后世创"百病多由痰作祟"之先声。《圣济总录》专列"痰证"一门，内容颇为丰富。朱丹溪在《局方发挥》中讲到"气积成痰"而发病时，言其"或半月或一月，前证复作"指出了痰病不愈，较之其他病易于复发之特点。张介宾提出"痰涎皆本气血，若化失其正，则脏腑病、津液败，而血气即成痰涎"和"见痰休治痰"的治疗原则。李时珍在《濒湖脉学》中提出了"痰生百病食生灾"的学术见解，还在《本草纲目》中辑录了治痰方药三百余首。清代名医叶桂特别强调"见痰休治痰"的见解，主张"治其所以生痰之源，则不消痰而痰自无也"。清代名医魏之琇在《续名医类案》中将"咳嗽"与"痰证"和"饮证"分别论述，使中医论痰的理论更加突出和专门化。

痰证的形成主要是肺脾肾的功能失常，聚湿而生痰，临床上以二陈汤加减治疗，治其生痰之源，使痰无以生，每能获捷效。

中医治痰有几千年的历史，对痰证有一套完整的理论体系，中医治疗痰证的前景广泛，值得进一步发扬、验证和探讨。

谈温病中汗出异常的辨别

汗为心液，是人体阳气蒸化阴液从腠理发泄于外。如《素问·阴阳别论》所说："阳加于阴，谓之汗。"正常人体为了适应内外环境的变化，在卫气的作用下，通过皮毛腠理开泄，而常有汗出。但一般不被人们觉察，只有当气候炎热或剧烈活动之后，机体为了保持阴阳平衡，才会有明显的汗出现象。正常汗液可以泌浊外泄，发散多余阳热使人体营卫和谐，保持阴阳相对平衡。可见正常汗液是一种生理现象。

一、汗出异常的发病机理

温病过程中，由于邪正相争，人体机能失调，而常有汗出异常的变化。主要表现为无汗、时有汗出、大汗和战汗等。分析病机不外如下几方面：①卫气被郁、腠理闭塞；②阴津耗损，无源作汗；③里热蒸腾、腠理开泄；④气脱阳衰阴津外亡；⑤邪正剧争，驱邪外出。汗出异常在津液耗损的观测上有重要意义，正如张虚谷说"测汗者，测之以审津液之存亡，气机之通塞出也"。

二、汗出异常的鉴别诊断

无汗：指机体在病理的情况下，未见汗出。可见于温病初起、邪束于表、卫气被郁、腠理闭塞。伴有发热恶寒的卫分证——若其邪热入营，热邪消烁营阴，津液受劫，使作汗之源枯竭不能作汗；伴见灼热烦躁而无汗者，尚有肤干、唇裂、舌绛或动血等症。

少汗或微汗：在温病由卫入气过程中，卫分症未罢，仍有恶寒的表现，发热逐渐增高，邪正相争渐剧，热返腠理，此时少有汗出。汗出之后，热稍退而未尽，继而热势又高。在温病后期余邪未尽，服用调理药后使余邪随微汗而解。

大汗：身出大汗而同时高热烦渴的，为气分热邪亢炽，蒸腾外出，迫津外泄，是邪正剧争的表现。

汗出淋漓，分为下列两种情况。

1. 亡阴之汗：骤然大汗、淋漓不止、伴见口干、舌红、脉数大、神志恍惚者，是亡阴脱变之象。此乃阴不维阳、阳气外露。表现为肤热，汗也是热的，故称脱热汗出。

2. 亡阳之汗出：汗出为冷汗淋漓，伴有四肢厥冷，神志衰微，表情淡漠，烦躁不安，面色苍白，二便遗泄，舌质淡，脉伏匿，难以触之，汗出如油。以上二汗之别，徐灵胎曾作如下概括："亡阴之汗，身畏热，手足温，肌热汗亦热而味咸，口渴喜凉饮，气粗，脉洪实，此其验也""亡阳之汗，身反恶寒，手足冷，肌凉汗冷，而味淡微黏，口不渴而喜热饮，气微，脉浮数而空，此其验也"。

时有汗出：在温病中若湿热偏重，湿热郁蒸，时而汗出，汗出热减，继而复热，但热不为汗所退尽。兼伴有身热不畅、胸痞呕恶，苔腻，脉象濡滑或者濡数，这种汗出具有黏腻不清的特点。吴鞠通曰："今继而复热者，乃湿热相蒸之汗，湿属阴邪，其气留连，不能因汗而退，故继而复热。"温病的恢复期，常是气阴亏损，出现时而汗出，这种汗出用药调理即可治愈。

头汗：指头部出汗，此见于温病中气分证阶段或中焦证阶段。温邪入里化热，湿热熏蒸，不达四肢，而循经上越，故头面汗出。常兼见发热恶寒，身目发黄，小便不利，舌苔黄腻，脉象濡数等症。胃热亢盛的头面汗出，兼见面赤气粗，但是四肢也有汗出，以资鉴别。

战汗：指患者在感受温邪之后，突然全身战栗，继之全身出汗，谓之战汗。此多见于邪留气分阶段，邪正相搏，正气奋起鼓邪外出的表现。

战汗之先兆：患者在发作前突然脉单伏或双伏，四肢厥冷，爪甲青紫。魏柳洲曰："脉象突然双伏或单伏，而四肢厥冷或爪甲青紫，欲战汗也，宜熟记之"。

战汗的转归：①正胜邪却，邪随汗出，热退身凉，脉象平静而病渐向愈。②正败邪陷，战栗而汗出不多或者战汗之后，身热不退、烦躁不安、脉疾不平，此属正气虚惫，不能鼓邪外出。为邪热内陷的征象，其病多较严重，须防变端。《内经》称这种病为阴阳交，"黄帝问曰：有病温者，汗出辄复热而脉躁急，不为汗衰，狂言不能食，病名为何？岐伯对曰：病名阴阳交，交者，死也。"

处理战汗之原则：叶天士云："此时宜令病者，安舒静卧，以养阳气来复，旁人切勿惊惶，频频呼唤，扰其元神，使其烦躁"及"若其邪始终在气分流连者，可冀其战汗透邪，法宜益胃"。若正败邪陷，元气将脱，要益气固脱，用独参汤。戴麟郊《瘟疫明辨》有云："大抵战汗之脉，以浮为佳，邪出于表也，虚散微濡应有变，煎独参汤以待之，以防其脱也，贫者米饮聊代之"。

三、结语

温病过程中汗出异常是一个常见症状，临床上通过对这些不同汗出的分析和比较，来辨别病变的性质，这也是温病辨证的一个重要途径。因为汗出异常是人体内在卫气营血，脏腑器官病理变化的外在表现。一般不同的致病因素和病理变化必然会导致不同的汗出表现，但同一汗出也有由不同的病因病机引起，而同一病因病机也可出现不同的汗出异常。因此，认真鉴别汗出异常的异同，结合汗出时的全身情况以及其他症状表现，进行综合分析，对于临床辨证，正确分析病因病机，明确证候性质具有重要的意义。这就是我写此文的目的，不当之处请同道斧正。

浅谈中医对水肿的认识及处理

中医对水肿的论述，与现代医学中的急慢性肾炎、充血性心力衰竭、肝硬化，内分泌失调及营养障碍等疾病所出现的水肿相对应。

一、发病机理

由于风邪袭肺，肺气不通，通调失职，水液溢于肌肤而致水肿；或疮毒内侵伤及肾脏，致肾与三焦气化不利，排泄障碍亦成水肿；或水湿侵入体内，湿郁化热或湿热内困、脾失健运，水湿停滞，造成水肿；或生育不节，房劳过度，肾气内伤或劳倦伤脾，日久脾肾俱虚。肾虚则开阖不利，不能化气行水，以致水液停聚，泛滥于肌肤形成水肿。

二、水肿的分类

知《金匮要略》把水肿分为五类：风水、皮水、正水、石水、黄汗。又按五脏的证候而分为心水、肝水、肺水、脾水、肾水。依据其脉，结合现代医学知识，可作如下推论：风水可见于急性肾炎或慢性肾炎急性发作；皮水、石水见于肾炎或肾病的水肿较甚者；而石水也可见于肝硬化腹水明显的患者身上；正水可能为心脏性水肿之类的疾病中；黄水可能为某种急性传染病所引起的水肿。后世把水肿大体分为阴水、阳水，而阴水多为虚证、寒证；阳水多为实证、热证。两者都有表里的不同，根据这种分类又制定出了相应的治疗大法。

三、水肿的治疗法则及临床应用

（一）治疗法则

中医学对水肿不仅有较完备的理论，而且依据这些理论制成了治疗法则。如：《素问·汤液醪醴论》说："平治于权衡，去菀陈莝……开鬼门，洁净府"，《金匮要略·水气病》篇中指出："诸有水者，腰以下肿，当利小便，腰以上肿，当发汗乃愈。"上述治疗原则，迄今仍有指导意义。现在治疗水肿，主要有发汗、利尿、逐水以及健脾益气、温肾降浊等法。而这几种治法在具体运用时，或一法独进，或数法合施，或先攻后补，或先补后攻，须视疾病的轻重和需要而选择应用。

（二）临床运用

实证，阳水：①大青龙汤：用于体表壮实之溢饮证，以发汗为主；②越婢汤：用于眼睑浮肿，继则四肢及全身皆肿的风水症，以发汗利尿并行；③濬川散：应用于腹胀甚，病实体壮者，以泻水为主；④疏凿饮子：用于湿热、水肿实证，以利尿、泻下和发汗三法并行。

虚证，阴水：①五苓散：水肿尿少有表证，以利尿为主；②防己黄芪汤：体虚有表证，水肿而有心力衰弱者，为益气利水剂；③真武汤：体弱阳虚停水，为温阳利水之剂；④实脾饮：体弱水肿，为温阳利水之剂；⑤肾气丸：水肿而心力衰竭为补肾阳、滋阴液兼利小便之法；⑥胃苓汤：水肿、胃肠消化不良，为健胃利水之剂；⑦五皮饮：为治疗各型水肿之方，可随意加减应用。

四、风水（急性肾炎）及阴水（慢性肾炎）的治疗方法

（一）急性肾炎（风水）的治疗

在治疗这类患者时，治法以祛风行水为主要治则，佐以清热凉血之品，方选麻黄连翘赤小豆汤加减：麻黄9g，连翘12g，赤小豆30g，丹皮9g，白茅根30g，杏仁9g，通草5g，夏枯草30g，桑皮15g，生姜10g。

（二）慢性肾炎（阴水）的治疗

临床治疗常分脾肾阳虚、脾肾阴虚、脾肾阴阳俱虚三种证型。脾肾阳虚治当温运脾阳，化气行水，方用真武汤、附子汤、理中汤、金匮肾气丸等化裁；脾肾阴虚，治当滋养脾肾之阴，方选杞菊地黄丸、一贯煎、参苓白术散内去砂仁等随症加减；脾肾阴阳俱虚，治疗要提高机体免疫力，利水滋阴。扶阳可用人参、红参，利水可用茯苓皮、冬瓜皮、车前仁等。

（注：本文刊于第二届全国中医药临床经验学术会论文集1996年4月刊）

谈中医对蛋白尿的辨证施治

蛋白尿是泌尿系统疾病中的一个常见症状。正常人尿液中蛋白质含量极微，每日排出量为40～100mg，做尿常规检查常不能测出，但当泌尿系统出现病变时，就可出现蛋白尿。

中医学没有蛋白尿的名称，而从它的临床表现来看，乃是一种精微物质，在正气虚损的情况下，不能固摄而从尿中漏出，常在"腰痛""水肿""虚痨"等疾病中出现。

一、发病机理

蛋白尿来源于血浆，中医学认为，血浆系由水谷精气所化生，其精为至阴之液，藏之于肾。《素问·上古天真论》中有云："肾者主水，受五脏六腑之而精藏之。"张景岳云："精以至阴之液，本于十二脏之生化，不过藏之于肾"，又云："血者水谷之精也，源源而来。而实生化于脾，总统于心，藏受于肝，宣布于肺，施泄于肾"。《灵枢·决气》云："中焦受气，取汁变化而赤，是谓血"，《灵枢·营卫生会》云："此（指中焦）所受气者。泌糟粕，蒸津液，化其精微，上注于肺脉，乃化而为血。"以上论述说明精血来源于脾胃的运化的水谷之精气，但其形成，还需肺之清气所化，命门原气所发。所以张景岳强调指出"命门为精血之海，脾胃为水谷之海""脾胃为灌注之本，得后天之气也；命门为生化之源，得先天之气也"。由此可见肺、脾、肾为生化精血之源，凡邪之有害于这些生理机能，使脾运化全身水谷的精微失职时，水谷之精微可从尿中漏出，即是"中气不足，溲便为之变"。如果邪犯肾脏，使肾藏五脏之精功能失常，肾虚则精气外泄，此时生理尿中则会排出蛋白；肺主气而行治节，与脾气同行，输精布众，邪犯肺气，治节失常，亦导致精气流失而成蛋白尿。

二、辨证施治

（一）肺脾气虚型

主症： 胃纳减退，午后作胀，体倦便溏，气短懒言，面色萎黄，下肢浮肿，舌质淡嫩，苔白脉缓弱，尿检蛋白（+++）。

治法： 益气健脾。

选方用保元汤合人参健脾汤加减。**处方：** 党参30g，黄芪30g，白术18g，山药30g，枳实15g，陈皮12g，谷芽30g，麦芽30g，益母草30g，紫苏叶15g，蝉蜕15g，赤小豆30g，金银花18g。如胃纳不佳者可减黄芪，加鸡内金10g，砂仁6g；有小腹下坠感者加升麻8g，柴胡12g；泄泻者加神曲18g，炮姜6g；有外感者加板蓝根30g。

（二）肾虚型

主症： 蛋白尿伴形寒肢冷，腰膝酸软，精神不佳，阳痿滑精，尿后余沥，舌淡胖，边有齿印，脉沉细，两尺无力。

治法： 温补肾阳。

选方用金匮肾气丸或右归丸加减。**处方：** 制附片15g，肉桂6g，补骨脂15g，菟丝子15g，枣皮15g，熟地黄18g，杜仲15g，益母草30g，紫苏叶15g，蝉蜕15g。如畏寒肢冷不显则去肉桂、附片；滑精加芡实 18g，莲须 18g，龙骨 10g。

（三）脾肾阴虚型

主症： 腰酸、腰痛、口苦、咽干或咽痛、鼻塞，干咳少痰，大便干结，小便频数短赤。舌边尖红，苔薄黄，脉细弦数，蛋白尿。

治法： 滋阴清利。

选方知柏地黄汤加减。**处方：** 山药 30g，熟地黄 18g，炙龟甲 15g（先煎），玄参 15g，知母 10g，黄柏 10g，丹皮 15g，桑椹 30g，石韦 30g，夏枯草 30g，银杏（打）15g，益母草 30g，紫苏叶 15g，蝉蜕 12g。

（四）脾肾阳虚型

主症： 面色㿠白，形寒怕冷，小便清利，食欲不振，神情委顿，胸闷腹胀，呼吸不利，舌淡胖，苔白滑，脉沉细或沉弦。

治法： 温调脾肾，化气行水。

方选真武汤合防己茯苓汤化裁。**处方：** 桂枝 6g，制附片 12g，黄芪 25g，防己 15g，白术 15g，白芍 12g，椒目 6g，商陆 12g，桑皮 30g，茯苓皮 30g，赤小豆 30g，紫苏叶 15g，益母草 30g，蝉蜕 15g。

（五）气阴两虚兼热毒型

主症： 腰膝酸软，气短乏力，自汗或盗汗，口渴，头晕耳鸣，咽喉肿痛或面部痤疮，小便黄少，舌红少苔，脉滑数。

治法： 益气养阴，清热解毒为主。

方选参脉散合六味地黄汤加减。**处方：** 太子参 30g，黄芪 30g，生地黄 18g，枣皮 15g，怀山药 18g，茯苓 18g，丹皮 12g，泽泻 15g，麦冬 20g，五味子 12g，板蓝根 30g，连翘

20g，金银花 20g，益母草 30g，丹参 18g。

（六）气虚血瘀型

主症：面色萎黄，形体虚衰，体倦乏力，食欲不振，脘腹胀满，大便不畅或泻泄。舌胖，质瘀紫，苔薄腻，脉濡或数，蛋白尿或血尿。

治法：益气活血。

方选四君连理汤化裁。**处方：**党参 18g，白术 15g，炮姜 3g，黄芪 15g，当归 12g，丹参 30g，桑椹 30g，黄连 3g，白茅根 30g，益母草 30g，紫苏叶 15g，蝉蜕 12g，甘草 6g。

三、小结

肾病蛋白尿，病情错综复杂，寒热虚实夹杂，处方不能固守不变。上述六种治法是我治疗慢性肾炎蛋白尿的一些体会，可见临床必须发扬中医学辨证施治的特点，既辨证又要辨病。还要结合参考现代医学尿常规及生化检验指标，以决定用药的进退，通权达变，这样才能收到更好的疗效。

（注：本文刊于中国医疗杂志 2002 年 3 期）

浅谈四逆散的临床应用

知"四逆散"源于《伤寒论》318 条："少阴病，四逆，其人或咳，或悸，或小便不利，或腹中痛，或泄利下重者，四逆散主之。"

本条的四逆，实际上是厥冷的程度，仅表现为手足不温。虽然冠名少阴病，但与心肾阳虚阴盛的厥逆有根本的区别，乃由肝气郁结，肝失疏泄，木横乘土所致，故泄利下重，气郁而兼寒邪内乘则腹痛；肝气郁而上逆，影响心胸阳气之宣通，或咳或悸；气郁而水道不通，则有小便不利。以上病症皆由肝气郁滞而成，故用四逆散治之。

本方由柴胡 12g，白芍 18g，枳实 12g，炙甘草 6g 组成，方中柴胡疏肝解郁，调畅气机；枳实理气解郁，行气散结；芍药敛阴和营，调和肝脾，甘草缓急和中益脾，合成全方。使肝气条达，郁阳得解，则肢厥自愈，肝脾调和则腹痛、泄利下重自除。

现代扩大了本方的应用范畴：凡肝胃不和或肝脾失调引起的内科、妇科、儿科、外科各种疾病，如胃脘痛、胃肠神经官能症，腹痛、胸痛、泄泻、痢疾、疝气、肝炎、肝硬化、妇女月经不调、痛经、带下、盆腔炎、淋巴结肿大或结核等，都可用本方化裁而获捷效。

现就本人对四逆散的临床应用心得，做一个抛砖引玉的简述。

一、内科病证

（一）心脑病证

心悸主要由饮食劳倦，七情内伤，感受外邪等因素引发，究其病因，用本方加桂枝、丹参、瓜蒌壳、太子参、麦冬治疗，取得满意疗效。用本方加川芎、红花、赤芍、丹参治疗中医辨证属气滞血瘀型冠心病、心绞痛 5 剂后症状明显好转。治疗肝郁脾虚型老年痴呆，用"四逆散"合"导痰汤"加减而获良效。

（二）消化系统

用本方加味治疗胃脘痛，胃脘痛的主要病机是寒邪、饮食、肝气犯胃，致胃失和降、胃气郁滞，不通则痛，所以此时用"四逆散"加减治疗可获满意疗效。

用本方加味"四逆散"合"升陷汤"治疗胃黏膜异型增生（气滞型）30 例，3 ~ 6 个月后胃镜复查总有效率达93.3%；治疗胃溃疡 60 例，用本方加川楝子、延胡索、乌贼骨、浙贝母、牡蛎以疏肝和胃，理气止痛，有效率达 90%以上。

胃下垂主要是肝脾失调，中气下陷所致，治宜调肝和胃、益气升阳，用"四逆散"加黄芪、升麻、知母、桔梗、党参等。体会到胃下垂与肝气郁滞相关，故肝脾同治获良效。

急慢性胃炎包括浅表性胃炎、反流性胃炎、萎缩性胃炎等，其发病与肝郁气滞，胃失和降密切相关，故用"四逆散"加减获效（柴胡、白芍、枳壳、藿香、黄连、甘草配丹参饮、左金丸、平胃散、异功散、二陈汤等）。

其他疾病，如胃肠神经官能症、结肠炎、肠结核等属肝郁气滞型的疾病均可用本方化裁治疗。

治疗木郁土虚的习惯性便秘：用本方加党参、白术、熟大黄等；便秘属肝胃郁热、肝脾失调者用"四逆散"合"润肠丸"加白术等进行治疗，疗效确切。

（三）肝胆疾病

黄疸是因为湿邪蕴结中焦、阻滞气机，使肝失疏泄，胆汁不循常道，外溢肌肤而成。用"四逆散"合"茵陈蒿汤"加减，使肝气得疏，湿邪外出则黄疸自愈。

急慢性肝炎：迁延性肝炎以肝郁气滞为主要病机者，以调肝健脾、清热解毒为法，用"四逆散"加味治疗（柴胡、白芍、枳壳、甘草、白花蛇舌草、板蓝根、贯众、菌灵芝、太子参、白术等），获得满意疗效。

肝硬化是中医的疑难杂症之一，中医认为其病机主要是由于肝脾肾三脏功能失调，气滞、瘀血、水饮互结于胸而成，故用"四异功散"加减（柴胡、白芍、枳壳、甘草、太子参、白术、云茯苓、佛手、鳖甲、丹参，有腹水者合五皮饮、胃苓汤等）以调肝健脾、活血化瘀、行气利水，总有效率达80%以上。

用本方合"三金汤"化裁治疗60例，经B超确诊为胆结石者，其中最大结石直径达2.6cm，治疗2个月为一疗程，结石消失病例41例，结石缩小病例19例。

治疗胆囊炎，辨证属肝胆气滞，气滞血瘀型者，用"四逆散"加茵陈、川楝子、郁金、延胡索治疗；口苦心烦加黄芩、栀子；大便干燥加大黄等，可获良效。

用本方加何首乌、山楂、草决明、丹参等降血脂药治疗脂肪肝，疗效确切。

（四）泌尿系统

淋证主要是由膀胱湿热、脾肾亏虚、肝郁气滞等因素所导致的膀胱气化不利的病症。热淋主要表现为湿热证，如尿频、尿急、尿痛等，用"四逆散"合"八正散"或"六一散"进行治疗。石淋属肝郁气滞型者，用本方合"三金汤"加石韦、滑石、车前仁等以清热利湿、通淋排石。气淋者主要是肝气郁结引起，寒证用"四逆散"加陈皮、当归、冬葵子、木香、青皮等，虚证用"四逆散"合"补中益气汤"加减治疗获效。其他淋证用本方加减亦可获效。

辨证属肝郁气滞型癃闭应根据"六腑以通为用"的原则，用"四逆散"加当归、王不留行、石韦或"滋肾通关丸"（知母、黄柏、肉桂），以疏利气机、通利小便。治疗阳痿属肝郁不舒者，用本方加川芎、香附、白术、补骨脂、枸杞子等可取得良效。

（五）呼吸系统

咳嗽是由于六淫外邪侵袭肺系或脏腑功能失调，内伤及肺，肺气不清，失于宣肃而成。而"五脏六腑皆令人咳，非独肺也"，辨证属情志郁结、木盛侮金者，可用"四逆散"合"二陈汤"加杏仁、桔梗治疗，顽固性干咳用四逆散加麦冬、天冬、浙贝母等获效。

用本方合"小陷胸汤""泻白散"治胸膜炎有效。

喘证与外邪、痰浊、情志等有关。临床有寒喘、热喘、湿痰喘之分，寒喘者用"四逆散"合"华盖散"或"二陈汤"；热喘者用"四逆散"合"麻杏石甘汤"；湿热喘者用"四逆散"合"二陈汤""三子养亲汤"，疗效确切。

二、妇科病证

月经不调的主要病因是七情内伤（肝郁气滞血瘀）、肾虚、劳倦等，治宜调肝解郁、理气调经，可用"四逆散"合"寿胎汤"治疗；气虚盛加"补中益气汤"化裁；血虚者加黄芪、当归；月经量多甚至崩漏者加茜草、益母草、地榆、党参以益气摄血，治疗月经不调取效。

痛经有虚实之分，虚者是由于肝肾不足、气血亏虚引起，治疗应以"四逆散"合"寿胎汤"。实证主要是由于气滞血瘀寒凝等引起，治宜四逆散加桃仁、香附、乌药、当归等，寒盛加小茴香、桂枝、吴茱萸。

闭经属肝郁气滞血瘀型用"四逆散"合"桃红四物汤"加减治疗，属痰湿阻滞者用四逆导痰汤加川芎、佛手、当归治疗。

带下病主要是由于湿邪影响任、带二脉，以致带脉失约，任脉不固所形成，究其病因用本方合"四妙散""寿胎汤""四君子汤""知柏地黄汤"等，随证加减治疗有效。

不孕症：肾虚、肝郁、痰湿、血瘀是引起不孕的主要原因，根据病因，肾虚型用"四逆散"合"寿胎丸"治疗，痰湿型用"四逆散"合"导痰汤"加味治疗，血瘀型用"四逆散"加金铃子、桃仁、红花、红藤、败酱草、当归等治疗，疗效满意。

围绝经期综合征：围绝经期综合征辨证属肝郁气滞型用本方合"六味地黄汤"加当归、白术、丹皮、栀子等获效。

乳癖：相当于西医学的乳腺炎、乳腺增生等，与肝郁气滞密切相关，故治宜调肝理气、软坚散结，用"四逆散"加橘核、荔枝核、青皮、王不留行、路路通等获佳效。

三、外科病证

四逆散在外科上也有广泛的应用：①肠痈：用本方加丹皮、大黄、红藤，并加重白芍（可用至80g）获效，反复发作加当归、附子。②疝气：由肝郁气滞引起则用"四逆散"加荔枝、橘核、小茴香等取得良效。

四、五官科病证

用本方加味"四逆散"合"知柏地黄丸"加减，治10例慢性化脓性中耳炎（肝肾虚型），服药2～10剂均获效；急性咽炎用本方加射干、马勃、板蓝根等治疗有效；慢性咽炎72例，用"四逆散"合"半夏厚朴汤"加"玄麦甘桔汤"治疗，治愈率达85%以上；用本方合龙胆草、黄柏等治2例相火过旺、水亏火炎的牙痛，2例肿消痛止。

五、儿科病证

发热：用本方加味治阳郁不达的小儿发热，效果较好。治暴食后发热症，本方加青蒿、山楂、麦芽等获效。

疳积：用本方加茵陈、焦三仙、白术治肝脾不和、虚热内蕴者有良效；治厌食症用本方加云茯苓、莱菔子等。

夜啼：辨证属肝旺乘脾，扰神所致夜啼1例，用本方加蝉蜕、钩藤获效，或用本方加栀子、豆豉、竹茹、牵牛亦有效。

六、应用要点

本方应用的病例中，65%以上辨证系肝郁气滞。故现代医学的各种疾病，凡是由中医辨证属七情所伤，肝气失调而致肝气郁滞；或食伤太阴，形成土壅，脾土壅滞反侮厥阴肝木；或肝郁与气、血、痰、火、湿、食互结形成肝胆、脾、胃失调，或由此再影响到其他脏腑的复杂综合疾病，皆可由本方化裁治之。

实验室研究提示四逆散水煎醇沉液对心室内传导系统可能有阻滞作用，同时也可能会减慢心肌细胞内冲动的传导，而引起房室传导阻滞，心率变慢，心肌收缩无力，造成心肌供血不足，出现T波高耸和S-T段下移，故对伴有传导阻滞的休克患者慎用。

现代药理研究结果显示，本方有较为显著的镇静、解痉、解热、抗溃疡作用，对多种疾病疗效确切，有明显的防治胃溃疡及胃癌前期病的作用。

本方具有加强腓肠肌收缩力的作用，提示了本方抗疲劳的新用途，为"肝主筋，筋主运动，故为罢极之本"，"脾主身之肌肉"的中医学理论提供了实验依据，意味着本方应用于伤科、推拿科等临床时无疑会有一定的疗效。

七、验案四则

四逆散乃疏达肝气之基础方，凡系肝郁气滞所致的肝脾不和诸证，以此方加味皆可获佳效。如：胁痛属肝郁气滞，气机不畅者，可加香附、郁金；肝经郁热者，可配"左金丸"；肝经虚寒者加吴茱萸、小茴香、川楝子，桂枝；肝阴不足者，可合"一贯煎";肝胆湿热者合"茵陈蒿汤";肋刺痛者合"桃红四物汤";如系湿热煎熬胆汁为沙石，成为胆腑之结石者，用"四逆散"合"三金汤"（金钱草、海金沙、鸡内金）；妇女带下病系肝经湿热者，用"四逆散"合"四妙散"加味；肝郁脾虚者，用"四逆散"合"异功散"；肠痈因于肝郁气滞血瘀，腑气不通者，亦可用"四逆散"加丹皮、黄柏、红藤、败酱草等药治疗，现举例如下。

1. **胃脘痛** 周某，男，40岁。1984年3月初诊。胃脘反复痛已3年，现胃脘胀痛，痛引胁背，呃逆矢气则痛减。舌质淡红，苔白，脉弦。此乃肝郁气滞，横逆犯胃所致。治宜疏肝理气，和胃止痛。方选"四逆散"加味：柴胡18g，白芍18g，枳实12g，香附15g，郁金15g，法罗汉10g，青木香10g，甘草6g。服2剂后，疼痛明显减轻。又拟"四逆散"合"异功散"以调肝养胃：柴胡15g，白芍18g，枳实12g，党参18g，白术18g，茯苓18g，陈皮12g，佛手12g，甘草6g。两剂收功。

2. **胆结石** 郭某，女，51岁。1983年6月10日初诊。右上腹反复疼痛三年余，近日病情加重。痛如刀绞，放射至右肩，寒热往来，恶心欲呕。查右上腹压痛，墨菲征（＋），X线片提示胆囊结石。西医诊断：胆囊结石并发急性胆囊炎。舌质红，苔黄腻，脉弦数。此乃肝胆气机郁滞化火之证，治宜疏肝利胆，清热导滞。方用"四逆散"合"三金汤"加味：柴胡18g，白芍18g，枳实12g，金钱草30g，海金沙30g，鸡内金10g（冲服），川楝子10g，郁金12g，山栀仁12g，赤芍12g，甘草6g。上方连服4剂后，排出泥沙样结石，10剂后病告痊愈，随访1年无复发。

3. 湿热带下 王某，女，36 岁。1983 年 10 月 12 日初诊。白带量多 4 年，色黄，质黏、味臭，外阴瘙痒，少腹疼痛，痛连腰骶，舌质红，苔黄腻，脉弦数。证属肝经湿热下注。治宜疏肝理气，清热除湿，方用"四逆散"合"四妙散"加味：柴胡 15g，白芍 15g，枳实 12g，苍术 12g，黄柏 12g，薏苡仁 30g，甘草 6g，车前子 18g（包煎），服 4 剂后，白带量已大减，诸症若失，后以"四逆散"合"异功散"疏肝健脾，调理善后，至今带下正常。

4. 肠痈 李某，男，13 岁。1985 年 4 月 15 日初诊。右下腹疼痛已三天，但发热不恶寒，心烦呕吐，大便干结，小便黄赤，舌质红，苔黄厚，脉数有力。查麦氏点压痛，闭孔内肌（＋），体温 39℃，白细胞 15000/μL，中性粒细胞 86%，西医诊断为阑尾炎。此乃气滞血瘀，湿热壅滞而成肠痈，治以活血化瘀行滞，通腑泻热解毒。方用"四逆散"加味：柴胡 15g，白芍 30g，枳实 12g，丹皮 12g，黄柏 12g，红藤 30g，败酱 18g，蒲公英 30g，生大黄 10g，甘草 10g。服药 1 剂后，腑气得通，痛大减，后大黄量减为 6g，连服 2 剂，诸症悉除，体温、血象恢复正常乃愈。

以上所举四例，虽有胃痛，胁痛、带下、肠痈之不同，但均为肝郁气滞，疏泻失常，肝脾不和所致，故此间治疗选方均以"四逆散"为主，加减不同而获捷效，体现了中医学"异病同治"之特点。

治疗郁证方剂琐谈

思郁结，心情不舒，所发生的一系列病证，通常称之为郁证。患者常因多病之苦，更使精神抑郁加深，本是因郁致病，每多相互影响，易于反复缠绵。

治郁之法，历代医家积累了不少经验，传下来许多方剂，足可取法，张仲景在《伤寒论·辨少阴病脉证并治》篇中提到"四逆散"一方，能治气郁手足冷的证候，为疏肝理气的基础方。后世的"逍遥散""柴胡疏肝散"等方，均由"四逆散"加减而成。又在《辨太阳病脉证并治篇》中有"噫气不除者，旋覆代赭汤主之"一条，原治伤寒病后，胃气不和之证，患郁病之人，每多噫气不除，此方亦可用之，《金匮要略·妇人杂病脉证并治》又记载："妇人咽中如有炙脔，半夏厚朴汤主之"。

查《太平惠民和剂局方》有"逍遥散"一方，为疏肝解郁的代表方剂，它是由"四逆散"和"当归芍药散"两方配合而成，于疏肝的同时还有养血健脾的作用，体现了仲景所提倡的"见肝之病，知肝传脾，当先实脾"的精神，常用治肝郁血虚，或兼脾虚之证。

朱丹溪认为："凡郁皆在中焦"，于是拟定了越鞠丸一方，统治气血痰火湿食"六郁"之证。"六郁"以气郁为主，方中香附与川芎相伍，一气一血，善于疏肝解郁，为临床所常用。此方治肝气郁而犯胃之证，最为合适。

魏柳州认为肝郁日久，易于化火伤阴，自拟了"一贯煎"为疏肝养阴之方，适用于肝郁阴虚之证。薛长春将"逍遥散"与"地黄丸"配合为"滋水清肝饮"，用治肝肾两虚之证，都是独特的经验。

郁证的病机，以肝气郁结为主，它的病程进展，大多气郁在先，血郁在后。气郁可以犯胃，或者上逆，或兼痰郁湿郁食郁等证。久则由腑及脏，导致脾虚。血郁每多冲任失调，妇女易见乳胀痛经等证，久之会出现肝肾同病。总之郁证有浅深、轻重，虚实之不同，治有缓急，补泄之区别，选方用药各有特点，当各随所宜而灵活运用。

治疗郁证，遵循前人之法，以疏肝解郁为总的治疗原则。气机上逆者，降气镇逆；气滞胀满者，行气消胀，卒然暴厥者，芳香开窍以救急；胃气不和者，和中健胃助消化；夹痰夹湿者兼以燥湿化痰之法。脾虚者，益气健脾；见血郁之证，以理血为主，且养血有助于疏肝，临证之时，可随证遣药。疏肝解郁的常用药物，以柴胡、香附、郁金等为主；欲疏肝理气，可配合佛手、枳壳、青皮、陈皮、香橼等药；欲疏肝养血，可配合当归、芍药、川芎、丹参等药；欲疏肝和胃，常配山楂、神曲、谷芽、麦芽、鸡内金等药；若兼湿郁配砂仁、白蔻仁、苍术、厚朴等药；夹痰者，配半夏、茯苓等药；气逆者，配旋覆花、代赭石、沉香等药；若欲疏肝止痛，常配川楝子、延胡索、木香等药；若欲清其郁火，常配黄芩、栀子、胆草等药；见脾虚者配太子参、白术、甘草以益气健脾；若见阴虚者，配沙参、玉竹、麦冬、生地黄以滋阴润燥；若兼肾虚证，配桑寄生、菟丝子、续断、杜仲等药。

典型案例

丁某，女，43岁，农民。初诊2001年3月29日。

夫亡悲伤太过，郁结胸闷不舒，嗳气呃逆不已，呕吐涎沫，不思饮食，形体日渐消瘦，月经2个月不潮，小便灼热，大便干结，脉象细弦，舌苔白腻，证属肝气横逆，胃失和降，肝胃不和，兼夹痰湿中阻，经血不调。拟予疏肝和胃，化痰和中，降逆止吐。以"四逆散"加减。

处方：柴胡18g，白芍18g，枳壳15g，藿香10g，旋覆花15g（包煎），木香10g，法半夏8g，当归15g，竹茹15g，陈皮15g，甘草6g，大枣5枚。4剂。

2001年4月5日二诊：上逆之气以降，嗳气呕吐均止，痰湿渐化，舌苔已净，食欲已醒，二便如常，转以疏肝和胃和血调经法治之。

处方：柴胡18g，白芍18g，枳壳15g，法半夏8g，当归15g，川芎15g，山楂18g，麦芽18g，白豆蔻8g，合欢皮15g，甘草6g。5剂。

2001年4月12日三诊：精神振作，食欲增强，形体渐丰，月经已潮，量少，色鲜。前方合拍，可以续服。守原方再服5剂，病愈身安。

按语：肝气郁而上逆，胃气失于和降，郁闷嗳气呃逆，故以旋覆花、竹茹等降逆止呕为主。呕吐痰涎，舌苔白腻，乃痰湿中阻之象，又以陈皮、藿香、法半夏化痰湿和胃气为辅，当归、大枣、白芍具有养血调肝之功，更配柴胡、枳壳、木香、甘草等加强疏肝之功，虽然小便灼热，大便干结，结合舌诊脉象，未作热证处理，总以疏肝和降为主，着重于化痰和中。果然一诊即气机顺降，痰湿渐化，食欲振，二便如常，于是二诊转以疏肝和胃调经为主，三诊食欲增加，经脉亦通矣。

治疗小儿湿疹的体会

　　湿疹是儿科的常见病、多发病之一，治疗方法多种多样，临床上，杨老善用"消风散"内服加外用制剂治疗湿疹，屡获捷效，现介绍如下。

　　方药组成及用法：当归6g，生地黄15g，防风10g，蝉蜕6g，知母12g，苦参10g，荆芥10g，菖蒲、白术各6g，牛蒡子10g，胡麻仁10g，石膏10g，木通10g，甘草6g。水煎服，1剂/日，早晚顿服，7天为1疗程。外擦止痒液（自制：盐酸异丙嗪片125mg，醋酸泼尼松片50mg，灰黄霉素片1g，复方醋酸氟轻松酊48mL。先将前三种药研成极细末，加入复方醋酸氟轻松酊中拌匀即可），先摇匀，再均匀涂擦患处，然后轻柔片刻，一日数次。

　　病案举例

　　陈某，女，10岁。2004年5月来诊。自诉3天来面部突然瘙痒流水。诊见面部有大片红色丘疹，呈糜烂渗出，边缘无明显界限，痒甚。口微渴不欲饮，舌淡红苔白，脉浮数，证属风热袭表，湿浸淫于外。西医诊断为湿疹。予消风散：当归6g，生地黄15g，防风10g，蝉蜕6g，知母12g，苦参10g，荆芥10g，菖蒲、白术各6g，牛蒡子10g，胡麻仁10g，石膏10g，木通10g，甘草6g。水煎服，止痒液外擦，一日数次。

服药2剂，症状明显好转，嘱其再续服5剂，共1疗程，面部皮肤恢复如常。

施某，男，1岁。2005年8月2日初诊。因面部及全身湿疹20余天，西医治疗无效而来诊。检查：前额、面颊布满丘疹样湿疹，有黄色分泌物渗出，臀部及阴囊起红斑样湿疹，色如涂丹，上肢肘窝处及前胸也有散在丘疹样湿疹。舌润苔薄白，指纹紫红。证属湿毒壅盛，用消风散内服，止痒液外擦，用药1剂后，各处湿疹即见消退，5剂后湿疹全部退净，随访半年未见复发。

结语

湿疹是由于感受风热湿邪，留于肌肤，郁于腠理，发于肤表所形成的一种常见皮肤病。临床上以皮肤发生丘疹，剧烈瘙痒，破后糜烂，水湿淋漓，可发生于全身各部，并对称性发生为特征。

中医学称婴儿湿疹为奶癣，多发生于头面部。常发于四肢屈侧与会阴部的湿疹，称为四弯风，发于耳部周围的湿疹称为旋耳风，发于阴囊的湿疹称为肾囊风。因发生部位不同命名不同，其病因却相同。据其病因，确立了疏风清热，除湿解毒治疗原则，纵观消风散一方，具有疏风养血，清热除湿之功效，所以用消风散为主治疗湿疹，获得满意疗效。

谈牡丹皮在中医药中的功效

牡丹皮：又名丹皮、粉丹皮、粉丹。《本草纲目》释名：鼠姑、鹿韭、百两金、木芍王、花王。

群花品中，以牡丹第一，芍药第二，故世谓牡丹为花王。主产于安徽、四川、陕西、湖北、山东等地。

丹皮为毛茛科植物牡丹的干燥根皮。秋冬寒露前后采挖，洗净泥土，去掉须根，剥下根皮，晒干。然后用竹刀和碎碗片刮去外皮，即成丹皮（粉丹皮）。药用丹皮呈圆筒形，半筒形或破碎的片状，表面灰褐色或紫褐色。质硬而脆，易折断，粉性，常有多数亮银星，有特殊浓厚的香气，性微寒，味苦、辛，嚼之发涩稍有麻舌感。《本草纲目》载："巴蜀、渝、合洲者上，海盐者次之，色白者补，赤者利"，垫江牡丹皮均以条长，无木心，皮厚，断面粉白色，粉性足，香气脓，亮银星多，实为牡丹中之佳品，因而我县特产的牡丹皮被人民卫生出版社载入《中草药图谱》。现归纳其功效如下：

1. **清热凉血** 本品性味和缓，善清血中伏热，凉血而生新，泻阴火，除烦热，在黄柏之上，辛散外达，为疗无汗骨蒸之佳品。用于：①吐衄：热毒炽盛以致发斑、发疹、吐衄者，用之清热凉血，常与泻火凉血解毒之品相伍。②虚热：热伏阴分，夜热早凉，或阴虚发热，无汗骨蒸者，取其凉血退蒸之力，常与青蒿、鳖甲同用。③遗精：肾虚亏损，骨蒸潮热，早泄遗精者，用此滋阴降火，常与泽泻、茯苓、山茱萸配伍。

2. **活血散瘀**　本品辛苦性寒，其气清芬，为血中气药，入血分，能行气滞，祛瘀血，消痈肿，排脓血，并有活而不留，行而不峻的特点。一切血气为病，均可随证伍用。①癥瘕：气结血瘀或痰凝气滞而见少腹包块者，取其辛开苦泄之力，协同桃仁、桂枝活血化瘀，消散癥块。②郁证：肝气郁滞胁腹作痛，潮热盗汗者，用此行气解郁，常与栀子、柴胡配伍。③肠痈：湿热结毒，发为肠痈，少腹作痛者，用之泻热导滞，消肿排脓，常与桃仁、大黄配伍，如《金匮要略》所载的大黄牡丹皮汤。

现代医学研究牡丹皮含有牡丹酚原甙、丹皮酚、苯甲酸、挥发油、甾醇。对痢疾杆菌、伤寒杆菌，金黄色葡萄球菌、溶血性链球菌有较强的抑制作用，对垂体后叶引起的心肌缺血有治疗作用，并有扩张冠状动脉，增加冠状动脉血流量的作用，而用于治疗冠心病、心绞痛。

概之，丹皮有凉血清热，泻伏火，导滞活血之功，常用于吐衄、虚热、郁证、肠痈、癥瘕，亦可用于斑疹、遗精等。

单验方汇集

肺结核：天冬、白及、百部、百合等份晒干研末备用。服法：5克/次，3次/日，3个月为1疗程。

胆道蛔虫：七叶一枝花3g，鲜品，一次可愈。

阴道炎、内外阴瘙痒：老君须30g，牛蒡子30g，细辛6g，木通15g，煎服。

腹泻痢疾：金盆10g，研末成粉吞服。

哮喘：鲜苏子9g，鲜桑皮15g，鲜枇杷叶60g，水煎服。

呕吐：半夏5粒炒糊，枇杷叶2片去毛炒糊，淬水小半碗，每服10mL。

瘰疬：夏枯草煎水，每服15mL，3次/日，20天为1疗程。

慢性肾炎：金石韦、苦参水煎服。

肝炎：响铃草30g，茵陈30g，白矾9g研末成膏。

头疼：仙人掌，劈开撒胡椒面贴前额。

咳喘：赤竹根18g，百部12g，肺金草12g，淫羊藿15g，气藤18g，茜草15g，补骨脂12g，五爪龙6g，黄金爪6g，红根15g，煎水炖肉吃。

风湿麻木：血风藤12g，铁乌梢15g，破骨风18g，大血藤15g，钻石风15g，水桐15g，制川、草乌（各）3g，海风行6g，钻子连15g，箭杆风12g，石菖蒲15g，泡酒服。

胃疼：地苦胆，磨水，每服一汤匙。

胃热疼：蛇身，切碎，每服 3g。

胃热疼：金牛角切碎成粉每服 3g。

蛇咬伤：地苦胆、川草乌、蛇身、卷子根皮酒冲包患处。

跌打损伤：花血藤 15g，大血藤 15g，五加皮 10g，铁乌梢 15g，钻石风 10g，气藤 15g，包谷七 18g；泡酒服。

红肿疮疖：蛇身、七叶一枝花、独角莲、刺老包根、六月寒鲜品冲敷患处。

巴骨流痰：黄腊 15g，冰片 3g，用酒燃化黄腊再加入冰片搅拌。

阴疽：刺老包根、赤葛、麻头、六月寒、地苦胆鲜品冲绒包患处。

乳痈：千节虫草、小地丁草、铧头草鲜品冲烂包。

疔疮：桐子仁、紫花地丁冲绒包疔疮。

黄疮：樱桃米磨口水外擦。

黄癣：樱桃米磨口水外擦。

鸡屎堆：白芷冲糯米擦头上。

乙型肝炎：夏枯草 60g，地丁 60g，海风藤 60g，贯众 60g，煎水兑白糖内服。

食积饱胀：血见根 30g，香附 30g，柑子根 30g，煎水吃。

胃疼：红豆 3g，大木香 18g，小木香 15g，木通 15g，朱砂七 10g，煎水吃。

肚起包：血见根 20g，用酒煎，每次服 20mL。

淋巴结核、皮肤瘤：半边莲鲜品 60g，冲黄酒外敷，用 4～5 次可愈。

瘰疬、阴疽：荜澄茄、南星。荜澄茄用干品，南星用鲜品，比例为1∶3，混，敷瘰疬、阴疽。

腰部血瘤：鸡眼镜根晒干磨粉兑甜酒吃，每次6g，亦可外敷，内服并用。

肝炎：三叶轮子草、铁斑鸠窝、马鞭梢各30g，鲜品煎水吃治。

痢疾：金银花30g煎水，石菖蒲打粉，用金银花水服石菖蒲粉6g，一次即愈。

风寒感冒：香草、紫苏、荆芥、石菖蒲叶煎水服用。

闭经：益母草、齐头蒿、大血行、香附、刘寄奴煎水服用女。

食积：枳壳、铁石子，煎水。

漏胎：百草霜，白芷等分为末，艾叶水煎服每次3g。

红崩白带：益母草研末服。

胃疼：青木香、七叶一枝花、姑娘茶研末成面，每次6~10g，用杠豆藤煎水服用。

母猪疯：皂矾、白矾各等量煅，服法为：若未发用酒服，每次9g，若已发则用姜开水吞服；若用酒吞服3g，亦可治妇女贫血。

水泻：白矾、滑石等份为末，每次15g。

癥瘕积聚：大黄、干姜、巴豆各等份，每次3g。

烫伤：地榆煎水，混酒精外敷。

烫伤：干地母，研面加冰片和鸡蛋清调治。

吐血：天葵子根研面用芦根水吞服，每次3g。

阳痿：隔山撬研面每次15g。

淋病：人中白煅后，每次9g，芦根煎水或马蹄草水煎服。

月家病：三物备急粉，用野叶子烟头、打碗子根、香附根、石菖蒲根各 12g，水煎服；若有肿块加卜黄根煎水。

肚疼尿热：地苦胆研末每服 6g。

绞肠痧：青木香研末每服 6g。

痢疾：萹蓄水煎服。

白带：酒芍 18g，干姜 9g，泡参 30g，兑黄酒服用。

男子疔症：黄花倒水莲、铁乌梢、五花血藤、隔山撬、破石珠、铁毛梢、铁八月爪等量泡酒。

阴疽：六月寒、黄桷叶、炒麦麸子。其用法为：冷用炒包外敷，热用咸菜水包患处。

小儿虚汗：黄花，水煎服。

烫伤：酸汤梗研末调菜油擦患处。

鼻衄、吐血：旱莲草 30g，白茅根 30g，麦冬 30g，竹叶菜 20g，煎水。

风湿疼：石风丹 20g，鸡屎藤 30g，木通 12g，松节 10g，威灵仙 12g，竹叶菜 20g，煎服。

类风湿：透骨草 15g，老鹳草 20g，当归、木通、白芍、石斛、云茯苓各 12g，甘草 6g，薏苡仁 30g，水煎服；外针灸膝眼、足三里、昆仑、曲池。

食积、嗳腐吞酸：鱼鳅串 18g，隔山撬 18g，苦荞头 18g，鸡屎藤 20g，野怀山药 20g，萝卜籽 10g，青木香 9g，水煎服；外针灸中脘、足三里、内关。

痈疽未溃：芙蓉叶 60g，白及 60g，研细调酒包患处。

中寒牙关紧闭不开、四肢厥冷：首用乌梅泡开水擦牙龈，用针刺颊车、人中、足三里、内庭，另用地胡椒共研细，吹鼻取嚏即开；如口不能言者，用艾叶烧鬼眼穴即能言语。

小儿疳积：胡黄连、银柴胡、怀山药、建曲、山楂、云茯苓、当归、青皮、丹皮、白芍、地骨皮、青蒿。

乳痈：虾子草90g，研细调黄酒包患处，内用软石菖蒲研细每服6g。

黄疸：绵茵陈30g，黄檀树根皮刮去外皮30g，煎水或炖肉食用。

黄肿病：茵陈、大枣、煅皂矾、白矾、煅针砂、云茯苓、泽泻、扁豆、薏苡仁、党参、红糖500g，研细末为丸如梧桐子大，每服8粒，2次/日，1剂而愈。

走马牙痛：将老夜壶的人中白，用瓦焙干，按患处即愈。

支气管炎、哮喘病方：用褐色豆适量炒熟和白酒捂紧，令冷后待病发时服，只需3~4次即愈。

中耳炎：田螺水兑冰片吹耳较好。

风湿痛、跌打损伤：大、小还魂草、八爪金龙、伸筋草、舒筋草、破骨风、海风藤、络石藤、南藤、金腰带、雪里见、螃蟹七、党参、当归、田七、土鳖、杜仲、红枸杞泡酒服。

乳腺炎：肺风草、土木贼煎汤兑黄酒服，外用包患处，效果较好。

粉碎性骨折：用景德镇的细壳碗冲极细，用箩筛筛后再用女贞子树皮冲烂包患处，疗效亦佳。

喘病：臭黄荆根、白果、五味子炖猪精肉吃，治胃气虚的喘病。

疔疮：用花蜘蛛咬后即愈。

流行性感冒：紫苏叶、金银花藤、牛王刺、土柴胡各10g，煎服。

预防百日咳：五皮风10g，紫苏叶6g，二郎剑3g，生姜3g，红糖炒煎服。

霍乱：石菖蒲、贯众、野薄荷各 10g，煎服。

麻疹：牛王刺 6g，春樗皮 10g，芫荽 10g，煎服。

伤风咳嗽：牛王刺 10g，紫苏叶 10g，百部 15g，兔耳风 15g，麦冬 20g，淫羊藿 12g，煎服。

肺痨咳嗽：六月寒 10g，红升麻 20g，蒸猪边油放冰糖，每服 20mL。

肾虚咳嗽：春不见、反背红炖鸡子服。

吐血：茅草根、红禾麻、鱼鳅串各 30g，水煎服。

痢疾：海马草 30g，斑鸠草 10g，仙鹤草 10g，山薄荷 10g，煎服；若赤痢，用红海马草；白痢用白海马草加车前草 10g。

四肢关节疼痛：老鹳草 30g，伸筋草 30g，桑皮 60g，老姜 30g，煎水炖鸡吃。

小儿食积：用鱼腥草、鱼鳅串各 30g，水煎服。

胃疼：破石珠 6g，六月寒 3g，青木香 6g，研末，开水调开吞服。

食积：黄柏、知母各 3g，金牛角 1g，研末 3 次后服用。

小儿疝气：海藻、青木香、破石珠各 6g，研末蒸蛋吃。

崩漏：墨旱莲 60g，三百草 60g，炖鸡吃。

白带：独脚仙茅、八月瓜、三白草炖鸡或炖猪肚。

蛇咬伤：大蒜、雄黄打细包伤口。

蛇咬伤：地胆、麝香磨酒外擦。

蛇咬伤：夏枯草、金银花藤、马鞭梢各 30g，水煎服。

刀伤：用刘寄奴、五花血藤皮、三百棒皮三药研末等份擦患处，7 天痊愈。

小儿疳积：巴豆去油 10g，女贞子 30g，千金子 30g，三药炒焦酒炙研成面用酒调成丸似绿豆大。1～3 岁服 1 丸，连服三天，3 丸为限，成人每服 1 丸，连服五天，5 丸为限。

背瘩、蜂窝疮：用泽漆根，又名奶浆草，洗净冲绒外擦包疮、提脓生肌，每天一次。

痈疽：用何首乌藤、忍冬藤、野菊花藤外包。

肚脐风：蛇蜕烧成灰，开水冲调后吞服。

头风疼：薄荷加生姜包头额。

瘰症：陈石灰，用米汤调和成片服。

子宫脱垂：搜山虎（软）30g，老君须 30g，六月寒 30g，煎服。

惊风：乌梢蛇烧成炭每次服 3g。

瘫痪：麦麸炒热，铺在床上，入睡上后再撒一层，并用被子盖上，治风寒湿引起之瘫痪。

小儿腹泻：艾叶炒热，捣绒敷肚脐。

吐血：用大蒜泥包脚心，涌泉穴（亦治鼻衄）。

包疮：服土芋叶鲜品有效。

高血压：钩藤、丹参研末，与菊花、牛膝水煎服。

肺结核吐血：白及 30g，茅根 100g，岩白菜 30g，水煎兑百草霜及白糖服用。

吐血：仙鹤草 50g，煎水兑百草霜、血余炭服。

支气管炎：枳椇根、果，炖黄牛肉吃肉汤。

支气管炎：石楠藤 50g，红糖 50g，猪肉半斤，加白酒焖炖，服肉汤。

支气管炎：樱桃、枳椇子，泡酒服，效良。

风湿疼：牛王刺炖猪蹄服，血虚加当归、黄芪，气虚加参类。

痔疮：地榆、槐花，泡开水服可防止痔疮发生。

痔疮：老南瓜根一把，炖猪肉或猪蹄均可。

治喉炎：地苦胆 1g，佛顶珠 1g，乌梅 3g，一次量泡开水加白糖连服一段时间可愈。

风寒感冒：风寒草、五皮风、枇杷叶水煎服。

催吐方：南瓜蒂冲绒加绿豆汁。

疔疮：地丁 30g，白矾 9g，甘草 9g，金银花 30g，煎服。

烫伤：刘寄奴研末调菜油擦。

烫伤：花斑竹根研细调菜油擦。

烫伤：黄泡刺叶 80%，桉叶 20% 合成细末调清油擦。

外伤：松花粉治疗外伤。

痢疾：刺黄芩 12g，白头翁 30g，凤尾草 30g，马齿苋 30g，荆芥 12g，水煎服。

风寒感冒：牛王刺 15g，紫苏叶 15g，威灵仙 12g，白芷 12g，兔耳风 15g，水煎服。

风热感冒：柴胡 12g，六衣 15g，菊花 20g，金银花 15g，麦冬 12g，刺黄芩 15g，生大黄 12g，水煎服。

食积：山楂 12g，鱼腥草 12g，苦荞头 12g，黄芩 12g，大黄 10g，糊米 12g，治疗饮食积滞。

（注：此部分为杨老在 1979 年参加垫江县中草药资源普查时收集的资料疗效有待考证）

后　记

　　恩师杨廉方是重庆市名中医之一，是全国名老中医药专家学术经验继承工作指导老师、全国名老中医药专家传承工作室导师，享受国务院政府颁发的特殊津贴。他从医五十余载，临床经验丰富，在闲暇之余，空闲之时，常常将临床中的疑惑点、迷茫处、小心得收集起来，通过反复查阅文献、拜访名师，终有所获。五十余年的风风雨雨，五十余年的临证与思悟，终于成就一代大师。为总结杨老中医临床经验、学习心得，将宝贵经验传承下去，2006年，在重庆市垫江县中医院众多同仁参与下，完成《杨廉方医疗经验集》，并在全县流传，深受各从业人员的喜爱。2014年，杨老成功入选全国名老中医药专家传承工作室导师，为系统整理、总结、传承杨老经验，工作室成员积极筹备，收集资料，整理经验，通过两年左右时间，终于完成《杨廉方临证传薪录》一书。

　　此书收集了杨老临床经验心得，或是学习笔记，或是他人经验，付诸于临床，切实有效。其实用性不可言喻，在读者反复阅读、临证中，定会发现其微妙之处。传承，在于将实而不华的东西展现出来，相信通过杨老五十余年临床筛选出来的经验，会对读者有所裨益。当然，本书对杨老五十余年的经验精华并未完全十举其全，只起抛砖引玉之意，遗漏、错误难以避免，敬请同道提出宝贵的意见和建议，以便进一步完善。

全国名老中医药专家传承工作室秘书 廖成荣

2017 年 4 月